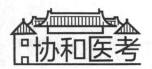
协和医考

口腔全科住院医师规范化培训
结业专业理论考核指导

吴春虎 编

U0277021

中国协和医科大学出版社
北 京

图书在版编目（CIP）数据

口腔全科住院医师规范化培训结业专业理论考核指导／吴春虎编. —北京：中国协和医科大学出版社，2023.9

（协和医考）

ISBN 978 – 7 – 5679 – 2075 – 0

Ⅰ.①口… Ⅱ.①吴… Ⅲ.①口腔科学 – 岗位培训 – 自学参考资料 Ⅳ.①R78

中国版本图书馆 CIP 数据核字（2022）第 189940 号

协和医考

口腔全科住院医师规范化培训结业专业理论考核指导

编　　者：吴春虎
责任编辑：魏亚萌　郑成巍
封面设计：邱晓俐
责任校对：张　麓
责任印制：张　岱

出版发行：中国协和医科大学出版社
　　　　　（北京市东城区东单三条 9 号　邮编 100730　电话 010 – 65260431）
网　　址：www. pumcp. com
经　　销：新华书店总店北京发行所
印　　刷：三河市龙大印装有限公司

开　　本：850mm × 1168mm　　1/16
印　　张：13. 75
字　　数：330 千字
版　　次：2023 年 9 月第 1 版
印　　次：2023 年 9 月第 1 次印刷
定　　价：60. 00 元

ISBN 978 – 7 – 5679 – 2075 – 0

　　住院医师规范化培训的目标是培养具有良好职业道德和专业能力的合格临床医师，通过考核者可获得"住院医师规范化培训合格证书"。

　　一、考试介绍

　　住院医师规范化培训考核由过程考核和结业考核（包含理论考核和临床实践技能考核）组成，目的在于考查医师的专业基础知识和临床基本技能。

　　1. 时间安排　结业理论考核一般实行全国统一考试，由国家卫生健康委人才交流服务中心制定统一考试时间。临床实践技能考核，由各省级卫生健康行政部门根据《住院医师规范化培训考核实施办法（试行)》自行制定时间。

　　2. 考试形式、题型　结业理论考核采用计算机答题的形式，考试题型包括单选题、共用题干单选题和案例分析题（不定项选择题）。答题时，共用题干单选题和案例分析题不能退回上一问，只能进入下一问。临床实践技能考核的考站设计、考核内容等根据基地实际情况进行调整。

　　二、本书特色

　　为了帮助考生更方便、更有效地复习，编者以最新住院医师规范化培训结业理论考核大纲为框架，根据大纲对不同考点的要求，在充分研究历年考试内容的基础上，总结考试要点，精心编写本书。

　　本书合理安排内容，全面覆盖重要知识点，重点突出、详略得当，可帮助考生提高应试能力。在正文部分穿插部分思维导图，简洁明了，有助于梳理知识脉络，加深记忆。部分章节设置"考点直击"板块，通过经典例题引出相应考点，以点带面地帮助考生梳理知识，为考生提供考查角度和解题思路，利于考生循序渐进地复习。

　　希望广大考生能合理复习，充分利用本书，顺利通过住院医师规范化培训结业理论考核。由于编写人员经验水平有限，书中难免有疏漏或不足之处，恳请各位考生与学者批评指正。如有疑问，可扫描下方二维码，会有专属微信客服解答。

编　者
2023 年 6 月

CONTENTS

目　录

第三篇　口腔全科专业理论及技能

目　录

第一篇 公共理论

第一章 政策法规

第一节 卫生法基本理论

1. 概述 卫生法是指调整卫生关系的法律规范的总称。大致可分为公共卫生法、医疗法、药事法、中医药法和医疗保障法等。

2. 卫生法的主要形式 ①宪法中卫生方面的规范。②卫生法律。③卫生行政法规。④地方性法规、自治法规中卫生方面的规范。⑤卫生行政规章。⑥卫生标准。⑦有关卫生方面的法律解释。⑧卫生方面的国际条约。

3. 卫生法的效力

（1）卫生法对人的效力：这里的人包括自然人和法所拟制的人。

（2）卫生法的空间效力：指卫生法效力的地域范围。

（3）卫生法的时间效力：指卫生法的效力的起止时间和对其实施前的行为有无溯及力。卫生法的溯及力，是指新法对施行前已经发生的行为或事件是否有适用效力。

第二节 医疗机构管理法律制度

1. 医疗机构的服务宗旨 是救死扶伤，防病治病，为公民的健康服务。

2. 医疗机构执业

（1）任何单位或者个人，未取得"医疗机构执业许可证"或者未经备案，不得开展诊疗活动。

（2）必须将"医疗机构执业许可证"、诊疗科目、诊疗时间和收费标准悬挂于明显处所。

（3）必须按照核准登记或者备案的诊疗科目开展诊疗活动。

（4）不得使用非卫生技术人员从事医疗卫生技术工作。

（5）工作人员上岗工作，必须佩戴载有本人姓名、职务或者职称的标牌。

（6）未经医师（士）亲自诊查患者，医疗机构不得出具疾病诊断书、健康证明书或死亡证明书等证明文件；未经医师（士）、助产人员亲自接产，医疗机构不得出具出生证明书或死产报告书。

（7）医务人员在诊疗活动中应当向患者说明病情和医疗措施。需要实施手术、特殊检查、特殊治疗的，医务人员应当及时向患者具体说明医疗风险、替代医疗方案等情况，并取得其明确同意；不能或者不宜向患者说明的，应当向患者的近亲属说明，并取得其明确同意。因抢救生命垂危的患者等紧急情况，不能取得患者或者其近亲属意见的，经医疗机构负责人或者授权的负责人批准，可以立即实施相应的医疗措施。

3. 登记和校验

（1）医疗机构执业必须进行登记，领取"医疗机构执业许可证"；诊所按照国务院卫生行政部门的规定向所在地的县级人民政府卫生行政部门备案后，可以执业。

（2）医疗机构应当于校验期满前3个月向登记机关申请办理校验手续。卫生行政部门应当在受理校验申请后的30日内完成校验。

4. 法律责任

（1）未取得"医疗机构执业许可证"擅自执业的，依照《中华人民共和国基本医疗卫生与健康促进法》的规定予以处罚。《中华人民共和国基本医疗卫生与健康促进法》规定，未取得"医疗机构执业许可证"擅自执业的，由县级以上人民政府卫生健康主管部门责令停止执业活动，没收违法所得和药品、医疗器械，并处违法所得5倍以上20倍以下的罚款，违法所得不足1万元的，按1万元计算。

（2）医疗机构逾期不校验"医疗机构执业许可证"仍从事诊疗活动的，由县级以上人民政府卫生行政部门责令其限期补办校验手续；拒不校验的，吊销其"医疗机构执业许可证"。

（3）医疗机构违反规定，诊疗活动超出登记范围的，由县级以上人民政府卫生行政部门予以警告、责令其改正，没收违法所得，并可以根据情节处以1万元以上10万元以下的罚款；情节严重的，吊销其"医疗机构执业许可证"或者责令其停止执业活动。

（4）医疗机构违反规定，使用非卫生技术人员从事医疗卫生技术工作的，由县级以上人民政府卫生行政部门责令限期改正，并可以处以1万元以上10万元以下的罚款；情节严重的，吊销其"医疗机构执业许可证"或者责令其停止执业活动。

（5）医疗机构违反规定，出具虚假证明文件的，由县级以上人民政府卫生行政部门予以警告；对造成危害后果的，可以处以1万元以上10万元以下的罚款；对直接责任人员由所在单位或者上级机关给予行政处分。

第三节　执业医师法律制度

1. 参加医师资格考试的条件

（1）执业医师资格考试条件：具有下列条件之一的，可以参加执业医师资格考试。

1）具有高等学校相关医学专业本科以上学历，在执业医师指导下，在医疗卫生机构中参加医学专业工作实践满1年。

2）具有高等学校相关医学专业专科学历，取得执业助理医师执业证书后，在医疗卫生机构中执业满2年。

（2）执业助理医师资格考试条件：具有高等学校相关医学专业专科以上学历，在执业医师指导下，在医疗卫生机构中参加医学专业工作实践满1年的，可以参加执业助理医师资格考试。

2. 执业注册　国家实行医师执业注册制度。取得医师资格的，可以向所在地县级以上人民政府卫生行政部门申请注册。

3. 不予注册 ①无民事行为能力或限制民事行为能力。②受刑事处罚，刑罚执行完毕不满2年或被依法禁止从事医师职业的期限未满。③被吊销医师执业证书不满2年。④因医师定期考核不合格被注销注册不满1年。⑤法律、行政法规规定不得从事医疗卫生服务的其他情形。受理申请的卫生健康主管部门对不予注册的，应当自受理申请之日起20个工作日内书面通知申请人和其所在医疗卫生机构，并说明理由。

4. 注销注册 医师注册后有下列情形之一的，注销注册，废止医师执业证书：①死亡。②受刑事处罚。③被吊销医师执业证书。④医师定期考核不合格，暂停执业活动期满，再次考核仍不合格。⑤中止医师执业活动满2年。⑥法律、行政法规规定不得从事医疗卫生服务或者应当办理注销手续的其他情形。

5. 医师在执业活动中享有的权利

（1）在注册的执业范围内，按照有关规范进行医学诊查、疾病调查、医学处置、出具相应的医学证明文件，选择合理的医疗、预防、保健方案。

（2）获取劳动报酬，享受国家规定的福利待遇，按照规定参加社会保险并享受相应待遇。

（3）获得符合国家规定标准的执业基本条件和职业防护装备。

（4）从事医学教育、研究、学术交流。

（5）参加专业培训，接受继续医学教育。

（6）对所在医疗卫生机构和卫生健康主管部门的工作提出意见和建议，依法参与所在机构的民主管理。

（7）法律、法规规定的其他权利。

6. 医师在执业活动中履行的义务

（1）树立敬业精神，恪守职业道德，履行医师职责，尽职尽责救治患者，执行疫情防控等公共卫生措施。

（2）遵循临床诊疗指南，遵守临床技术操作规范和医学伦理规范等。

（3）尊重、关心、爱护患者，依法保护患者隐私和个人信息。

（4）努力钻研业务，更新知识，提高医学专业技术能力和水平，提升医疗卫生服务质量。

（5）宣传推广与岗位相适应的健康科普知识，对患者及公众进行健康教育和健康指导。

（6）法律、法规规定的其他义务。

7. 考核内容 县级以上人民政府卫生健康主管部门或者其委托的医疗卫生机构、行业组织应当按照医师执业标准，对医师的业务水平、工作成绩和职业道德状况进行考核，考核周期为3年。

8. 法律责任 医师在执业活动中有下列行为之一的，由县级以上人民政府卫生健康主管部门责令改正，给予警告，没收违法所得，并处1万元以上3万元以下的罚款；情节严重的，责令暂停6个月以上1年以下执业活动直至吊销医师执业证书：

（1）泄露患者隐私或者个人信息。

（2）出具虚假医学证明文件，或者未经亲自诊查、调查，签署诊断、治疗、流行病学等证明文件或者有关出生、死亡等证明文件。

（3）隐匿、伪造、篡改或者擅自销毁病历等医学文书及有关资料。

（4）未按照规定使用麻醉药品、医疗用毒性药品、精神药品、放射性药品等。

（5）利用职务之便，索要、非法收受财物或者牟取其他不正当利益，或者违反诊疗规范，对患者实施不必要的检查、治疗造成不良后果。

（6）开展禁止类医疗技术临床应用。

第四节　医疗事故与损害法律制度

1. 医疗机构的法律责任　医疗机构发生医疗事故的，由卫生行政部门根据医疗事故等级和情节，给予警告；情节严重的，责令限期整顿直至由原发证部门吊销执业许可证。

2. 医务人员的法律责任　医疗机构发生医疗事故，情节严重的，对负有责任的医务人员依照刑法关于医疗事故罪的规定，依法追究刑事责任；尚不够刑事处罚的，依法给予行政处分或者纪律处分。对发生医疗事故的有关医务人员，除依照上述处罚外，卫生行政部门并可以责令暂停 6 个月以上 1 年以下执业活动；情节严重的，吊销其执业证书。

3. 医疗机构承担赔偿责任的情形　①未尽到说明义务。②未尽到与当时医疗水平相应的诊疗义务。③泄露患者隐私。

4. 紧急情况医疗措施的实施　因抢救生命垂危的患者等紧急情况，不能取得患者或者其近亲属意见的，经医疗机构负责人或者授权的负责人批准，可以立即实施相应的医疗措施。

5. 病历资料的查阅与复制　患者要求查阅、复制住院志、医嘱单、检验报告、手术及麻醉记录、病理资料、护理记录等病历资料的，医疗机构应当及时提供。

第五节　母婴保健法律制度

1. 产前诊断　孕妇有下列情形之一的，医师应当对其进行产前诊断：①羊水过多或过少的。②胎儿发育异常或胎儿有可疑畸形的。③孕早期接触过可能导致胎儿先天缺陷的物质的。④有遗传病家族史或曾经分娩过先天性严重缺陷婴儿的。⑤初产妇年龄超过 35 周岁的。

2. 技术鉴定机构　县级以上地方人民政府可以设立母婴保健医学技术鉴定组织，负责对婚前医学检查、遗传病诊断和产前诊断结果有异议的进行医学技术鉴定。

3. 医疗保健机构许可　医疗保健机构依照《中华人民共和国母婴保健法》规定开展婚前医学检查、遗传病诊断、产前诊断以及施行结扎手术和终止妊娠手术的，必须符合国务院卫生行政部门规定的条件和技术标准，并经县级以上地方人民政府卫生行政部门许可。

4. 母婴保健工作人员许可　从事遗传病诊断、产前诊断的人员，必须经过省、自治区、直辖市人民政府卫生行政部门的考核，并取得相应的合格证书。从事助产技术服务、结扎手术和终止妊娠手术的人员以及从事家庭接生的人员，须经县级人民政府卫生行政部门许可，并取得相应的合格证书。

5. 违反规定进行胎儿性别鉴定的法律责任　违反规定进行胎儿性别鉴定的，由卫生行政部门给予警告，责令停止违法行为；对医疗、保健机构直接负责的主管人员和其他直接责任人员，依法给予行政处分。进行胎儿性别鉴定两次以上的或者以营利为目的进行胎儿性别鉴定的，并由原发证机关撤销相应的母婴保健技术执业资格或者医师执业证书。

第六节　传染病防治法律制度

1. 方针和原则　国家对传染病防治实行预防为主的方针，防治结合、分类管理、依靠科学、依靠群众的原则。

2. 传染病的分类（表1-6-1）

表1-6-1　传染病的分类

分类	疾病
甲类	鼠疫、霍乱
乙类	传染性非典型肺炎、艾滋病、病毒性肝炎、脊髓灰质炎、人感染高致病性禽流感、麻疹、流行性出血热、狂犬病、流行性乙型脑炎、登革热、炭疽、细菌性和阿米巴性痢疾、肺结核、伤寒和副伤寒、流行性脑脊髓膜炎、百日咳、白喉、新生儿破伤风、猩红热、布鲁氏菌病、淋病、梅毒、钩端螺旋体病、血吸虫病、疟疾、人感染H7N9禽流感、新型冠状病毒感染、猴痘
丙类	流行性感冒（包括甲型H1N1流感）、流行性腮腺炎、风疹、急性出血性结膜炎、麻风病、流行性和地方性斑疹伤寒、黑热病、棘球蚴病、丝虫病、除霍乱、细菌性和阿米巴性痢疾、伤寒和副伤寒以外的感染性腹泻病，手足口病

3. 甲类传染病预防控制措施的适用　除甲类传染病外，对乙类传染病中传染性非典型肺炎、炭疽中的肺炭疽，采取甲类传染病的预防、控制措施。

4. 传染病菌种、毒种管理　对可能导致甲类传染病传播的以及国务院卫生行政部门规定的菌种、毒种和传染病检测样本，确需采集、保藏、携带、运输和使用的，须经省级以上人民政府卫生行政部门批准。

5. 医疗机构采取的控制措施

（1）甲类传染病：①对患者、病原携带者，予以隔离治疗，隔离期限根据医学检查结果确定。②对疑似患者，确诊前在指定场所单独隔离治疗。③对医疗机构内的患者、病原携带者、疑似患者的密切接触者，在指定场所进行医学观察和采取其他必要的预防措施。对拒绝隔离治疗或隔离期未满擅自脱离隔离治疗的，可由公安机关协助医疗机构采取强制隔离治疗措施。

（2）乙类或者丙类传染病：发现患者，应当根据病情采取必要的治疗和控制传播措施。医疗机构对本单位内被传染病病原体污染的场所、物品以及医疗废物，必须依照法律法规的规定实施消毒和无害化处置。

6. 医疗机构的法律责任　医疗机构违反规定，有下列情形之一的，由县级以上人民政府卫生行政部门责令改正，通报批评，给予警告；造成传染病传播、流行或者其他严重后果的，对负有责任的主管人员和其他直接责任人员，依法给予降级、撤职、开除的处分，并可以依法吊销有关责任人员的执业证书；构成犯罪的，依法追究刑事责任。

（1）未按照规定承担本单位的传染病预防、控制工作、医院感染控制任务和责任区域内的传染病预防工作的。

（2）未按照规定报告传染病疫情，或者隐瞒、谎报、缓报传染病疫情的。

（3）发现传染病疫情时，未按照规定对传染病患者、疑似传染病患者提供医疗救护、现场救援、接诊、转诊的，或者拒绝接受转诊的。

（4）未按照规定对本单位内被传染病原体污染的场所、物品以及医疗废物实施消毒或者无害化处置的。

（5）未按照规定对医疗器械进行消毒，或者对按照规定一次使用的医疗器具未予销毁，再次使用的。

（6）在医疗救治过程中未按照规定保管医学记录资料的。

（7）故意泄露传染病患者、病原携带者、疑似传染病患者、密切接触者涉及个人隐私的有关信息、资料的。

第七节　药品及处方管理法律制度

1. 药品管理

（1）禁止生产（包括配制）、销售、使用假药，为假药的情形：①药品所含成分与国家药品标准规定的成分不符。②以非药品冒充药品或以他种药品冒充此种药品。③变质的药品。④药品所标明的适应证或功能主治超出规定范围。

（2）禁止生产（包括配制）、销售、使用劣药，为劣药的情形：①药品成分的含量不符合国家药品标准。②被污染的药品。③未标明或更改有效期的药品。④未注明或更改产品批号的药品。⑤超过有效期的药品。⑥擅自添加防腐剂、辅料的药品。⑦其他不符合药品标准的药品。

2. 处方管理条例

（1）处方书写的规则

1）患者一般情况、临床诊断填写清晰、完整，并与病历记载相一致。

2）每张处方限于1名患者的用药。

3）字迹清楚，不得涂改；如需修改，应当在修改处签名并注明修改日期。

4）药品名称应当使用规范的中文名称书写，没有中文名称的可以使用规范的英文名称书写；书写药品名称、剂量、规格、用法、用量要准确规范，药品用法可用规范的中文、英文、拉丁文或者缩写体书写，但不得使用"遵医嘱""自用"等含混不清字句。

5）患者年龄应当填写实足年龄，新生儿、婴幼儿写日、月龄，必要时要注明体重。

6）西药和中成药可以分别开具处方，也可以开具一张处方，中药饮片应当单独开具处方。

7）开具西药、中成药处方，每一种药品应当另起一行，每张处方不得超过5种药品。

8）中药饮片处方的书写，一般应当按照"君、臣、佐、使"的顺序排列。

9）开具处方后的空白处画一斜线以示处方完毕。

（2）处方权的取得

1）经注册的执业医师在执业地点取得相应的处方权。

2）经注册的执业助理医师在医疗机构开具的处方，应当经所在执业地点执业医师签名后方有效。

3）经注册的执业助理医师在乡、民族乡、镇、村的医疗机构独立从事一般的执业活动，可以在注册的执业地点取得相应的处方权。

4）进修医师由接受进修的医疗机构认定后授予相应的处方权。

5）医疗机构对本单位执业医师和药师进行麻醉药品和精神药品使用知识和规范化管理的培训，执业医师经考试合格后取得麻醉药品和第一类精神药品的处方权，药师经考试合格后取得麻醉药品和第一类精神药品调剂资格。

（3）处方的开具

1）处方开具当日有效。特殊情况下需延长有效期的，由开具处方的医师注明有效期限，但最长不得超过 3 日。

2）处方一般不得超过 7 日用量。急诊处方不得超过 3 日用量。

3）除需长期使用麻醉药品和第一类精神药品的门（急）诊癌症疼痛患者和中、重度慢性疼痛患者外，麻醉药品注射剂仅限于医疗机构内使用。

4）为门（急）诊患者开具的麻醉药品注射剂、第一类精神药品注射剂，每张处方为一次常用量；控缓释制剂，每张处方不得超过 7 日常用量；其他剂型，每张处方不得超过 3 日常用量。第二类精神药品一般每张处方不得超过 7 日常用量。

5）为门（急）诊癌症疼痛患者和中、重度慢性疼痛患者开具的麻醉药品、第一类精神药品注射剂，每张处方不得超过 3 日常用量；控缓释制剂，每张处方不得超过 15 日常用量；其他剂型，每张处方不得超过 7 日常用量。

（4）处方开具的管理：医疗机构应对出现超常处方 3 次以上且无正当理由的医师提出警告，限制其处方权；限制处方权后，仍连续 2 次以上出现超常处方且无正当理由的，取消其处方权。

（5）处方的保管

1）普通处方、急诊处方、儿科处方保存期限为 1 年。

2）医疗用毒性药品、第二类精神药品处方保存期限为 2 年。

3）麻醉药品和第一类精神药品处方保存期限为 3 年。

4）对麻醉药品、精神药品处方开具情况进行专册登记，登记内容包括发药日期、患者姓名、用药数量，专册保存期限为 3 年。

第八节　血液管理法律制度

1. 国家实行无偿献血制度　国家提倡 18 周岁至 55 周岁的健康公民自愿献血。血站对献血者每次采集血液量一般为 200ml，最多不得超过 400ml，两次采集间隔期不少于 6 个月。

2. 医疗机构临床用血申请

（1）同一患者一天申请备血量少于 800ml 的，由具有中级以上专业技术职务任职资格的医师提出申请，上级医师核准签发后，方可备血。

（2）同一患者一天申请备血量在 800～1600ml 的，由具有中级以上专业技术职务任职资格的医师提出申请，经上级医师审核，科室主任核准签发后，方可备血。

（3）同一患者一天申请备血量达到或超过1600ml的，由具有中级以上专业技术职务任职资格的医师提出申请，科室主任核准签发后，报医务部门批准，方可备血。

上述规定不适用于急救用血。

3. 签署临床输血治疗知情同意书　在输血治疗前，医师应当向患者或者其近亲属说明输血目的、方式和风险，并签署临床输血治疗知情同意书。因抢救生命垂危的患者需要紧急输血，且不能取得患者或者其近亲属意见的，经医疗机构负责人或者授权的负责人批准后，可以立即实施输血治疗。

4. 临床用血医学文书管理　医师应当将患者输血适应证的评估、输血过程和输血后疗效评价情况记入病历；临床输血治疗知情同意书、输血记录单等随病历保存。

5. 法律责任　医务人员违反规定，将不符合国家规定标准的血液用于患者的，由县级以上地方人民政府卫生行政部门责令改正；给患者健康造成损害的，应当依据国家有关法律法规进行处理，并对负有责任的主管人员和其他直接责任人员依法给予处分。

第九节　突发公共卫生事件的应急处理条例

1. 医疗卫生机构职责　突发事件监测机构、医疗卫生机构和有关单位发现下列需要报告情形之一的，应当在2小时内向所在地县级人民政府卫生行政主管部门报告：①发生或可能发生传染病暴发、流行。②发生或发现不明原因的群体性疾病。③发生传染病菌种、毒种丢失。④发生或可能发生重大食物和职业中毒事件。接到报告的卫生行政主管部门应当在2小时内向本级人民政府报告，并同时向上级人民政府卫生行政主管部门和国务院卫生行政主管部门报告。

2. 法律责任　医疗卫生机构有下列行为之一的，由卫生行政主管部门责令改正、通报批评、给予警告；情节严重的，吊销"医疗机构执业许可证"；对主要负责人、负有责任的主管人员和其他直接责任人员依法给予降级或撤职的纪律处分；造成传染病传播、流行或者对社会公众健康造成其他严重危害后果，构成犯罪的，依法追究刑事责任：①未依照规定履行报告职责，隐瞒、缓报或谎报的。②未依照规定及时采取控制措施的。③未依照规定履行突发事件监测职责的。④拒绝接诊患者的。⑤拒不服从突发事件应急处理指挥部调度的。

第二章　循证医学与临床科研设计

1. 循证医学原理与方法

（1）定义：循证医学是指在充分考虑患者意愿的条件下，医务人员认真、明智、深思熟虑地把从科学研究中获得的最佳证据，结合自己的专业知识和经验运用到临床决策。其内容可概括为三个基本要素：①有说服力的临床研究最佳证据。②临床医生的经验与技能。③患者的基本价值观与愿望。

（2）证据来源：强调系统全面的文献检索，并对相关研究进行科学的评价；强调证据分级；证据来源以多中心、大样本、随机双盲对照试验、前瞻性研究、科学的Meta分析、指南为主。

（3）临床医生实践循证医学的步骤：①提出临床问题，采用国际上的PICO格式。②寻找证据，获取最佳证据的快捷途径应从循证医学证据等级资源的最高层开始，无法解决则转向下一层。③评价证据。④应用证据。⑤后效评价，即对实施结果进行追踪和再评估，修正错误，发现更好的方法。

（4）常用的证据等级划分标准：有牛津大学循证医学中心的证据等级标准和GRADE系统标准。

（5）常用的循证医学证据资源："6S"等级结构把循证医学证据划分为6个等级，包括计算机支持决策系统、证据综合、系统综述摘要、系统综述、原始研究的精要、原始研究证据等。按照证据等级从上至下进行查找，原则上如果从上一级数据库的文献检索解决了提出的临床问题，则无须继续检索下一级数据库。

（6）病因及危险因素

1）概述：从本质上讲，病因和疾病的关系属于哲学上的因果关系；从广义上讲，探索疾病的病因和危险因素、评估医学干预措施的效果和安全性都属于寻找和验证因果关系的研究。

2）病因学研究的测量指标：具体如下。

发病率：即暴露有关可疑病因或危险因素后，发病人数占可能发病总人数的百分比。计算具体见表2-0-1。

表2-0-1　基于结局是二分类变量的发病率计算

分组	结局情况			累积发病率
	发病人数	未发病人数	总人数	
暴露组或治疗组	a	b	n_e	$I_e = a/n_e$
非暴露组或对照组	c	d	n_0	$I_0 = c/n_0$

效应指标：即用于测量效应大小的指标。如在临床试验里，分析的目的可能是估计治疗可

以降低死亡的百分数及其可信区间。这个治疗引起的在有益结局上的变化就是效应指标。病因学研究最常用的是基于结局是二分类变量的各种相对和绝对指标。

相对危险度（*RR*）：在队列研究和随机对照试验研究中，是指暴露组（干预组）发病或死亡的危险性与非暴露组（对照组）发病或死亡的危险性之比，即病因暴露组的发病率与未暴露组发病率的比值，或治疗组副作用的发生率与非治疗组副作用发生率的比值，其反映的是病因对疾病危险作用的相对大小，或治疗对结局事件作用的相对大小。计算公式：$RR = I_e/I_0$。

比值比（*OR*）：队列研究和临床试验的数据多可以直接计算相对危险度，但一般病例对照研究数据则只能估计比值比。当结局事件发生率比较低时（如低于10%，比值比的大小和临床意义与*RR*相同，可将比值比当作*RR*的近似值来解释和应用。计算公式：$RR = ad/bc$。

归因危险度（*AR*）：是暴露组发病率与对照组发病率相差的绝对值，表示危险特异地归因于暴露因素的程度。计算公式：$AR = I_e - I_0$。$AR > 0$，称此为绝对危险增加；$AR < 0$，称此为绝对危险减少。

归因危险度百分比（*ARP*，*AR%*）：是指暴露人群中的发病或死亡归因于暴露的部分占全部发病或死亡的百分比。计算公式：$ARP = (I_e - I_0)/I_e$。$ARP > 0$，称之为相对危险增加率；$ARP < 0$，称之为相对危险减少率。

人群归因危险度百分比（*PAR%*）：指*PAR*占总人群全部发病（或死亡）的百分比。计算公式：①$PAR\% = (I_t - I_0)/I_t \times 100\%$，$I_t$代表全人群的率，$I_0$为非暴露组的率。②$PAR\% = P_e(RR - 1)/[P_e(RR - 1) + 1] \times 100\%$，$P_e$表示人群中有某种暴露者的比例。

NNH/NNT：*NNH*的含义是导致额外一例疾病的发生需要暴露在可疑危险因素中易感个体的人数（或是导致一例副作用的发生需要接受治疗措施的患者数，而这种治疗措施被怀疑与副作用的发生有关）。另一个与之计算方法相同的指标是*NNT*，其含义是为了避免或预防1例不良事件或获得1例有益事件需要治疗的患者总数。

①对*NNH*计算，一般是进行副作用的研究，则：

AR% =（试验组事件发生率−对照组事件发生率）/试验组事件发生率

含义是事件的发生归因于暴露于试验因素的百分比，又称相对危险增加率（*RRI*）。

AR = 试验组事件发生率−对照组事件发生率

含义是与对照组相比，试验组发生事件的绝对危险增加的水平。此处是副作用的研究，因此又称之为绝对危险增加（*ARI*）。

而*NNH*即为*AR*（*ARI*）的倒数，即$NNH = 1/ARI$。

②如果研究治疗措施的保护作用，则一般选择*NNT*作为计算指标，此时：

AR = 试验组事件发生率−对照组事件发生率

含义是与对照组相比，试验组发生事件的绝对危险减少的水平，此处是有益结局事件的研究，因此又称绝对危险降低（*ARR*）。

而*NNT*即为*AR*（*ARR*）的倒数，即：$NNT = 1/ARR$。

估计可信区间：可信区间（*CI*）可用来表达由随机误差引起的效应估计的不确定性，一般用95%可信区间表达。95%可信区间的含义是真实效应有95%可能在这个区间之内。

3）常用病因学研究设计类型：见表2-0-2。

表 2-0-2 常用病因学研究设计类型

研究设计类型			特点
观察性研究	描述性研究	病例报告	①快、无对照、无设计。②用于提供病因线索
		横断面研究	①有设计、无对照。②描述分布,寻找病因线索
	分析性研究	病例对照研究	①按有无疾病分组。②由果及因,可初步验证因果关系
		队列研究	①按暴露状况分组。②由因及果,验证因果关系
实验性研究		随机对照试验	①随机化分组,人为干预。②可验证因果关系,研究疗效、副作用

4）病因研究文献的评价原则:①真实性。②重要性。③实用性。

（7）诊断试验

1）概述:诊断试验是指应用临床各种试验、医疗仪器等检查手段,对就诊的患者进行检查,从就诊者实验室检查结果来诊断和鉴别诊断疾病的试验。

2）准确性评价的试验统计及常用指标:见表 2-0-3、表 2-0-4。

表 2-0-3 准确性评价的试验统计

试验	有病人数	无病人数	合计
阳性	a	b	$a+b$
阴性	c	d	$c+d$
合计	$a+c$	$b+d$	$a+b+c+d$

表 2-0-4 准确性评价的常用指标

指标	又称	含义	计算公式
灵敏度	敏感度或真阳性率	一项诊断试验能将真正有病的人正确诊断为患者的能力,或采用金标准诊断为"有病"的病例中,此项诊断试验检测为阳性例数的比例	灵敏度 $=a/(a+c)\times100\%$
漏诊率	假阴性率	一项诊断试验将真正有病的人错误地诊断为非患者的比率	漏诊率 $=1-$灵敏度
特异度	真阴性率	指一项诊断试验能将真正无病的人正确判断为非患者的能力;或采用金标准诊断"无病"的例数中,诊断试验结果为阴性的比例	$d/(b+d)\times100\%$
误诊率	假阳性率	指一项诊断试验将实际无病的人错误诊断为患者的比率	误诊率 $=1-$特异度
准确性		指诊断试验中真阳性和真阴性在总检例数中的比例	准确性 $=(a+d)/(a+b+c+d)$

3）临床应用评估指标及意义:具体如下。

阳性预测值:是指诊断试验阳性结果中真正有疾病的概率。计算公式:阳性预测值 $=a/(a+b)$。

阴性预测值:是指诊断试验阴性结果中真正无病的概率。计算公式:阴性预测值 $=d/(c+d)$。

阳性似然比（$+LR$）:是诊断试验中真阳性率与假阳性率的比值。比值越大,则患病的机会越大。一般认为 $+LR\geq10$ 预示该诊断试验具有较高的临床价值。计算公式:阳性似然比 $=$ 灵敏度/误诊率。

阴性似然比（-LR）：是诊断试验中假阴性率与真阴性率的比值。比值越小，试验的价值越大。计算公式：阴性似然比 = 漏诊率/特异度。

患病率：指诊断试验的全部例数中，真正"有病"例数所占比例。

其他：验前概率、验后概率、ROC 曲线。绘制 ROC 曲线可用来决定正常值，还可以通过曲线下面积比较不同诊断试验的优劣。

4）诊断试验研究的评价原则：①是否将研究的诊断试验与金标准进行了盲法比较。②研究中纳入病例的选择是否有代表性。③研究对象的来源是否正确叙述。④诊断性试验是否具有很好的重复性。⑤诊断性试验的正常值的确定是否合理、可靠。⑥联合试验的选择是否合理、科学。诊断试验的联合方式：a. 平行试验，应用后可提高灵敏度和阴性预测值，但却降低了特异度和阳性预测值。b. 系列试验，可提高特异度和阳性预测值，但同时降低了敏感度和阴性预测值。⑦诊断性试验的操作方法是否仔细叙述。⑧诊断性试验的临床实用性如何。

（8）随机对照试验（RCT）：3 大基本原则如下。①设立对照，对照组的类型包括安慰剂对照、空白对照和阳性对照。②随机分组，随机化的基本类型包括简单随机、区组随机和分层随机。③采用盲法，按设盲程度不同可分为双盲、单盲和开放性。

（9）健康相关生命质量评估：主要的量表类型有测量患者一般健康状态的普适量表、疾病特异性的专用量表。

（10）Meta 分析的异质性来源：临床异质性、方法学异质性和统计学异质性。

（11）资料的类型：①计量资料（又称定量资料），如血压的数值。②无序分类资料，如婚姻状况（未婚、已婚、离异、丧偶或其他）。③有序分类资料（又称等级资料），如疗效评价（痊愈、显效、有效、无效）。

2. 循证口腔医学

（1）定义：循证口腔医学是口腔医疗保健中的一种方法，它强调口腔卫生决策必须依据当前最好的、可获得的科学研究证据，同时结合临床医师的专业技能和经验，并考虑患者的需求和愿望，将三者有机地结合，作出科学、合理的决策。

（2）发展：循证口腔医学是在循证医学的基础上发展起来的。

（3）实践方法

1）提出明确的临床问题。

2）获取证据：系统检索相关文献、全面搜集证据。

3）评价证据：根据证据分级标准，从证据的真实性、可靠性、临床相关性及适用性严格评价收集的证据。

4）使用证据：临床应用最佳证据，指导实践。

5）后效评价循证实践的结果。

（4）循证口腔医学的证据

1）证据按研究方法分类：①原始研究证据，取得原始研究证据的常见研究方法有随机对照试验、非随机同期对照试验、交叉试验、队列研究、病例对照研究、横断面调查、病例报告等。②二次研究证据，常见研究方法有系统评价、Meta 分析、综述等。

2）Cochrane 图书馆的证据分级：分为以下六级。① I 级：指至少一篇来自多个严格设计随机对照临床试验的系统评价的强的证据。②Ⅱ级：指至少一个经过适当设计、有合适样本量的随机对照临床试验的强的证据。③Ⅲ级：指来自多个严格设计的非随机临床试验、自身前后对照临床试验、队列研究、时间序列研究或配对病例对照研究的证据。④Ⅳ级：指多中心或多个研究小组严格设计的非试验研究的证据。⑤Ⅴ级：指权威机构基于临床证据提出的意见，描述性研究，或者专家委员会的报告。⑥Ⅵ级：指有人曾经告诉我。

3）查找证据：①询问其他医务人员。②查阅教科书或有关专著。③通过更广泛的范围查找文献，包括在图书馆手工查找重要的专业杂志；通过数据库或互联网查找研究文章、综述、系统评价等。

4）系统评价：具体如下。①基本步骤：a. 界定一个研究问题。b. 确定研究纳入和排除标准。c. 检索有关文献。d. 严格评价每项研究并提取数据。e. 集中数据和分析。f. 适时采用Meta分析。g. 报告研究结果。h. 更新系统综述。②确定纳入和排除标准如下。a. 研究对象：规定年龄、性别、疾病类型、病情程度。b. 研究设计类型：是否有对照组和采用盲法，是回顾性研究还是前瞻性研究，这些都会影响各研究的同质性。c. 暴露或干预措施。d. 衡量结局的指标：一般应选择可量化的指标，如均数差值、相对危险度。e. 样本大小及随访年限。f. 研究和发表年份。③适时采用Meta分析：Meta分析有很多种类，如常规Meta分析、单组比较的Meta分析、累计Meta分析、序贯Meta分析、Meta回归分析、网状Meta分析。Meta分析的统计学过程有选择效应量指标、异质性检验、计算合并效应量、发表偏倚分析等。

3. 医学科研特征

（1）医学研究三层次：即群体水平、器官组织水平和细胞分子水平。

（2）医学研究对象：涵盖人（包括正常人和患者）、离体组织细胞和动物。

（3）医学研究的方法：有观察法、实验法和理论法。

（4）医学研究的场所：有社区、医院和实验室。

（5）医学研究的三个基本环节：有设计、测量和评价。

4. 合理的临床研究设计　　合理的临床研究设计、正确的研究实施与过程管理、科学评价临床研究结果是保证实施高质量临床研究的基本原则。不同的临床问题，需要不同的研究设计：疗效评价、治疗的不良反应——RCT；诊断或筛查试验——与金标准进行盲法比较；预后评价，无法进行RCT或有伦理问题的疗效评价——队列研究；暴露不良环境的危害——病例对照研究。

5. 临床研究评价内容

（1）科学性评价：根据不同临床研究设计的评价标准进行。

（2）结果大小：包括灵敏度与特异度、疗效、生存时间、生命质量、成本效果。

（3）推广应用：人群代表性。

第三章 医学伦理学

第一节 医学伦理学的理论基础和规范体系

1. 医学伦理学的基本原则

（1）尊重原则：①平等尊重患者及其家属的人格与尊严。②尊重患者知情同意和选择的权利，对于缺乏或丧失知情同意和选择能力的患者，应该尊重家属或监护人的知情同意和选择的权利。必要时行使"特殊干涉权"。③要履行帮助、劝导，甚至限制患者选择的权利。

（2）不伤害原则：临床可能对患者造成躯体伤害、精神伤害和经济损失。

（3）有利原则：对医务人员行为的要求如下。①要与解除患者的痛苦有关。②可能减轻或解除患者的痛苦。③要使行为给患者带来最大的益处和最小的危害。④使患者受益的同时不给他人带来太大的伤害等。

（4）公正原则：包括形式公正和内容公正。

2. 医学伦理学的基本规范

（1）形式：一般采用条文式的语言出现。

（2）内容：①以人为本，践行宗旨。②遵纪守法，依法执业。③尊重患者，关爱生命。④优质服务，医患和谐。⑤廉洁自律，恪守医德。⑥严谨求实，精益求精。⑦爱岗敬业，团结协作。⑧乐于奉献，热心公益。

（3）医师行为规范：①尊重科学。②规范行医。③重视人文。④规范文书。⑤严格报告。⑥救死扶伤。⑦严格权限。⑧规范试验。

第二节 医患关系伦理

1. 医患关系的伦理属性 ①法律角度：医疗契约关系。②伦理角度：信托关系。

2. 医患关系伦理的特征 ①明确的目的性和目的的统一性。②利益的相关性和社会价值实现的统一性。③人格权利的平等性和医学知识上的不对称性。④医患冲突或纠纷的不可避免性。

3. 医患关系伦理模式的基本类型 主动－被动模式、指导－合作模式、共同参与模式（最理想）。

4. 患者的道德权利 ①平等医疗权。②知情同意权。③隐私保护权。④损害索赔权。⑤医疗监督权。

5. 患者的道德义务 ①配合医者诊疗的义务。②遵守医院规章制度，尊重医务人员及其劳动的义务。③给付医疗费用的义务。④保持和恢复健康的义务。⑤支持临床实习和医学发展的义务。

第三节 临床诊疗中的伦理问题

1. 临床诊疗的伦理原则 ①患者至上原则。②最优化原则。③知情同意原则。④保密守信原则。

2. 临床急救的伦理要求 ①争分夺秒地抢救，力争使患者转危为安。②勇担风险，团结协作。③满腔热情，重视心理治疗。④全面考虑，维护社会公益。

第四节 死亡医学伦理

1. 临终关怀伦理特点 不以延长患者的生存时间为目的，而是以注重维护患者的尊严、提高患者临终生存质量为宗旨。临终关怀不以治疗疾病为主，而是提供包括生活照顾、心理疏导、姑息治疗等全面临终照顾，着重于控制患者的疼痛，缓解患者的痛苦，消除患者及其家属对死亡的焦虑和恐惧。

2. 死亡伦理

（1）传统的心肺死亡标准：即呼吸、心搏的停止，血压、脉搏的消失。

（2）脑死亡哈佛标准：凡符合以下 4 条标准，持续 24 小时测定，每次不少于 10 分钟，反复检查多次结果一致者，就可宣告死亡。但体温过低（<32.2℃）或刚服用过大剂量巴比妥类等中枢神经系统抑制药物者除外。

1）对外部的刺激和内部的需要无接受性、无反应性。

2）自主的肌肉运动和自主呼吸消失。

3）诱导反射消失。

4）脑电波平直或等电位。

（3）脑死亡标准的伦理意义：有利于科学准确判定人的死亡、维护死者的尊严、节约卫生资源和减轻家属的负担、器官移植技术的开展。

第五节 生命科学发展中的伦理问题

1. 人类辅助生殖技术伦理原则

（1）有利于患者的原则：①医务人员有义务告诉患者目前可供选择的治疗手段、利弊及其所承担的风险，在患者充分知情的情况下，提出有医学指征的选择和最有利患者的治疗方案。②禁止以多胎和商业化供卵为目的的促排卵。③不育夫妇对实施人类辅助生殖技术过程中获得的配子、胚胎拥有选择处理的权利，技术服务机构必须对此有详细的记录，并获得夫、妇或双方的书面知情同意。④患者的配子和胚胎在未征得其知情同意情况下，不得进行任何处理，更不得进行买卖。

（2）知情同意原则。

（3）保护后代原则：①医务人员应告知受者通过人类辅助生殖技术出生的后代与自然受孕分娩的后代享有同样的法律权利和义务。②医务人员有义务告知接受人类辅助生殖技术的夫妇，他们对通过该技术出生的孩子享有和负有伦理、道德和法律上的权利和义务。③如果有证据表明实施人类辅助生殖技术将会对后代产生严重的生理、心理和社会损害，医务人员有义务停止该技术的实施。④医务人员不得对近亲间及任何不符合伦理、道德原则的精子和卵子实施人类辅助生殖技术。⑤医务人员不得实施代孕技术。⑥医务人员不得实施胚胎赠送助孕技术。⑦在尚未解决人卵胞浆移植和人卵核移植技术安全性问题之前，医务人员不得实施胚胎赠送助孕技术。⑧同一供者的精子、卵子最多只能使 5 名妇女受孕。⑨医务人员不得实施以生育为目的的嵌合体胚胎技术。

（4）社会公益原则：①医务人员不得对不符合计划生育法规的夫妇和单身妇女实施人类辅助生殖技术。②根据《中华人民共和国母婴保健法》的规定，医务人员不得实施非医学需要的性别选择。③医务人员不得实施生殖性克隆技术。④医务人员不得将异种配子和胚胎用于人类辅助生殖技术。⑤医务人员不得进行各种违反伦理、道德原则的配子和胚胎实验研究及临床工作。

（5）保密原则。

（6）严防商业化原则。

（7）伦理监督原则。

2. 人类精子库的伦理原则

（1）有利于供受者的原则：严格对供精者进行筛查，精液必须经过检疫方可使用；严禁用商业广告式募集供精者；应配备相应的心理咨询服务，为供精者和自冻精者解决可能出现的心理障碍；应充分理解和尊重供精者和自冻精者在精液采集过程中可能遇到的困难，并给予最大可能的帮助。

（2）知情同意原则。

（3）保护后代原则。

（4）社会公益原则：禁止同一供精者多处供精并使 5 名以上妇女受孕，不得实施无医学指征的 X、Y 精子筛选。

（5）保密原则：供者和受者夫妇、供者和后代、供者和实施人类辅助生殖技术的医务人员应保持互盲。

（6）严防商业化原则：禁止以营利为目的的供精行为；人类精子库只能向已经获得国家卫生健康委员会人类辅助生殖技术批准证书的机构提供符合国家技术规范要求的冷冻精液；禁止买卖精子。

（7）伦理监督原则：精子库应接受生殖伦理委员会的指导、监督和审查。

3. 生殖技术引发的主要伦理问题　①如何确定配子、合子和胚胎的道德地位。②家庭人伦关系的确定。③自然法则可否违背。④错用或滥用的可能。

4. 人体器官移植的伦理争论　①器官受体人格是否具有完整性。②器官移植费用过于昂贵。③患者从器官移植的受益多少值得评估。④移植器官的供不应求。

5. 人的胚胎干细胞研究与应用的伦理争论 伦理问题主要集中在来源和用途方面，即来自人的胚胎及其应用：如为获取干细胞，胚胎或胎儿能否有意制造？能否有意地让他们存活至干细胞被获取时？从脐带血、胎儿组织及胚胎组织中获取干细胞，作为这些组织最直接来源的妇女会处于特殊的压力和危险之中等。

6. 基因诊疗伦理 包括基因诊断、基因治疗的伦理争议。

第六节 健康伦理

健康伦理是关于人们维护自身健康、促进他人健康和公共健康等过程中的伦理问题进行研究的学问，而公共健康伦理是其重要的内容。健康权利的概念是一个社会历史发展的产物。

第七节 医学道德的评价、监督和修养

1. 医学道德的评价

（1）具体标准：①是否有利于患者疾病的缓解和康复（首要标准）。②是否有利于人类生存环境的保护和改善。③是否有利于优生和人群的健康、长寿。④是否有利于医学科学的发展和社会的进步。

（2）方式：社会舆论、传统习俗和内心信念。

2. 医学道德的修养

（1）含义：医学道德修养是指医务人员自觉遵守医学道德规范，将医学道德规范要求转化为自己内在医德品质的活动，即医务人员在医德方面所进行的自我教育、自我锻炼和自我陶冶的过程，以及在此基础上达到的医学道德境界。它是一种重要的医学道德实践。

（2）根本途径：坚持实践。

（3）方法：①自我反省，也被称为自我批评。②见贤思齐。③坚持慎独，慎独是一种独特的道德修养方法。

第二篇　口腔专业通科理论及技能

第四章　口腔病理学通科理论知识

第一节　常见口腔颌面部疾病的病理学特点

1. 龋病

（1）牙釉质龋：牙釉质龋是指发生在牙釉质内的龋病病变。由于牙釉质组织的特殊性，对于龋病的研究多利用牙釉质磨片。牙釉质龋病变由表层至深层可分为四层，见表4-1-1。

表4-1-1　牙釉质龋病变分层

由表及里	特点	孔隙容积（正常为0.1%）
表层	可见于约95%的病损中	5%
病损体部	牙釉质龋中脱矿最严重的层次，在所有病损中都存在	5%～25%
暗层	可见于85%～90%病变中	2%～4%
透明层	树胶或喹啉大分子物质进入到孔隙中，光镜下观察，牙釉质的结构消失而呈透明状	1%

（2）牙本质龋：一般将牙本质龋的病理改变由病损深部向表面分为四层结构（表4-1-2）。

表4-1-2　牙本质龋病变分层

由里及表	特点
透明层	又称硬化层，为牙本质龋最深、最早出现的改变，透射光下呈均质透状
脱矿层	基本上无细菌侵入，透射光下观察磨片，此区呈暗黑色不透光，称死区
细菌侵入层	由于此层内有细菌存在，临床窝洞预备时应彻底清除该层组织
坏死崩解层	牙本质完全崩解破坏，龋洞开始从釉质牙本质界处形成

（3）牙骨质龋：多发生于牙龈萎缩、牙根面暴露后，牙骨质表面菌斑沉积，继而龋病形成，多见于老年人根龋。

2. 牙髓炎

（1）急性牙髓炎

1）急性浆液性牙髓炎：①血管扩张充血，通透性增加，液体成分渗出，组织水肿，水肿液集聚于微血管周围和结缔组织间，沿着血管壁有少量红细胞外渗，此状态称为牙髓充血。②在牙髓充血基础上，炎症细胞游出和纤维蛋白从血管中渗出，即称为急性浆液性牙髓炎。

23

2）急性化脓性牙髓炎：炎症急剧发展，由浆液性转为化脓性。成牙本质细胞层变性、坏死。大量中性粒细胞、单核细胞、淋巴细胞、浆细胞浸润至病变中，中性粒细胞、巨噬细胞和坏死组织溶解液化，形成脓肿。早期脓肿较局限，晚期常波及整个牙髓，使牙髓组织迅速液化、坏死。

（2）慢性牙髓炎（表4-1-3）

表4-1-3　慢性牙髓炎的分型及病理特点

分型		病理特点
慢性闭锁性牙髓炎		血管扩张充血，有淋巴细胞、浆细胞、巨噬细胞、中性粒细胞浸润，或有毛细血管和成纤维细胞增生，肉芽组织形成，渗出不明显。有时有成束的胶原纤维将炎症区和尚好的牙髓隔开
慢性溃疡性牙髓炎		镜下观察，溃疡表面有食物残屑、炎性渗出物及坏死组织覆盖；其下方为炎性肉芽组织和一些新生的胶原纤维；深部有活力牙髓组织表现为血管扩张充血，散在淋巴细胞、浆细胞、巨噬细胞浸润
慢性增生性牙髓炎	溃疡型息肉	呈暗红色，有纤维素凝聚的黄色斑，探之易出血，镜下表现为增生的炎性肉芽组织，表面无上皮覆盖
	上皮型息肉	较坚实，粉红色，不易出血，镜下见增生的炎症性组织表面有复层鳞状上皮覆盖

3. 根尖周炎

（1）急性根尖周炎

1）病理变化：①急性浆液性根尖周炎：根尖周区组织血管扩张充血，浆液渗出，组织水肿，少量中性粒细胞游出血管。②急性化脓性根尖周炎：大量中性粒细胞渗出，局部组织坏死液化，脓肿形成，并向邻近骨髓腔扩展，产生局限性的牙槽突骨髓炎。

2）排脓途径：①最常见的排脓途径是经黏膜、皮肤排脓。②经根管从龋洞排脓。③可经深的牙周袋排脓。

（2）慢性根尖周炎

1）慢性根尖周脓肿：①肉眼观察可见拔下的患牙根尖区有污秽的脓性分泌物沉积，根尖粗糙不平。②镜下观察可见肉芽肿中央的细胞坏死、液化，形成脓液，周围有中性粒细胞、巨噬细胞、淋巴细胞和浆细胞浸润。

2）根尖周肉芽肿：①肉眼观察根尖部绿豆大小的肉芽组织，外面有纤维组织包绕。②镜下观察可见血管内皮细胞和成纤维细胞增生，新生的毛细血管常衬以肿胀的内皮细胞。巨噬细胞由于吞噬脂质后可形成片状聚集的泡沫细胞。另有胆固醇晶体和含铁血黄素沉积，胆固醇晶体在组织制片过程中被溶解而呈梭形、针形裂隙，裂隙周围常伴有多核巨细胞反应。

3）根尖周囊肿：牙周膜内牙周上皮剩余［马拉瑟（Malassez）上皮剩余］增殖为上皮团块或条索。上皮团中心因缺乏血运，上皮细胞发生退行性变，甚至坏死、液化，形成小囊腔，随着囊腔中渗透压的增高，组织液渗入成为囊液，小囊腔逐渐扩大或相互融合形成根尖周囊肿。

4. 龈炎

（1）慢性龈炎：见表4-1-4。

表4-1-4　慢性龈炎的分型及病理特点

分型	肉眼观察	镜下观察
炎症水肿型	牙龈呈鲜红色或暗红色，质地松软，探诊出血	纤维结缔组织水肿明显，其间有大量淋巴细胞、中性粒细胞浸润，还可见少量浆细胞，毛细血管增生、扩张、充血
纤维增生型	牙龈颜色变浅或苍白，质地坚韧	上皮下纤维结缔组织增生成束，束间可见淋巴细胞及浆细胞浸润，毛细血管增生不明显

（2）剥落性龈炎：剥脱性龈炎不是或大多不是一种独立的疾病，而是许多疾病在牙龈上的表征。镜下剥脱性龈炎病损可分为疱型与苔藓型。

5. 牙周炎　牙周炎分期及各期病理变化见图4-1-1。

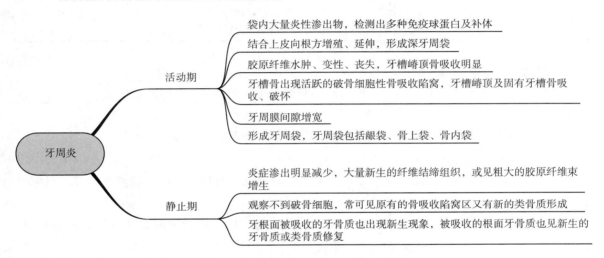

图4-1-1　牙周炎分期及各期病理变化

6. 口腔白斑

（1）上皮单纯性增生：主要表现为上皮过度角化，上皮粒层明显和棘层增生，上皮钉突可伸长且变粗，但仍整齐，基底膜清晰。固有层和黏膜下层有淋巴细胞、浆细胞浸润。

（2）上皮疣状增生：上皮表面高低不平呈刺状或乳头状增生，表层有过度角化，粒层明显，棘层增生。

（3）上皮异常增生：白斑伴有上皮异常增生时，其恶变潜能随上皮异常增生程度的增加而增大。

7. 口腔扁平苔藓　口腔扁平苔藓临床上主要表现为黏膜的白色或灰白色网状或线状条纹；舌黏膜主要表现为浅白色斑块。其病理变化如下：①上皮表面过度角化，以不全角化多见。②棘层可增生、萎缩或两者并存，以增生多见。③上皮钉突可以消失，也可呈不规则延长，有时变尖呈锯齿状。④基底层细胞空泡性变和液化变性，基底膜和基底细胞层模糊不清，有时甚至形成上皮下疱。⑤在基底层和固有层交界区可见散在或成簇的嗜伊红胶样小体。⑥固有层见密集的淋巴细胞浸润带，局限于上皮下方，一般不累及黏膜下层。

8. 颌骨骨髓炎　颌骨骨髓炎的分类及其病理变化见表4-1-5。

表 4-1-5 颌骨骨髓炎的分类及其病理变化

分类	病理变化
急性化脓性骨髓炎	骨髓组织高度充血和炎症性水肿，可大量的中性粒细胞浸润，骨髓腔由化脓性渗出物和坏死物质充满，形成脓肿。骨小梁的成骨活性降低，破骨活性增高，形成死骨
慢性骨髓炎伴增生性骨膜炎	骨膜下反应性新骨形成。骨密质的表面，新生骨小梁与骨面垂直，互相呈平行排列，周围有成骨细胞围绕。骨小梁由纤维结缔组织构成，有淋巴细胞和浆细胞浸润
慢性局灶性硬化性骨髓炎	骨小梁比周围正常骨组织致密，由编织骨和板层骨构成的不规则的骨小梁，含有复杂的嗜碱性线。狭小的骨髓腔含疏松的纤维结缔组织，可见少量淋巴细胞浸润
结核性骨髓炎	由上皮样细胞、朗汉斯巨细胞以及散在炎症细胞聚集形成所谓上皮样细胞结节。常见干酪样坏死，周围可见增生的纤维结缔组织
放射性骨髓炎	主要是骨的变性和坏死，早期表现为层板骨纹理结构粗糙，部分骨细胞消失，骨陷窝空虚，并可见微裂。后期层板骨结构消失或断裂，骨细胞大部分消失，形成死骨

9. 牙源性角化囊性瘤

（1）衬里上皮为较薄的、厚度一致的复层鳞状上皮，常由 5~8 层细胞组成，一般无上皮钉突。

（2）上皮表面呈波浪状或皱褶状，表层角化多呈不全角化。

（3）棘细胞层较薄，常呈细胞内水肿。

（4）基底细胞层界线清楚，由柱状或立方状细胞组成，胞核着色深且远离基底膜，呈栅栏状排列。

（5）纤维性囊壁较薄，一般无炎症，但合并感染时，增厚的囊壁内有大量炎症细胞浸润，上皮可发生不规则增生，出现上皮钉突，角化消失。

（6）纤维组织囊壁内有时可见微小的子囊和/或上皮岛。

10. 成釉细胞瘤

（1）肉眼观：肿瘤大小不一，可由小指头至小儿头般大。剖面常见有囊性和实性两种成分，囊腔内含黄色或褐色液体。实性区呈白色或灰白色。

（2）镜下观：典型成釉细胞瘤的上皮岛或条索由两种细胞成分构成，一种为瘤巢周边的立方或柱状细胞，核呈栅栏状排列并远离基底膜，类似于成釉细胞或前成釉细胞；另一种位于瘤巢中央，排列疏松，呈多角形或星形，类似于星网状层细胞。成釉细胞瘤的组织结构和细胞形态变异较大，可表现为滤泡型、丛状型、棘皮瘤型、颗粒细胞型、基底细胞型、角化成釉细胞瘤。

11. 牙龈瘤

（1）血管性龈瘤：血管内皮细胞增生呈实性片块或条索，间质常水肿，溃疡下区炎症明显。

（2）纤维性龈瘤：由富于细胞的肉芽组织和成熟的胶原纤维束组成。炎症细胞以浆细胞为主，多在血管周围呈灶性分布于纤维束之间。

（3）巨细胞性龈瘤：富于血管和细胞的间质内含有多核破骨细胞样细胞，呈灶性聚集。巨细胞灶之间有纤维间隔，毛细血管丰富，常见出血灶及含铁血黄素沉着。病变内偶见少许骨小梁或骨样组织。

12. 鳞状细胞癌

（1）肉眼观：常呈菜花状，也可坏死脱落而形成溃疡。剖面见灰白或浅褐色，向深部结缔组织浸润性生长，边界不清。

（2）镜下观：鳞状分化的癌细胞呈不同程度的细胞内或细胞外角化，细胞排列成实性巢状、条索或岛状结构。在分化好的鳞状细胞癌的癌巢中，癌巢周边细胞呈基底细胞样，内部为棘细胞样，细胞间还可见到细胞间桥，癌巢的中央可出现层状角化物，称为角化珠或癌珠。

13. 多形性腺瘤

（1）肉眼观：多呈不规则结节状。剖面多为实性，灰白色或黄色，有白色条纹，可见囊腔形成，囊腔内含透明黏液，有时可见浅蓝色透明的软骨样组织或黄色的角化物，偶见出血及钙化。

（2）镜下观：肿瘤细胞的类型多样，组织结构复杂，详见图4-1-2。

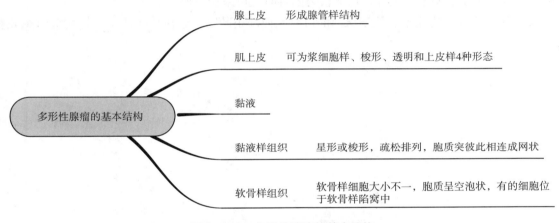

图4-1-2　多形性腺瘤的基本结构

14. 腺样囊性癌

（1）肉眼观：肿瘤呈圆形或结节状，平均直径3cm。质地中等，剖面为灰白色或浅褐色实性肿块，无包膜，呈浸润性生长。

（2）镜下观：肿瘤实质细胞如下。①导管内衬上皮细胞呈立方状，卵圆形，大小较一致，胞质少，通常透明，胞核为圆形或卵圆形，较大，深染，核分裂象少见。②变异肌上皮细胞呈扁平状、梭形或不规则形。这两种细胞排列成管状、筛状和实性结构。

第二节　病理学基本技术

1. 切取活检组织标本的正规要求

（1）根据病变性质、大小、深度，选择合适的活检术、适宜的麻醉方法。

（2）取材部位选择在病变典型处取材，对于多部位、多种病变共存时，进行多位置取材。

（3）术前进行术区消毒，尽量不用碘酊等染料类消毒剂，防止组织染色。

（4）切取的组织块要有一定的大小和厚度，要带有一部分正常组织作病理对比，肿瘤标本不宜小于 1.0cm×0.5cm，黏膜病标本不宜小于 0.6cm×0.2cm，不要取在坏死部位，影响诊断。

（5）切取组织块动作要轻柔，避免挤压、撕扯、钝性分离，导致组织、细胞变形，切取过程中避免使用高频电刀，防止细胞内蛋白变性影响病理诊断。

2. 组织固定　常规送检大体标本的固定：手术或活检下来的新鲜标本立即固定于 10% 中性甲醛（福尔马林）中。标本应放入体积适宜的容器，完全浸泡在固定液里，固定液量应是组织体积的 5 倍以上。大标本通常固定 24 小时以上，小标本固定 12 小时以上。10% 中性甲醛可长期保存标本。一般在标本制作切片之前，转入乙醇－甲醛固定液（AF 液）中 1~2 小时，AF 液通常是一种过渡固定液。

3. 取材方法

（1）位置表浅、范围较大的口腔颌面部病变，选择切取活检术，有代表性的病变组织部分送检，当病变位于舌根或口咽部，切取较为困难时，可采用钳取。

（2）面积小或上皮完整、位于深部的口腔颌面部小肿物，选择切除活检术，病变组织完整送检。

第五章 口腔颌面医学影像学通科理论知识及技能

第一节 口腔颌面部放射防护原则

1. 放射防护原则

（1）实践的正当性：为了防止不必要的照射，在进行照射实践之前，必须经过正当性判断，确认这种实践具有正当的理由，获得的净利益超过付出的代价（包括健康损害的代价）。

（2）放射防护的最优化：放射防护的最优化是指使辐射暴露的可能性、辐射暴露的人数和个体辐射剂量尽可能小，同时考虑经济和社会因素。

（3）个人剂量的限值：影像工作人员在任何单独 1 年内不允许接受超过 50mSv 的有效剂量，最大终生有效剂量为年龄与 10mSv 的乘积。个人剂量限值是强制性的，必须严格遵守。

2. 屏蔽防护的方法

（1）机房的设置：屏蔽初级射线不应使用空心预制板，而应采用 150mm 厚的现浇混凝土或在有用线束照射范围内铺设铅板。每台 X 射线机设有单独的机房，机房中有用线束朝向的墙壁应有 2mm 铅当量的防护厚度。其他侧壁和天棚应有 1mm 铅当量的防护厚度。

（2）检查项目的选择和成像设备的维护：口腔医师在申请 X 线检查时，应严格遵循口腔 X 线检查的正当性原则达到使辐射暴露人数尽可能少的目的。

（3）个体辐射防护：①当射线束朝向患者躯干方向的貂片检查时，铅围裙有一定的实际防护作用，仅推荐用于小龄儿童和已经或可能怀孕患者。②儿童必须使用甲状腺铅围脖，成人应使用甲状腺铅围脖。若干扰初级射线束，则不应使用。

3. 减少无效射线的方法

（1）照射条件：在满足临床诊断需要的条件下，应使照射时间尽可能短。每台 X 线设备控制面板旁应设置最佳照射条件表，如包括儿童、成人和无牙颌患者的相应照射条件。

（2）口腔 X 线检查射线束尺寸：初级射线束大小必须通过集光筒控制到仅局限于兴趣区，尽可能与影像接收器大小相等。

（3）影像接收器和射线束的位置摆放：为了使影像接收器和患者的摆位标准化，获得重复性好、标准的 X 线影像，降低重拍率，建议使用持片器和光束定位装置。

（4）焦点-探测器距离或焦点-皮肤距离：由于 X 射线束源具有发散的特点，因此增大焦点皮肤距离可以减小 X 射线束的发散程度即射线束更加趋于平行，使影像放大率减小，影像更加清晰。

（5）影像接收器的选择：应选择影像质量符合要求且对受检者辐射剂量最低的影像接收器。

第二节 常用口内 X 线片及口外 X 线片的应用范围

1. 口内片种类及其临床应用范围

（1）根尖片

1）根尖片投照技术有分角线技术及平行技术。

2）用于检查牙、牙周及根尖周病变。

（2）𬌗翼片

1）方法：①投照前牙时，胶片直放于被检查牙的舌侧，嘱患者切缘对切缘咬住翼片固位。②投照后牙时，胶片横放于被照牙的舌侧，于牙尖交错位咬住翼片固位。

2）应用：①主要显示上、下颌多个牙的牙冠部影像，常用于检查邻面龋、髓石、牙髓腔的大小、邻面龋与髓室是否穿通和穿通程度，以及充填体边缘密合情况等。②可较清晰地显示牙槽嵴顶，用于观察牙槽嵴顶有无骨质破坏。③在儿童尚可观察滞留乳牙的部位及位置。

（3）𬌗片

1）适用于检查根尖片不能包括的范围较大的病变。

2）𬌗片的应用见于表 5-2-1。

表 5-2-1 𬌗片的应用

分类	应用
上颌前部𬌗片	观察上颌前部炎症、外伤、肿瘤等病变引起的骨质改变及乳、恒牙情况
下颌前部𬌗片	观察下颌颏部有无骨折及炎症、肿瘤等病变引起的骨质变化
下颌横断𬌗片	①下颌骨体部颊、舌侧骨密质有无膨胀、增生及破坏。②异物及阻生牙定位。③下颌骨骨折时颊舌向移位情况。④下颌下腺导管阳性结石

2. 常用口外片种类

（1）曲面体层摄影片：分为上颌、下颌、全口牙位三种位置，以全口牙位最为常用。常用于观察上、下颌骨肿瘤，外伤，炎症，畸形等病变及其与周围组织的关系等。

（2）华特位片：华特位片又称鼻颏位片，用于观察上颌窦、额窦、筛窦、上颌骨、颧骨、眼眶、鼻腔的病变，也可显示下颌骨冠突在上颌与颧弓之间的位置以及颌间间隙的情况。在上颌骨肿瘤、炎症及颌面部外伤时，常用此片检查。

（3）下颌骨侧斜位片：下颌骨侧斜位片又称下颌骨侧位片，为临床最常用的检查方法之一，用于检查下颌骨体部、下颌支及髁突的病变。

（4）下颌支切线位片：主要用于对比观察两侧髁突内外径向的影像，对髁突骨折的移位方向、髁突两侧发育不对称、髁突骨瘤有诊断价值。

（5）下颌开口后前位片：用于检查下颌支外侧骨密质膨出、增生及破坏情况。下颌骨边缘性骨髓炎时常须拍此片。

（6）许勒位片：此片显示颞下颌关节外侧 1/3 侧斜位影像，颞骨岩部投影于髁突的下方，用于检查关节间隙及髁突、关节结节、关节窝的骨质改变。

（7）髁突经咽侧位片：此片可显示髁突前后斜侧位影像，骨质的微细结构显示好；优点是可以避免髁突与颅骨影像重叠；但不能用于检查关节间隙。

3. 曲面体层的主要优缺点及临床应用

（1）优点

1）通过 X 线片可观察到颌骨内部结构及变化。

2）可揭示牙齿牙根和根管数目、大小、形态，根尖周病变的类型和范围，牙周组织破坏程度。

（2）缺点

1）不能准确反映骨破坏的量，早期破坏不能表现

2）所观察结构的位置、形状、投照方向影响影像质量。

3）X 线所显示的是三维物体的二维图像，影像会重叠导致误诊。

4）投照技术及胶片处理不当致图像失真。

（3）临床应用

1）可显示双侧上下颌骨、上颌窦、颞下颌关节及全口牙齿等。

2）可观察儿童颌骨及乳、恒牙发育，记录口腔颌面部生长发育。

4. 根尖片投照技术的原理及主要优缺点 见表 5-2-2。

表 5-2-2 根尖片投照技术的原理及主要优缺点

方法	原理	优点	缺点
分角线投照技术	X 线中心线垂直角度应与被检查牙长轴和胶片之间的假想分角线垂直，水平角度应与被检查牙的邻面平行	操作简便，无须特殊持片器和定位投照装置	拍摄的牙易失真、变形，特别是拍摄多根牙时
平行投照技术	使 X 线胶片与牙长轴平行放置，投照时 X 线中心线与牙长轴和胶片均垂直	拍摄出的图像可以较准确、真实地显示牙及牙周组织结构的形态和位置关系。此种投照方法所产生的牙变形最小	须使用专用持片器和定位投照装置，操作较复杂

第三节 口腔颌面部的影像解剖

1. 牙及牙周组织正常图像

（1）牙

1）牙釉质是机体中钙化最高和最坚硬的组织，X 线片显示的影像密度最高。

2）牙本质围绕牙髓构成牙的主体，X 线影像密度较牙釉质稍低。

3）牙骨质是一层很薄的组织，在 X 线片上所显示的密度与牙本质不易区别。

4）牙髓腔内含牙髓软组织，X 线片上显示为密度低的影像。

5）牙胚发育不同时期的影像学表现：见表 5-3-1。

表 5-3-1　牙胚发育不同时期的影像学表现

发育时期	影像学表现
牙胚早期	在颌骨内为一边缘清晰的圆形密度低的影像，外围有一致密线条影，为其周围的骨密质边缘
牙胚不断发育	可见圆形的透影区内有小三角形密度高的影像出现，为开始钙化的牙尖，以后逐渐形成牙冠和牙根
未完全发育的牙	根管粗大，根尖孔呈喇叭口形；牙萌出时，牙胚的牙槽突顶侧骨质逐渐吸收
牙萌出至牙槽突表面	包绕牙胚的致密白线由面或切缘至整个冠部逐渐消失，包绕牙根部分仍连续不断并形成牙周膜、骨硬板
混合牙列时期	恒牙胚居于乳牙根部以下，随着恒牙的萌出，可见乳牙根有残缺不全的吸收

（2）牙周组织

1）牙槽骨是上、下颌骨包绕牙根的突起部分，在 X 线片上显示的密度较牙低。

2）上牙槽骨的骨密质薄，骨松质多，骨小梁数目多，因而在 X 线片上呈颗粒状影像。

3）下牙槽骨骨密质厚而骨松质少，骨小梁数目少，故在 X 线片上骨小梁结构呈网状。

4）骨硬板在 X 线片上显示为包绕牙根之连续的致密的线条状影像。

5）牙周膜显示为包绕牙根连续的低密度线条状影像，其宽度均匀一致。

2. 根尖片常见颌骨解剖结构

（1）上颌根尖片：有切牙孔、腭中缝、鼻腔、鼻中隔、上颌窦底、颧骨、冠突（喙突）、上颌结节及翼钩等。

（2）下颌根尖片：有颏棘、颏嵴、营养管、颏孔、下颌骨外斜线、内斜线、下颌管及下颌骨下缘等结构。

3. 常用口外片的正常图像

（1）下颌骨区：下颌骨的解剖形态呈弓形。

1）在侧斜位片上，下颌骨尖牙区与对侧下颌骨重叠，髁突和关节窝重叠。下颌切迹正中向下方可见小的高密度影像，为下颌小舌，下颌小舌后方低密度影像是下颌孔。由下颌孔向下前方延伸至颏孔的带状密度低的阴影是下颌管。

2）下颌骨的骨小梁结构，在下颌管以上致密，影像显示密度较高；下颌管以下疏松，影像密度相对较低。

3）弓形密度高的舌骨体及舌骨大角影像可因投照角度关系重叠于下颌角区域。

（2）上颌骨区：主要被上颌窦占据。在华特位片上，上颌窦显示为尖端向下大致三角形密度低的影像，内侧密度较低，逐渐移行外侧密度较高。

第四节　口腔颌面部常见疾病的影像诊断与判读

1. 牙及牙周组织疾病

（1）龋病

1）浅龋：为圆弧形的凹陷缺损区，边缘不光滑。牙颈部浅龋须与牙颈部釉质牙骨质交界处的三角形密度减低区鉴别。

2）中龋：圆弧凹陷状硬组织缺损或口小底大的倒凹状缺损，洞底边界清楚。

3）深龋：表现为很深的龋洞，检查目的是了解龋坏程度及是否伴根尖周炎症。

（2）牙髓病：包括牙髓充血、牙髓炎、牙髓变性、牙内吸收和牙髓坏死。X线检查仅对牙内吸收和牙髓变性中的牙髓钙化有诊断价值。

1）牙髓钙化：①局限性者，表现为髓石，可为圆形或针状。②弥散性者，表现为髓腔及根管钙化，正常髓腔及根管影像完全消失。

2）牙内吸收：患牙的髓腔扩大，呈圆形或卵圆形密度低的透射影。发生于根管者，可见长短不一、粗细不均沿根管的扩大影，髓室壁或根管壁变薄。

（3）牙发育异常：见表5-4-1。

表5-4-1　牙发育异常

分类		特点
畸形中央尖		牙根较短，髓腔根管粗大，牙根未形成，根尖孔扩大呈喇叭形，常伴有根尖周骨质吸收等感染征象
牙内陷	畸形舌侧尖	舌隆突特别突起，在舌面可见致密的高起的小牙尖
	畸形舌侧窝	隆突异常突起，同时在舌侧窝处显示有一透射的纵行裂
	牙中牙	舌侧窝向髓腔深入过深，牙釉质密度较高，在牙中央形成一个类似小牙的结构
釉质发育不全		牙冠部密度减低，牙冠磨耗变短小，与邻牙接触点消失；严重者可显示牙釉质大部分缺损，失去正常牙冠形态
遗传性乳光牙本质		牙冠严重磨损，变短小，邻牙间隙增大。髓室和根管部分或全部闭塞，牙根短而尖细
先天缺牙		一般为双侧对称缺失。全口多数牙缺失或无牙畸形常伴外胚叶发育不全

（4）牙外伤

1）牙脱位：分为以下两类。①完全脱位：牙缺失。②不完全脱位：殆向脱位，显示牙周膜间隙增宽，患牙向面伸长；嵌入性脱位，则牙周膜间隙变窄或消失，牙冠低于正常邻牙的切缘。

2）牙折：牙折线表现为不整齐如锯齿状的细线状透射影，折断牙表面的连续性中断。牙折是在受伤后较长时间摄片，折断线则表现为一条整齐较宽的裂隙，两断面吸收变平滑。

（5）牙根折裂：影像学可表现为纵行、横行和斜行，以纵行多见。早期表现为根管影像局部或全部增宽；晚期可见沿牙根中轴从牙颈部折断并常发生移位。常伴有弧形或楔形的牙槽骨吸收。

（6）根尖周病：其X线影像表现见表5-4-2。

表5-4-2　根尖周病的X线影像表现

病变		X线影像表现
根尖周脓肿	急性期	早期无骨质破坏，有时可见牙周膜间隙增宽；病变进展可表现为以病原牙为中心骨质弥散性破坏，边界不清
	慢性期	在根尖区出现低密度的骨质破坏区，范围较小，骨硬板消失；边界清楚但边缘不光滑；外周可有骨质增生反应

续表

病变		X 线影像表现
根尖周肉芽肿		病变范围较小，直径一般不超过 1cm，周围界限清楚，无致密的骨硬板，病变周围的骨质正常或稍致密
根尖周囊肿		以病原牙为中心形成形状较规则、大小不等的圆形或卵圆形低密度透射区，边缘清晰锐利。囊肿边缘有一薄层致密线条影。当囊肿继发感染时，致密线条影可消失
致密性骨炎		患牙根尖区的骨小梁增粗、增多，骨质密度增高，骨髓腔变窄甚至消失。
牙骨质增生		根尖呈球形增生。有时可见牙周膜间隙消失
牙骨质-骨结构不良	早期	低密度透射区，多数为小圆形或类圆形，边缘不整齐，骨硬板及牙周膜间隙消失
	第二期	病变区有高密度的点状或小片状钙化影
	第三期	根尖区呈团状、体积增大的钙化影像

（7）牙周炎：主要表现为牙槽骨吸收（X 线表现见图 5-4-1），牙槽嵴顶及骨硬板模糊、消失，牙槽嵴高度降低。

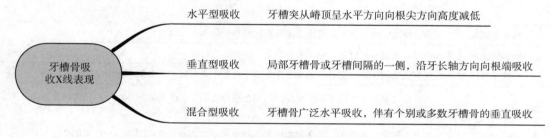

	水平型吸收	牙槽突从嵴顶呈水平方向向根尖方向高度减低
牙槽骨吸收X线表现	垂直型吸收	局部牙槽骨或牙槽间隔的一侧，沿牙长轴方向向根端吸收
	混合型吸收	牙槽骨广泛水平吸收，伴有个别或多数牙槽骨的垂直吸收

图 5-4-1　牙槽骨吸收 X 线表现

2. 颌面骨炎症

（1）牙源性中央性颌骨骨髓炎：急性骨髓炎早期无影像学改变。发病约 10 天后才能出现 X 线片异常改变，见表 5-4-3。

表 5-4-3　骨髓炎不同时期 X 线表现

时期	表现
骨质破坏期	骨小梁破坏消失，出现斑块状密度减低影
病变局限期	可有骨膜反应，X 线表现为骨密质外的高密度线条状影像
修复期	骨小梁变粗、数目增多，排列与正常骨纹理不同，呈较致密影像

（2）牙源性边缘性颌骨骨髓炎

1）下颌骨侧斜位片或曲面体层片：主要表现为骨密度增高，其中可见局限性骨质破坏灶。

2）下颌支切线位片：可见骨密质外有骨质增生，增生的骨质边缘较整齐，下颌支外侧骨密质无明显破坏。一般无死骨形成。

（3）婴幼儿颌骨骨髓炎：病变早期 X 线表现无异常，晚期病变颌骨广泛破坏，表现为不规则骨质破坏、死骨形成，并有牙移位、缺失。

（4）硬化性骨髓炎：又称加雷（Garré）骨髓炎。X线特点为骨膜新骨形成，典型者呈葱皮样改变；邻近骨松质常有硬化，其中可见低密度透射影。

（5）颌骨放射性骨坏死

1）颌骨：病变早期骨质呈弥漫性疏松，进而有不规则破坏，呈斑点状、虫蚀状、网格状改变，病变边界多不清楚。

2）牙及牙周：可有牙周膜间隙增宽、骨硬板密度减低或消失及牙槽突吸收。

（6）上颌窦炎

1）根尖片或锥形束CT上可见病原牙根尖周围骨质破坏，牙槽窝与上颌窦底相通或窦内有断根遗留。

2）华特位片显示患侧上颌窦密度弥漫性增高或气腔明显缩小，周围可见肥厚的黏膜影像。

3. 颌骨囊肿、肿瘤及瘤样病变

（1）颌骨囊肿

1）含牙囊肿：颌骨中边缘光滑的类圆形透射影，囊腔内可含有发育不同阶段的牙，牙冠朝向囊腔。单房多见。

2）鼻腭管囊肿：病变位于上颌左、右中切牙牙根之间或后方，多呈心形或圆形低密度改变，病变边界清楚，周围有骨密质线围绕。囊肿可致两侧中切牙牙根分离和移位，但牙周膜和骨硬板连续。

（2）颌骨良性肿瘤

1）成釉细胞瘤：①分型及X线表现见图5-4-2。②X线表现共同特征：颌骨膨隆，以向唇颊侧为主；牙根呈锯齿状吸收；肿瘤可造成牙根之间的牙槽骨浸润及骨硬板消失；肿瘤边缘可有增生硬化；瘤内罕见钙化；瘤内可含牙。

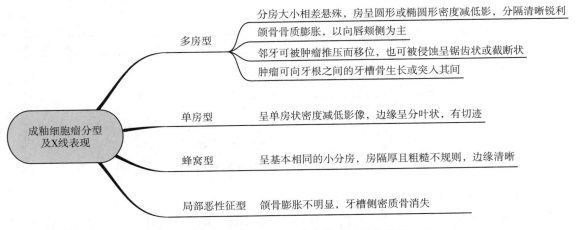

图5-4-2 颌骨成釉细胞瘤分型及X线表现

2）牙源性角化囊性瘤：①有单囊和多囊之分，单囊多见；多囊者囊腔大小相差不明显。②常沿颌骨长轴生长，膨胀不明显；如有膨胀，常向舌侧。③牙根吸收少见，多呈斜面状。④病变内可含牙或不含牙。

3）牙源性腺样瘤：单囊状低密度病损，边缘光滑，囊内有未萌出牙，以单尖牙最多见；肿瘤内可见粟粒状的钙化点。

4）骨化纤维瘤：①X线片多以高低密度混合表现为主，部分病变以低密度变化为主；病变中有不同程度钙化或骨化影，表现为点状或斑片状。②肿瘤和周围正常组织之间分界清晰。③下颌骨下缘骨密质可有膨胀，但完整性存在；上颌骨者可占据整个上颌窦，窦壁有膨胀性改变。

5）牙瘤：分类如下。①混合性牙瘤：表现为颌骨内异常高密度团块状影像，边缘光滑，周缘多有条带状低密度影围绕。②组合性牙瘤：表现为颌骨内有许多大小不等、形态各异的小牙堆积，病变下方常有恒牙阻生。

6）成牙骨质细胞瘤：X线表现为类圆形混合高密度表现，边界清晰，有低密度包膜围绕。肿瘤多与受累牙的牙根融合，受累牙牙根可有吸收。

7）骨瘤：①松质型骨瘤的X线表现以圆形或半圆形骨性突起为特征，基底较宽，边缘光滑。②密质型骨瘤X线表现为团块状高密度，突出于骨表面，边缘光滑。

（3）颌面骨恶性肿瘤

1）牙龈癌：①早期牙龈癌可侵犯颌骨的牙槽突，X线片上多显示为牙槽突破坏吸收。②下颌牙龈癌继续发展，可使颌骨呈扇形骨质破坏，边缘可整齐也可凹凸不平。③生长缓慢的病变，破坏区边缘可有骨质增生表现。

2）原发性骨内鳞状细胞癌：X线表现为颌骨内低密度溶骨性破坏，边缘凹凸不平呈虫蚀状；病变向牙槽侧扩展时可使牙周骨质破。病变继续进展可侵犯骨密质，晚期可伴病理性骨折。

3）骨肉瘤：其主要X线表现见图5-4-3。

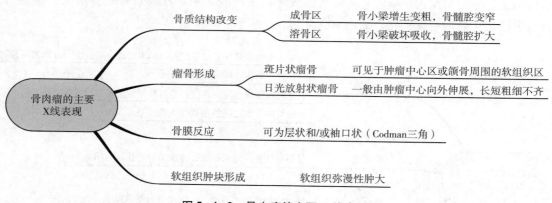

图5-4-3 骨肉瘤的主要X线表现

4. 颌骨骨折

（1）牙槽突骨折：在X线片上骨折线为不规则、不整齐的低密度线条状影像，呈横形、斜形或纵形，常伴有牙损伤。

（2）下颌骨骨折

1）颏部骨折：可伴一侧或双侧髁突的间接骨折。

2）颏孔区骨折：长骨折段受双侧降颌肌群牵引向下内移位，短骨折段受升颌肌群牵引向上前方并稍偏内侧移位，前牙可显示开𬌗。

3）下颌角骨骨折：多发生在第三磨牙的远中侧，骨折线位于一侧下颌角时，骨折段可不发生移位。

4）髁突骨折：多发生在髁颈部，下颌开口后前位片有助于髁突骨折的诊断。

（3）上颌骨骨折：X 线检查首选华特位片。X 线分型见表 5-4-4。

表 5-4-4　上颌骨骨折的 X 线分型

分型	表现
Le Fort Ⅰ 型	骨折线从梨状孔下部，经牙槽突基底部，向后至上颌结节呈水平状延伸至翼突
Le Fort Ⅱ 型	骨折线从鼻骨通过眶内下、眶底，经眶下缘、颧骨下方向后达翼突
Le Fort Ⅲ 型	骨折线横过鼻背、眶部，经颧骨上方达翼突

（4）颧骨、颧弓骨折：华特位片是颧骨骨折首选 X 线检查方法，颧弓骨折可用颧弓位片显示。颧骨骨折常在骨缝处裂开，可呈嵌入性或粉碎性骨折，多伴上颌窦外侧壁骨折。颧弓骨折以颧弓中段多见，如为三线骨折，则在骨折线处呈"M"形。

第六章　牙体牙髓病学通科理论知识

第一节　龋病

1. 定义　龋病是在以细菌为主的多种因素影响下，发生在牙体硬组织的一种慢性进行性破坏性疾病。

2. 四联因素学说　①微生物因素：龋病是多种微生物在特殊的微生态环境下共同作用的结果，目前认为致龋菌主要有链球菌属、乳杆菌属、放线菌属等。②宿主因素：主要包括牙和唾液。③食物因素：糖类的摄入量和摄取频率也对龋病发病有举足轻重的作用，限制糖的摄取可以减少龋病的发生。④时间：龋病发病的每一过程都需要一定的时间才能完成。

3. 治疗方法

（1）药物治疗

1）适应证：①恒牙早期釉质龋，尚未形成龋洞者，特别是平滑面病损。②乳前牙邻面浅龋及乳磨牙面广泛性浅龋，1 年内将被恒牙替换者。③静止龋。

2）常用药物：①75% 氟化钠甘油糊剂。②8% 氟化亚锡溶液。③酸性磷酸氟化钠（APF）溶液。④含氟凝胶及含氟涂料等。

3）应用方法：①磨除牙表面浅龋，暴露病变部位。②清洁牙面，去除牙石和牙菌斑。③隔湿、吹干牙面。④涂布药物。将氟制剂涂于患区，用橡皮杯或棉球反复涂擦牙面 1~2 分钟。如用涂料则不必反复涂擦。用棉球蘸硝酸银溶液涂布患区，热空气吹后，再涂还原剂，如此重复几次，直至出现黑色或灰白色沉淀。硝酸银腐蚀性大，使用时应严格隔湿，防止与软组织接触。

（2）再矿化治疗

1）适应证：①光滑面早期釉质龋，白垩斑或褐斑。②龋易感者的龋病预防。

2）再矿化液：主要含有不同比例的钙、磷和氟。加入氟可明显促进牙釉质再矿化。

3）应用方法：①配制成漱口液，每日含漱。②局部应用：清洁、干燥牙面，将浸有矿化液的棉球置于患处，每次放置几分钟，反复 3~4 次。

（3）银汞合金充填术

1）Ⅰ类洞、Ⅱ类洞。

2）后牙Ⅴ类洞，特别是可摘义齿的基牙修复。银汞合金耐磨，能抗卡环移动所致磨损。

3）对美观要求不高患者的尖牙远中邻面洞，龋损未累及唇面。偶尔也用于下前牙邻面洞。

4）大面积龋损时配合附加固位钉的修复。

5）冠修复前的牙体充填。

第二节　窝洞预备及充填材料选择

1. 术中窝洞预备

（1）窝洞分类（G. V. Black 分类法）：见表 6-2-1。

表 6-2-1　G. V. Black 分类法

类型	定义	部位	代表
Ⅰ类洞	发生于所有牙齿的发育窝、沟内的龋损所制备的窝洞	磨牙面窝沟洞、磨牙颊（舌）面的颊（舌）沟洞、前磨牙的殆面窝沟洞、上前牙的腭面窝沟洞	磨牙殆面洞
Ⅱ类洞	发生于后牙邻面的龋损所制备的窝洞	磨牙和前磨牙的邻面洞、邻殆面洞和邻颊（舌）面洞	磨牙邻殆面洞
Ⅲ类洞	发生于前牙邻面未损伤切角的龋损所制备的窝洞	切牙、尖牙的邻面洞、邻腭（舌）面洞、邻唇面洞	切牙的邻腭面洞
Ⅳ类洞	发生于前牙邻面并损伤切角的龋损所制备的窝洞	切牙和尖牙的邻唇、邻腭（舌）面洞	
Ⅴ类洞	发生于所有牙齿的颊（唇）、舌（腭）面近龈 1/3 牙面的龋损所制备的窝洞		

（1）窝洞制备的基本原则：①去净龋坏组织，即腐质和感染的软化牙本质，临床上一般根据牙本质的硬度和着色两个标准来判断。②保护牙髓组织，钻磨牙时用锋利器械间断操作，并用水冷却，不向髓腔方向加压，防止意外穿髓。③尽量保留健康牙体组织。

（3）窝洞制备的步骤：①扩大开口进入龋洞。②去除龋坏牙本质。③设计并制备洞形：双面洞和复杂洞往往需要预备辅助的抗力形和固位形。④检查、修整、清洁窝洞。

（4）窝洞抗力形

1）洞深：窝洞必须有一定深度，使充填体有足够厚度和一定强度。一般洞深要求在釉牙本质界下 0.2~0.5mm，殆面洞洞深应为 1.5~2.0mm。邻面洞洞深 1.0~1.5mm 即可。

2）盒状洞形：是窝洞最基本的抗力形，要求窝洞底平壁直，侧壁平面与洞底垂直，点、线角圆钝。

3）阶梯结构：双面洞的殆面洞底与邻面洞的轴壁应形成阶梯。

4）窝洞外形：窝洞外形线呈圆缓曲线，避开承受咬合力的尖、嵴。

5）薄壁弱尖：是牙齿的脆弱部分，应酌情降低高度，减少殆力负担。

（5）窝洞固位形

1）侧壁固位：是各类窝洞最基本的固位结构。

2）倒凹固位：倒凹是一种机械固位。

3）鸠尾固位：多用于双面洞。鸠尾峡的位置应在轴髓线角的内侧，<u>殆</u>面洞底的<u>殆</u>方，<u>宽度一般在后牙</u>为所在颊舌尖间距的 $1/4 \sim 1/3$，<u>前牙</u>为邻面洞舌方宽度的 $1/3 \sim 1/2$。

4）梯形固位：邻<u>殆</u>洞的邻面应制备成龈方大于<u>殆</u>方的梯形，防止充填体垂直方向的脱位。

2. 充填材料

（1）特点：①有足够的强度和硬度，能负担咀嚼压力，不易折断、磨损和变形。②为不良导体，不传导温度和电流，以免刺激牙髓。③操作方法简便。④色泽与牙近似。

（2）材料的选择

1）复合树脂：复合树脂可用于临床上大部分的牙体缺损修复，包括：① Ⅰ ~ Ⅴ类窝洞的修复。②冠修复中核的构建。③窝沟封闭。④美容性修复，如贴面、牙外形修整、牙间隙封闭。⑤间接修复体的粘固。⑥暂时性修复体。⑦牙周夹板。临床上使用复合树脂直接修复时，必须考虑隔湿和咬合因素。

2）玻璃离子水门汀：又称玻璃离子体（GIC），可用于修复体的粘接固位、衬洞、垫底、暂封和直接充填修复。

3）银汞合金：① Ⅰ 类和 Ⅱ 类洞的充填。②后牙牙髓病、根尖周病经完善牙髓治疗后的牙体组织缺损的修复。③缺损面积大的无髓牙全冠修复前的充填。

应用注意：牙冠有劈裂可能的牙体缺损（如隐裂），不宜做银汞合金充填。汞过敏的患者禁用。

4）垫底与暂封材料：具体如下。①氧化锌丁香油水门汀：可作为深龋洞的第一层垫底材料，可用作根管充填的封闭剂，用作窝洞的暂封。②磷酸锌水门汀：用于无髓牙做暂时充填，用于深龋窝洞的间接垫底，也可用于粘固嵌体、桥、冠等。③聚羧酸锌水门汀：可作为良好的垫底材料。

第三节　非龋性疾病

1. 牙本质过敏　牙本质过敏是指牙齿上暴露的牙本质部分在受到外界刺激（可为生理范围内的刺激），如温度（冷、热）、化学物质（酸、甜）以及机械作用（摩擦或咬硬物）所致酸、软、痛症状，其特点为发作迅速、疼痛尖锐、时间短暂。牙本质过敏是多种牙体疾病共有的症状。

2. 酸蚀症　酸蚀症是牙齿受酸侵蚀，硬组织发生进行性丧失的一种疾病。

3. 牙隐裂　牙隐裂指未经治疗的牙齿表面由于某些因素的长期作用而出现的临床不易发现的细微裂纹。

4. 牙根纵裂　牙根纵裂指在某些致病因素作用下，发生于牙根的、平行于牙长轴的、由根尖向冠方的纵向裂纹。活髓牙的牙根纵裂又称原发性牙根纵裂，临床更多见牙髓治疗后的牙齿。

5. 楔状缺损　牙齿颈部硬组织在某些因素长期作用下逐渐丧失，由于这种缺损常呈楔形，因而称为楔状缺损。

第四节　牙外伤

考点直击

【病历摘要】

男，17 岁。主诉上前牙外伤 3 小时。3 小时前摔倒，面部着地，上唇少量出血，吸气疼痛，当时无头痛、呕吐等其他症状。否认药物过敏史。

检查：上唇肿胀，未见创口，上唇系带撕裂，创口表面见血痂，出血已停止，上颌前部牙龈见 2.0cm 长的撕裂伤，牙槽骨骨面暴露，少量渗血。21 冠折露髓，叩痛（＋）；Ⅰ度松动，牙龈充血。11 牙冠完整，Ⅰ度松动，叩痛（±），牙龈缘渗血，冷测验一过性敏感。12、22 叩痛（－），不松动，牙龈正常，余牙不松动，无张口受限，咬合关系正常。面部未见其他外伤，耳前区、下颌下缘和鼻旁区无压痛，四肢活动自如，未见外伤。

X 线片未见根尖周明显异常。

【病例分析】

1. 诊断　①上唇系带撕裂伤。②上颌前部牙龈撕裂伤。③21 冠折露髓。④11 牙震荡。

2. 诊断依据

（1）外伤病史。

（2）上颌前部牙龈见 2.0cm 长的撕裂伤，牙槽骨骨面暴露，少量渗血。

（3）21 冠折露髓，叩痛（＋）；Ⅰ度松动，牙龈充血。

（4）11 牙冠完整，Ⅰ度松动，叩痛（±），牙龈缘渗血，冷测验一过性敏感。

（5）X 线片未见根尖周明显异常。

3. 鉴别诊断　根折。

4. 治疗原则

（1）局部麻醉下清创，缝合上唇系带和牙龈创口。

（2）21 根管治疗，择期桩核冠修复。

（3）11 咬合调整，定期复查。

1. 牙震荡

（1）诊断

1）患牙轻微酸痛感，对冷刺激可有一过性敏感症状。

2）牙冠完整，通常不伴牙体组织的缺损。

3）不松动或轻微松动，无移位。有轻微松动的患牙又可称为亚脱位。垂直向或水平向叩痛（±）～（＋）。龈缘还可有少量出血，表明有牙周膜损伤。

4）冷测验患牙从略敏感到无反应不一。

5）X 线片表现正常或根尖部牙周膜增宽。

（2）治疗

1）外伤后 1~2 周内，患牙应休息。必要时降低咬合以减轻患牙的咬合力负担。

2）观察牙髓活力，应于外伤后 4 周、6~8 周定期复查，至少达到 1 年。若确定牙髓坏死，须行根管治疗。

2. 牙脱位

（1）诊断：见表 6-4-1。

表 6-4-1　牙脱位诊断

分型	临床特点	X 线表现
脱出性脱位（部分）	患牙伸长，较邻牙长出，有时出现咬合干扰或咬合障碍。患牙松动、叩痛	根尖部牙周膜间隙明显增宽
嵌入性脱位	临床牙冠变短，拾面或切缘低于正常牙	根尖与牙槽窝无明显间隙，根尖部牙周膜间隙消失
侧向性脱位（部分）	患牙向唇（舌）向或近远中方向移位，常伴有牙槽窝侧壁的折断和牙龈裂伤	有时可见一侧根尖部牙周膜间隙增宽
完全脱位	牙齿完全脱出或仅有软组织相连	牙槽窝空虚

（2）治疗：原则为保存患牙。

1）部分脱位牙：①患牙局部麻醉下复位、调拾，固定 4 周。②定期复查术后 3、6、12 个月进行复查，如牙髓坏死，则作根管治疗。

2）嵌入性脱位牙：①若为年轻恒牙者，不必强行复位，继续观察，待其日后自行萌出。②非年轻恒牙，局部麻醉下复位，2 周后再作根管治疗，以免发生牙根吸收。

3）完全脱位牙：争取在半小时内进行再植。①成年牙完全脱位如就诊迅速或复位及时，术后 3~4 周再行根管治疗。如脱位 2 小时后就诊，则在体外完成根管治疗术，并经根面和牙槽窝刮治后，将患牙植入、固定。②年轻恒牙完全脱位如就诊迅速或自行复位及时，不要轻易拔髓，一般疗效良好。

如就诊不及时或拖延复位时间，则只能在体外完成根管治疗术，搔刮根面和牙槽窝后再行植入、固定，但预后欠佳。

3. 牙折

（1）诊断：见表 6-4-2。

表 6-4-2　牙折诊断

分型	部位	临床特点
冠折	未露髓	多见于上中切牙近中切角或切缘水平折断。牙本质折断者可出现牙齿敏感症状，有时可见近髓处透红、敏感
	露髓	折断面上有微小或明显露髓孔，探诊和冷、热刺激时敏感。如未及时处理，露髓处可出现增生的牙髓组织或发生牙髓炎

分型	部位	临床特点
根折	根尖 1/3	无或轻度叩痛，有轻度松动或不松动
	根中 1/3	叩痛明显，叩诊浊音，Ⅱ～Ⅲ度松动
冠根折	累及牙冠和根部	以斜行冠根折多见，均与口腔相通，牙髓往往暴露。患牙断片动度大，触痛明显

（2）治疗

1）冠折：①少量釉质折断无症状者，可将锐缘磨光或复合树脂直接粘接修复，并追踪观察牙髓情况。②折断达牙本质，有轻度敏感者，可行脱敏治疗。6～8周后若无症状，用复合树脂修复。③牙本质折断近髓者，年轻恒牙应间接盖髓，6～8周后用复合树脂直接粘接修复。成人冠折患牙根据缺损范围和修复方案可酌情做复合树脂直接粘接修复或根管治疗术后再行冠部永久性修复。④冠折露髓者，年轻恒牙可行直接盖髓或活髓切断术，待根尖发育完成后再做根管治疗或直接做牙冠修复；成人可做根管治疗后牙冠修复。

2）根折：①根尖 1/3 根折，或者其余部位的根折但未与龈沟相通，可以尝试保留患牙，若根折的折断线与口腔相通，一般应拔除。②根尖 1/3 根折，牙髓状况良好，可调𬌗后观察。牙根其他部位根折，立即复位，及时弹性固定 4 周。若折断部位靠近牙颈部，固定时间可延长至 4 个月。③测定并记录牙髓活力情况，活力尚存的患牙应定期复查至少 1 年，出现牙髓病变须做根管治疗。④如残留断根有一定长度，可摘除断端冠，做根管治疗，然后做龈切除术或冠延长术，或用正畸方法牵引牙根，再以桩冠修复。

3）冠根折：多数牙须拔除，少数情况下，折断线距龈缘近或剩余牙根长，可做根管治疗后行牙冠延长术，或用正畸方法牵引牙根后做桩冠修复。

第五节 牙髓炎

1. 可复性牙髓炎 鉴别诊断见表 6-5-1。

表 6-5-1 可复性牙髓炎鉴别诊断

疾病	自发痛	刺激痛	持续时间	温度测验	治疗诊断
可复性牙髓炎	无	冷刺激引起痛	痛很快消失	一过性敏感	间接盖髓（安抚）有效
不可复性牙髓炎	有/曾有	冷、热刺激引起剧痛	痛持续较久	引起剧痛或迟缓	牙髓治疗有效
深龋	无	刺激仅入洞引起痛	痛立即消失	正常	充填有效

2. 急性牙髓炎 鉴别诊断见表 6-5-2。

表 6-5-2　急性牙髓炎鉴别诊断

疾病	临床特点
急性牙髓炎	自发性、阵发性、放散性痛，温度刺激加剧疼痛，热痛冷缓解、夜间痛、疼痛不能定位，刺激去除后疼痛持续 10 秒以上，可有叩痛
龈乳头炎	自发性、持续性、可定位性胀痛，有时有冷、热刺激痛，一般不会出现激发痛，患者有食物嵌塞史
三叉神经痛	突发性的电击样或针刺样剧痛，一般都有疼痛"扳机点"触发疼痛，每次发作时间短，最多数秒。无明显的冷、热刺激痛及夜间痛病史
颌骨骨髓炎	自发性持续性牙痛，放散至耳颞部，伴有颌骨剧痛或发热、下唇麻木、全身不适

3. 慢性牙髓炎　鉴别诊断见表 6-5-3。

表 6-5-3　慢性牙髓炎鉴别诊断

疾病	临床特点
慢性牙髓炎	对温度刺激引起的疼痛反应会持续较长时间，多有轻度叩痛或叩诊不适
深龋	冷、热刺激进入深龋洞内才出现疼痛反应，刺激去除后疼痛症状立即消失，无自发痛史，无叩痛
可复性牙髓炎	冷、热刺激痛，尤其对冷刺激更敏感，刺激去除，疼痛持续 10 秒内即缓解。没有自发痛
干槽症	近期有拔牙史。检查可见牙槽窝空虚，骨面暴露，出现臭味。拔牙窝邻牙也可有冷、热刺激敏感及叩痛，但无明确的牙髓疾患指征
牙本质过敏	患牙往往对探、触等机械刺激和酸、甜等化学刺激更敏感

第六节　根尖周炎

考点直击

【病历摘要】

女，40 岁。主诉右上前牙反复肿胀 2 年。2 年前右上前肿胀和疼痛，口服消炎药（药名不详）后好转。此后每过 2~3 个月发作一次，仍口服消炎药后好转，每次肿胀后局部都未出现破溃。近 1 个月右上前牙肿胀和疼痛，咀嚼食物不适，但对冷、热刺激无反应；同时发现右侧面部稍肿胀，经口服替硝唑，1 周后疼痛缓解，局部仍肿胀，未发现破溃。10 年前上前牙因有洞曾经补过牙。否认全身系统性疾病及传染病史和药物过敏史。

检查：11 远中邻面及 12 近中邻面有树脂充填物，洞边缘色黑质软，探诊（－），冷、热测验（－），牙髓活力电测试无反应，叩诊（－），无松动。牙龈颜色正常，无窦道口，移行沟变浅，触诊有乒乓球感，无叩痛。44、46 缺失，牙槽黏膜正常。45 残根，有白色暂充物，牙龈无异常，叩诊（－），不松动。

X 线片示 11、12 根管内未见根充物，根尖部可见约 2.1cm×1.5cm 椭圆形透射区，边界清楚，有阻射白线。45 残根，根管充填良好，根尖未见明显异常。

处理：11、12 开髓后根管内均有浅黄色液体溢出。

【病例分析】

1. 主诉疾病的诊断　11、12 根尖周囊肿，11、12 继发龋。

2. 非主诉疾病的诊断　45 牙体缺损（根管治疗后），牙列缺损（44、46 缺失）。

3. 主诉疾病的诊断依据

（1）有 10 年前补牙和近 1 年反复肿胀未发生破溃病史。

（2）11、12 有树脂充填物，且有继发龋，死髓，无叩痛和松动。

（3）11、12 根尖移行沟变浅，牙龈颜色正常，无窦道口，触之有乒乓球感，无触痛。

（4）11、12 根尖部可见约 2.1cm×1.5cm 椭圆形透射区，边界清楚，有阻射白线。

（5）11、12 开髓后根管内有囊液溢出。

4. 非主诉疾病的诊断依据　44、46 缺失，牙槽黏膜正常。45 残根，有白色暂充物，牙龈无异常，叩诊（－），不松动。根管充填物良好，根尖未见明显异常。

5. 鉴别诊断　①慢性根尖周脓肿。②根尖周肉芽肿。

6. 主诉疾病治疗原则　①11、12 根管治疗术。②酌情行囊肿摘除术。③11、12 去除充填材料及继发龋重新充填。

7. 全口其他疾病的治疗原则　①45 桩冠或覆盖义齿。②44、46 义齿修复：种植牙或活动义齿。

1. 急性根尖周炎的诊断

（1）主要依据患牙所表现出来的临床症状及体征，由疼痛及红肿的程度来分辨患牙所处的炎症阶段。

1）急性根尖周炎各阶段共同的诊断要点：①患牙咬合痛，能定位。②患牙深及牙髓的牙体疾病、既往牙体或牙髓治疗史、深牙周袋等。③牙髓诊断性试验无反应，不同程度的叩痛，牙龈红肿。④X 线片表现为根尖周组织影像并无明显异常，若有根尖周透射影，此时应诊断为"慢性根尖周炎急性发作"。

2）急性根尖周炎四阶段的特征性诊断依据：见表 6-6-1。

表 6-6-1　急性根尖周炎四阶段的特征性诊断依据

症状和体征	浆液期	根尖周脓肿期	骨膜下脓肿期	黏膜下脓肿期
疼痛	咬合痛	持续跳痛	胀跳痛极剧烈	减轻
叩痛	（＋）～（＋＋）	（＋＋）～（＋＋＋）	（＋＋＋）最剧烈	（＋）～（＋＋）
触诊	不适	疼痛	极痛，深波动感	浅波动感
根尖部牙龈	无变化/潮红	红肿，局限	红肿明显，广泛	肿胀明显
全身症状	无	无/轻	乏力，发热	减轻/无

2. 急性根尖周炎的治疗原则

（1）开髓：清除根管内容物，疏通根管，引流根尖炎症渗出物。

（2）评估患牙的可保留性

1）若患牙可保留，开通根管并初步清创后，最好不要外敞于口腔中。根据急性根尖周炎的临床发展阶段进行相应的处置。①浆液期：患牙可于根管预备后封抑菌、抗炎消毒药。②根尖周脓肿期：患牙可短暂开放引流1天，也可在髓腔封药的同时进行根尖部环钻术引流。③骨膜下脓肿期和黏膜下脓肿期：患牙在髓腔封药的同时须做脓肿切开引流。待急性症状缓解后，予以根管治疗。

2）若患牙不能保留，则开放髓腔，待急性症状缓解后予以拔除。

3）适当调𬌗，全身应用抗生素和非甾体类消炎镇痛药，必要时给予全身支持疗法。

3. 慢性根尖周炎的诊断

（1）一般无明显的自觉症状，有的患牙咀嚼时有不适感。患牙有牙髓病史、反复肿痛或牙髓治疗史。

（2）患牙可查及深龋洞或充填体，以及其他牙体硬组织疾患。

（3）牙冠变色，探诊及牙髓活力测验无反应。

（4）有窦型慢性根尖周炎者，可查及位于患牙根尖部的唇、颊侧或腭侧牙龈表面的窦管开口。

（5）根尖周囊肿可由豌豆大到鸡蛋大。较大的囊肿，可在患牙根尖部的牙龈处呈半球形隆起，有乒乓感，富有弹性，并可造成邻近牙移位或使邻近牙根吸收。

（6）X线检查显示的影像为确诊依据，不同类型慢性根尖周炎的X线表现见表6-6-2。

表6-6-2　不同类型慢性根尖周炎的X线表现

类型	X线表现
根尖周肉芽肿	根尖部有圆形的透射影像，范围较小，直径一般不超过1cm，边界清晰，周围骨质正常或稍显致密
慢性根尖周脓肿	根尖区透射影边界不清楚，形状也不规则，周围骨质较疏松而呈云雾状，慢性根尖周脓肿的可能性大
根尖囊肿	大的根尖周囊肿可见较大的圆形透影区，边界很清楚，并有一圈由致密骨组成的阻射白线围绕
根尖周致密性骨炎	根尖部骨质呈局限性的致密阻射影像，无透射区，多在下颌后牙发现。

4. 慢性根尖周炎的治疗原则　①根管治疗。②有窦型慢性根尖周炎患牙在根管预备后，可行根管封药，待窦道口闭合后再行根管充填。③较大的根尖病变，尤其是根尖周囊肿患牙，在根管治疗的基础上有时还须做根尖手术。④根管治疗后，择期进行牙冠的修复，可根据剩余牙体组织的量选择复合树脂直接粘接修复，嵌体修复，或者全冠、桩核冠修复。⑤无法完成根管治疗、根尖周病变顽固不愈或牙体组织破坏严重不足以修复的患牙可考虑予以拔除。

第七节　髓腔解剖、根管治疗、根管预备、根管充填

1. 髓腔解剖

（1）不同类型髓腔解剖形态的特点

1）前牙髓腔解剖形态的特点：见表6-7-1。

表6-7-1　前牙髓腔解剖形态的特点

角度	上颌前牙	下颌前牙
唇舌剖面观	①呈梭形，平颈缘处髓腔唇舌径最大，自颈缘向切嵴方向缩小成尖形接近牙冠中1/3处，向根尖方向亦缩小。②尖牙髓腔向切端方向很窄很尖，根管的唇舌径较大直到根尖1/3才变窄，到根尖孔处显著缩小，但仍大于切牙	①唇舌径在颈缘附近最大，靠切端很尖细，根管的唇舌径宽，牙根中1/3开始变细，向根尖逐渐缩小，大多为单根管。②与上尖牙相似，但比上颌尖牙窄小，髓腔唇舌径较大，最大的一段位于冠颈和根颈1/3或1/2
近远中剖面观	①呈三角形，髓室顶即三角形底最宽处，接近牙冠中1/3处。②尖牙近切端及根尖的髓腔都很细小，其唇舌径＞近远中径	①呈窄长三角形，近切嵴部分的髓室仍最宽，髓室自切嵴向根尖逐渐缩窄。髓室底接近冠中1/3。②尖牙髓腔较窄，两端成尖形，髓角钝、接近冠中1/3，髓室和根管一般较上颌尖牙的窄小
横剖面观	①切牙根颈横剖面的髓腔呈圆三角形，唇侧比舌侧宽，与牙根外形基本一致，位居剖面的中央略偏唇侧。②尖牙髓腔为圆三角形，位于牙根的中央，唇舌径＞近远中径。③根中部横剖面见根管均较小较圆	①颈部横剖面髓室的唇舌径＞近远中径，根中横剖面呈椭圆形或圆形，根管的唇舌径及近远中径均缩小，有时可见唇、舌向两根管。②尖牙根管与上颌尖牙的相似，但较其窄小

2）前磨牙髓腔解剖形态的特点：具体如下。

上颌前磨牙的髓腔形态：髓室似立方形，颊舌径＞近远中径。髓室位于牙冠颈部及根干内。髓室顶中部凸向髓腔，最凸处约与颈缘平齐。髓室顶上有颊舌两个髓角。a. 颊舌剖面观：有2个髓角分别突向颊尖和舌尖，颊侧髓角较舌侧髓角高而尖，接近牙冠中1/3。舌侧髓角较低，接近冠颈1/3。根管向根尖方向逐渐缩小。上颌第一前磨牙偶尔还有3个根、3个根管、3个根尖孔者，其分布为颊侧2个、舌侧1个。b. 近远中剖面观：与尖牙略相似，髓室与根管都很窄小。c. 横剖面观：上颌第一前磨牙颈部横剖面显示髓室的颊舌径明显＞近远中径，髓室的颊舌向中份缩窄呈肾形，在根中部单根管呈椭圆形，若为2个根管则均为圆形，但舌侧根管较颊侧大。上颌第二前磨牙颈部和根中横剖面髓腔多呈"椭圆形"，仍为颊舌径＞近远中径。

下颌前磨牙的髓腔形态：见图6-7-1。

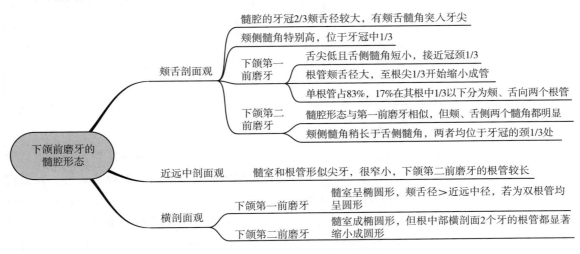

图6-7-1　下颌前磨牙的髓腔形态

3）磨牙髓腔解剖形态的特点：具体如下。

上颌磨牙的髓腔形态：髓室呈<u>立方形</u>，根管数目多而细略有弯曲，髓室和根管分界明显，能从髓室底观察到 2~3 个或更多的根管口。a. 颊舌剖面观（图 6-7-2）。b. 近远中剖面观：髓室近远中径 < 颊舌径，近中颊髓角 > 远中颊髓角。近中颊侧根管窄而弯曲。c. 横剖面观：颈部横剖面可见 3 个或 4 个根管口。其中舌侧根管口<u>大而圆</u>；远颊根管口较圆，并位于近颊根管的远舌侧；近颊根管口较扁，有时可见<u>颊舌向两根管口</u>。根中横剖面仍为近颊根管扁，远颊根管小而圆，<u>舌侧根管较大亦为圆形</u>。

下颌磨牙的髓腔形态特点：见表 6-7-2。

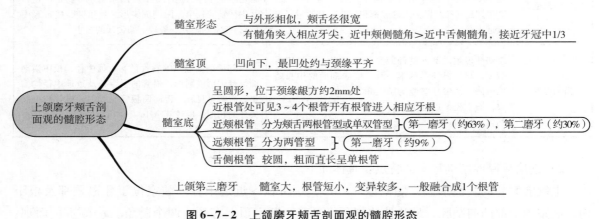

图 6-7-2　上颌磨牙颊舌剖面观的髓腔形态

表 6-7-2　下颌磨牙的髓腔形态特点

角度	特点
颊舌剖面观	髓室在近中的颊舌剖面较远中的颊舌面为宽，舌侧髓角高于颊侧髓角。①下颌第一磨牙的近中牙根约 87% 分成颊舌向双根管或单双根管，近中根管为单根管者较少；远中根约 40% 分为颊舌双根管或单双根管。②下颌第二磨牙髓腔形态与第一磨牙相似，但略小些，双根管或单双根管在近中根共占 64%，在远中根管共占 18%
近远中剖面观	①下颌第一磨牙髓室顶最凹处约与颈缘平齐，髓室顶和髓室底之间相距约 1mm。近中根管较窄小其根尖向远中微倾斜，远中根管较大较直。②第二磨牙髓腔近似第一磨牙，但小些
横剖面观	颈部横剖面显示髓室近远中径大于颊舌径，近中颊舌径大于远中颊舌径。①第一磨牙通常有 3~4 个根管。近中根常有 2 个根管，根管很细小，远中根的根管比近中根管大，有时亦有 2 个分开的根管。②第二磨牙根管的颊径很宽，有的近中根只有 1 个较扁的根管，也有一些第二磨牙近远中根管在颊侧融合，横断面呈 1 个 "C" 形单根管

（2）不同类型髓腔解剖形态的临床应用

1）前牙：①上颌前牙髓腔的唇舌径在牙颈部<u>最大且壁较薄</u>，开髓时应从<u>舌面窝中央</u>，向牙颈方向钻入。②上颌前牙根管的特点是<u>粗大而直</u>的单根管，做根管治疗时操作方便，效果较好。③上颌切牙在活髓牙预备针型嵌体的针道时，应注意避开髓角。④下颌前牙的双根管多分布在唇舌向，在正面的 X 线片上，因双根管唇舌像<u>重叠</u>，改变投射的<u>角度</u>才能显示。在做根管治疗时，须检查根管口的数目。⑤下颌切牙因根管较小，根管侧壁薄厚约 1mm，根管治疗时应<u>防止侧穿根管壁</u>。

2）前磨牙：①上颌前磨牙近远中径在殆面宽而近颈部窄，开髓时应注意窝洞的形态和位置，防止从近中面或远中面穿孔。②上颌前磨牙颊侧髓角较高，补牙备洞时应避免穿通颊侧髓角。③上颌前磨牙因髓室底较深，开髓时勿将暴露的髓角误认为是根管口。④下颌第一前磨牙因牙冠向舌侧斜度大，故颊尖位于牙冠中份，髓角又高，牙体预备时应避免穿髓；做根管治疗时，器械应顺着牙体长轴的方向进入，以免穿通根管侧壁。

3）磨牙：①下颌第一、第二磨牙因髓室顶与髓室相距较近，开髓时应防止穿通髓室底。②高度：舌侧髓角＞颊侧髓角，近中髓角＞远中髓角，牙体预备时应注意髓角的位置。③下颌第一磨牙远中舌侧根管细小弯曲，治疗时应注意。④下颌第二磨牙有时近、远中根在颊侧融合，根管亦在颊侧连通，根管横断面呈"C"形，开髓时勿将根管在颊侧的连通误认为是被穿通的髓室底。

2. 根管治疗

（1）定义：根管治疗术（RCT）是目前治疗牙髓病和根尖周病的最有效、最常用的方法。它采用专用的器械和方法对根管进行清理、成形（根管预备），有效的药物对根管进行消毒灭菌（根管消毒），最后严密填塞根管（根管充填），并行冠方修复，以控制感染、修复缺损，促进根尖周病变的愈合或防止根尖周病变发生。

（2）原理：通过机械清创和化学消毒的方法预备根管，将牙髓腔内的病源刺激物（包括已发生不可复性损害的牙髓组织、细菌及其产物、感染牙本质全层等）全部清除，经过对根管的清理、成形，必要的药物消毒及严密充填，达到消除感染源，堵塞、封闭根管空腔，消灭细菌的生存空间，防止再感染的目的。

（3）操作步骤

1）彻底清除根管内的感染。①根管系统解剖的复杂性给根管清创和封闭带来挑战：根管数目、形态的多样性。②尽可能彻底清创：机械预备、化学预备及根管消毒。

2）严密充填根管并修复缺损，防止微渗漏发生。

3）坚持保存原则。

3. 根管预备

（1）手动器械根管预备方法

1）锉式：用可达到工作长度的细根管锉插入根管至工作长度，然后将器械贴根管壁拉出，在拉出的过程中切割牙本质壁。沿各方向根管壁重复上述动作多次，直至根管已被扩大到某一号的根管锉已能无阻力地达到工作长度的程度再换大一号的器械，并按此方法将根管逐号预备。

2）钻式：是通过旋转根管锉，使旋转的器械切割根管壁并钻入根管深部。器械顺时针旋转时，根管内的碎屑沿器械的螺纹向根管口方向移动。重复上述动作至器械达到工作长度。换用大一号器械，以此类推，逐号完成根管预备。

（2）机用器械根管预备方法

1）G型扩孔钻（简称 GG bur 或 GGB）：主要用于根管口的敞开及根管直线部分的预备。使用扩孔钻时，应小心将钻尖端插入根管口内，沿根管口之外缘和侧壁小心提拉，进入的深度只限于根管的直部，而不能进入弯曲部。忌用暴力，否则易发生器械折断，或形成台阶和侧穿，尤其是磨牙近中根的根分歧处。

2）镍钛机用根管预备：①手用锉先行通畅根管，确定初始工作宽度。勿试图用旋转镍钛锉钻通阻塞根管。将根管用手用不锈钢锉或小锥度镍钛锉初预备至15#，再使用镍钛锉系统预备较为安全可行。②限定扭矩，恒定低速旋转。③锉针开敞根管上段后，按照产品建议的器械使用顺序或号数逐渐向根管深方伸入直至全工作长度，操作中勿向根尖方向施压，不要跳号，保持外拉手力。④每支器械以旋转状态在一根管中上下提拉3~4次即可，勿在同一根管深度停留时间过长或反复操作，防止锉针于弯曲根管发生疲劳折断。⑤锉针在根管内遇阻力停转时，勿慌张，勿硬拔，按反转扭取出器械。⑥换大号锉进入根管遇到困难时，重用预弯的小号手用锉探查、回锉、疏通根管。⑦锉针须在润滑剂［如胺四乙酸（EDTA）凝胶］伴随下操作，每次换锉须大剂量充分冲洗。⑧完成预备后，可用末锉同号的 ISO 手用锉检查根尖止点是否形成并测量其宽度，以找到能达到工作长度的最大号锉作为主锉，来确定终末工作宽度。

（3）临床选择

1）由于钻式易导致器械折断，临床使用手用器械多采用钻式与锉式相结合的手法。

2）机动旋转镍钛器械并不适合用于过度弯曲、双重弯曲、根管融合、根管分叉的根管。

4. 根管充填

（1）侧方加压充填法：步骤及方法见表6-7-3。

表6-7-3　侧方加压充填法的步骤及方法

步骤	说明
选择主牙胶尖	根据根管工作长度和主尖锉的大小选择合适的主牙胶尖
选择侧压器	应选择与主尖锉匹配的侧方加压器，要求所选侧方加压器应较宽松地到达根管工作长度，并与根管壁留有一定空间
根管准备	用 2.50% ~5.25% NaClO 与 17% EDTA 交替冲洗根管，充填前用吸潮纸尖彻底干燥根管
导入根管封闭剂	用锉、螺旋充填器、主牙胶尖或纸尖将根管封闭剂导入根管内。糊剂一次不宜带入过多，以免在根管内形成气泡，也不利于根管的致密充填
放置主牙胶尖	将已选好的主牙胶尖蘸少许根管封闭剂缓慢插入根管至标记长度
加压主牙胶尖	牙胶尖就位后，将选好的侧方加压器沿主牙胶尖与根管壁间的空隙缓缓插入根管内直至距工作长度1mm
放置副尖	先在副尖的尖端涂少量根管封闭剂，再插入根管至先前侧方加压器的深度。再次用侧方加压器压紧并补充副尖，如此反复操作至根管紧密填塞
完成根管充填和髓室充填	当侧方加压器只能插入根管口下2~3mm时，用烧热的挖匙或其他携热器械从根管口处切断牙胶尖同时软化冠部的牙胶，用垂直加压器加压冠方牙胶，至此根管充填完毕。用酒精棉球将残留在髓室内的封闭剂和牙胶清除，拍术后 X 线片，暂封或永久充填

（2）垂直加压充填法：步骤及方法见表6-7-4。

表6-7-4　垂直加压充填法的步骤及方法

步骤	方法
选择主牙胶尖	根据根管的形态和长度选择锥度较大的非标准牙胶尖为主牙胶尖
根管准备	在根管充填前需对根管进行最后消毒干燥。常用消毒剂为 2.5% ~5.0% NaClO 溶液。用吸潮纸尖干燥根管

步骤	方法
选择加压器	使用垂直加压器，在一个特定根管的根充中可选择 2~3 种直径的加压器，一个与根尖部 2~3mm 处相适合，另两个分别与根尖 1/3 和根中 1/3 相适合
涂根管封闭剂	用螺旋充填器、主牙胶尖或超声器械将根管封闭剂送入根管内。垂直加压热牙胶时可在根管壁上留下一薄层根管封闭剂，多余的根管糊剂主要向冠方移动
放置主牙胶尖	将消毒后的主牙胶尖尖端 6~7mm 均匀蘸一薄层封闭剂，缓慢提拉插入根管内至工作长度，以防根尖区堆积过多封闭剂
垂直加压充填	首先充填主根管的根尖 1/3 段，然后充填主根管的冠 2/3 段
根管充填后髓腔的处理	清除残留在髓室内的牙胶并用酒精棉球擦净封闭剂，拍术后 X 线片，暂封或永久充填

（3）愈合评价：见表 6-7-5。可以在治疗后 3 个月、6 个月、1 年和 2 年进行动态观察，评定疗效，我国中华口腔医学会牙体牙髓病学专业委员会建议初步疗效判断可以在治疗后 2 年。世界卫生组织（WHO）规定的观察期为术后 2 年。

表 6-7-5　愈合评价

愈合评价	表现			
	自觉症状	临床检查	功能	X 线片表现
痊愈	无	无异常	良好	根尖周组织影像无异常
有效	无	无异常	良好	原根尖周透射区明显减小
无效	有	异常	不好	根尖周透射区不变或增大，或术前无根尖病变，术后出现根尖透射区

第七章　牙体牙髓病学通科技能

第一节　临床常规检查

1. 病史采集　病史采集（图7-1-1）是通过医师的问诊了解患者就诊的原因及要求，获得患者的主诉、现病史、既往史（系统病史、口腔专科病史）、家族史等资料。

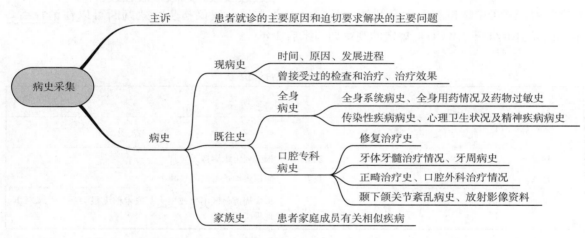

图7-1-1　病史采集

2. 常规检查

（1）一般检查

1）问诊：是了解疾病的发生、发展和诊疗情况的过程，不要用暗示性和诱导性的语言。问诊内容包括主诉、现病史、既往史、家族史。

2）视诊：观察患者的全身健康状况、口腔颌面部和软组织情况、牙齿和牙列情况等。

3）探诊：检查牙体组织的缺失，有无牙周袋和瘘管等病变的部位、范围和感觉

4）叩诊：具体如下。①选择对照：先从健康牙开始，逐渐过渡到可疑牙，健康的对侧同名牙或邻牙做阴性对照。②叩击方向：垂直叩诊检查根尖部有无炎症，水平叩诊主要牙齿周围组织有无炎症。③力度适中：先轻后重，以叩诊正常牙不引起疼痛的力量为适宜力量，对于急性根尖周炎的患牙叩诊力度更要小，以免增加患者的痛苦。④叩诊结果：见表7-1-1。

表7-1-1　叩诊结果

结果	意义	
	叩诊力度	患牙反应
叩痛（-）	适宜力量	同正常牙
叩痛（±）	适宜力量	感觉不适或异样感
叩痛（+）	重叩	轻痛
叩痛（++）		叩痛反应介于叩痛（+）和叩痛（+++）之间者
叩痛（+++）	轻叩	剧烈疼痛

5）触（扪）诊：用手指或器械在病变部位进行触摸或按压，凭检查者和被检查者的感觉对病变的硬度、范围、形状、活动度等进行判断的方法。①颌面部：医师用手指触压颌面部病变范围、硬度，有无触痛、波动感、压痛和动度等。②淋巴结：检查时可让患者放松，检查者一手固定患者头部，另一手触诊相关部位的淋巴结。③牙周组织：检查者的手指尖放在牙颈和牙龈交界处，令患者作咬合动作，手感振动较大时提示存在创伤殆。④根尖周组织：用手指尖或镊子夹一棉球轻压根尖部，根据是否有压痛、波动感或脓性分泌物溢出等来判定根尖周围组织的炎症情况。

6）咬诊：①通过空咬或咬棉签、棉球等实物时出现疼痛的情况判断有无根尖周病、牙周病、牙隐裂和牙齿感觉过敏等。②将咬合纸或蜡片置于拟查牙齿的殆面，嘱其做各种咬合动作，根据留在牙面上的色迹的深浅或蜡片上牙龈的厚薄，确定早接触点。

7）松动度检查：根据牙松动方向确定松动度见表7-1-2。

表7-1-2　牙松动度及其意义

松动度	意义
Ⅰ度松动	仅唇舌向或颊舌向松动，或者松动幅度 <1mm
Ⅱ度松动	除唇舌向或颊舌向松动外，近远中向也松动；或者松动幅度为 1~2mm
Ⅲ度松动	唇舌向或颊舌向、近远中向和垂直向均有松动；或者松动幅度 >2mm

（2）特殊检查

1）牙髓活力测验：见表7-1-3。

表7-1-3　牙髓活力测验方法

方法	临床操作及注意事项	临床结果描述
冷测验	①交代医嘱。②隔湿。③刺激源放置在牙齿唇（颊）中1/3处。④先测对照牙（首选对侧正常的同名牙），再测可疑患牙。⑤避免在有病损的部位以及金属或非金属修复体上作温度测验	正常、敏感（一过性或持续性）、迟钝、无反应
热测验	①②③④同冷测验。⑤牙面应保持湿润，以防止牙胶粘于牙面。⑥牙胶棒不可过度加热，以免熔化烫伤患者	正常、敏感、迟钝、无反应
电测验	①交代医嘱。②隔湿，吹干牙面。③工作端放在牙齿唇（颊）中1/3处，当患者示意有感觉时，将工作端撤离牙面并记录读数。④先测对照牙，再测患牙，每牙测2~3次，结果取平均数。⑤装有心脏起搏器的患者禁做	正常、无反应

2）牙周探诊检查：牙周探针的尖端为钝头，顶端直径为 0.5mm，探针上有刻度。Nabers 探针专用于根分叉探诊。①用改良握笔式握持探针。②以口内相邻牙的粭面或近切缘处的唇面作支点，也可采用口外支点。③探诊力量要轻，为 20～25g。④探入时探针应与牙体长轴平行，探针应紧贴牙面，避免进入软组织，避开牙石而到达袋底，直到在龈沟底感到轻微的阻力。⑤以提插方式移动探针，探查每个牙的各个牙面的龈沟或牙周袋情况，以了解牙周袋的位置、范围、深度及形状。⑥探查牙齿邻面牙周袋时，探针要紧贴牙邻面接触点探入，并将探针向龈谷方向稍倾斜，以探测到邻面牙周袋的最深处。⑦探诊应按一定顺序进行。

3）咬合检查：具体如下。①磨牙咬合关系：a. 中性关系，上颌第一磨牙的近中颊尖咬合在下颌第一磨牙的颊沟处。b. 远中关系，上颌第一磨牙近中颊尖与下颌第一磨牙近中颊尖相对，甚至位于下颌第二前磨牙与第一磨牙之间。c. 近中关系，上颌第一磨牙的近中颊尖与下颌第一磨牙远中颊尖相对，甚至位于下颌第一、第二磨牙之间。②前牙咬合关系：见表 7-1-4。

表 7-1-4　前牙咬合关系

咬合关系	程度	临床表现
覆粭	正常覆粭	上前牙切端覆盖至下前牙唇面切 1/3 以内者
	I 度深覆粭	上前牙切端覆盖至下前牙唇面中 1/3 以内者
	II 度深覆粭	上前牙切端覆盖至下前牙唇面颈 1/3 以内者
	III 度深覆粭	上前牙切端覆盖至下前牙唇面颈 1/3 以上，下前牙切端咬在上前牙腭侧牙龈组织上者
	开粭	牙尖交错粭时上、下前牙切端垂直向无覆盖关系，存在一定垂直间隙者
覆盖	正常覆盖	上前牙切端至下前牙唇面的水平距离在 3mm 以内者
	I 度深覆盖	上前牙切端至下前牙唇面的水平距离为 3～5mm 者
	II 度深覆盖	水平距离为 5～7mm 者
	III 度深覆盖	水平距离大于 7mm 者
	对刃粭	除正常覆盖和深覆盖外，上、下颌前牙切端相对者
	反粭	下前牙切端盖过上前牙切端者

4）颞下颌关节检查：颞下颌关节检查主要通过视诊、触诊、听诊等方法进行检查（图 7-1-2）。

3. 病历书写

（1）主诉：主诉是促使患者就诊主要症状或体征及持续时间，包括部位、症状、发作时间三大要素。

（2）现病史：现病史是主诉病症的发生、演变、发展、诊疗等方面情况，一般按时间顺序书写。

（3）既往史、家族史：记录主诉疾病过去的健康和疾病情况、治疗史，包括既往一般健康状况、疾病史、手术治疗史、药物过敏史等。

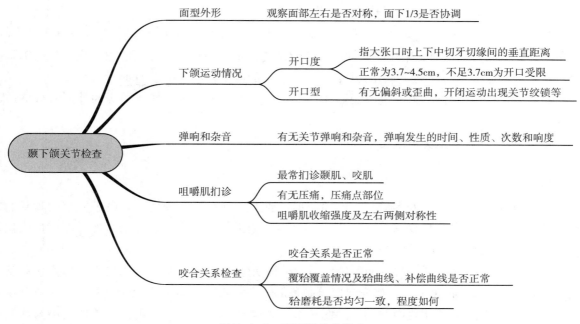

图 7-1-2　颞下颌关节检查

（4）检查检查书写要求

1）检查顺序记录：视、探、叩、扪（触）、嗅、咬诊；先口腔外部，后口腔内部。

2）先主诉部位、相关部位、再其他部位顺序检查记录。

3）系统记录：颌面部、牙体、牙周、黏膜、牙列、咬合关系。

（5）诊断：初步诊断多项时应主次分明，诊断不明确时可记录为"印象"或"××××待查"，三次就诊不能明确诊断应请会诊。

（6）治疗计划：治疗计划应简明合理，主诉疾病首先治疗，非主诉疾病依病情轻重设计治疗步骤，非本专业疾病提出治疗建议。

（7）治疗处理：处理须在患者了解治疗计划后知情同意下进行并注明。

（8）医嘱：医嘱是医师在医疗活动中下达的医学指令，包括治疗后注意事项、复诊时间等。

（9）签名：病历签名必须全名，字迹清晰；实习及进修医师签名须有指导医师同时签名。

第二节　银汞合金充填术

1. 窝洞预备

（1）窝洞抗力形

1）洞深：①窝洞必须达到一定深度，充填体才能获得一定的厚度，从而具有强度。②洞底必须建立在牙本质上，才能保证一定的深度。③后牙洞深以到达釉质牙本质界下 0.2 ~ 0.5mm 为宜。前牙受力小，牙体薄，可到达釉质牙本质界的牙本质面。

2）盒状洞形：是窝洞最基本的抗力形，要求窝洞底平，侧壁平面与洞底垂直，点、线角圆钝。

3）阶梯结构：①龈壁与髓壁平行。②轴壁与近、远中侧壁平行，各壁交接呈直角，点、线角圆钝。③洞底轴壁与髓壁相交的轴髓线角应圆钝，不应锋锐。④邻面的龈壁应与牙长轴垂直，位于接触点根方的健康牙体组织上，并要有一定的深度，不得小于1mm。

4）窝洞外形：窝洞外形线呈圆缓曲线，避开承受咬合力的尖、嵴。圆缓的外形有分散应力的作用。

5）去除无基釉和避免形成无基釉。

6）薄壁弱尖的处理：薄壁弱尖是牙齿的脆弱部分，应酌情降低高度，减少殆力负担。

（2）窝洞固位形

1）侧壁固位：是各类洞形最基本的固位形。要求窝洞有足够深度，呈底平壁直的盒状洞形。侧壁相互平行，与洞底垂直，并具有一定深度，借助于洞壁和充填体的摩擦力而产生固位作用，防止充填体沿洞底向侧方移位。

2）倒凹固位：倒凹是一种机械固位。洞底在釉质牙本质界下0.5mm以内者，可直接制备倒凹，洞底超过规定深度后，最好先垫底再制备倒凹。一般以0.2mm深为宜。

3）鸠尾固位：是用于复面洞的一种固位形。鸠尾制备须遵循的原则：①鸠尾大小与邻面缺损大小相适应。②鸠尾要有一定深度，特别在峡部，以获得足够抗力。③制备鸠尾应顺殆面的窝沟进行扩展，避开牙尖、嵴和髓角。④鸠尾峡的宽度一般在后牙为所在颊舌尖间距的1/4～1/3。⑤鸠尾峡的位置应在轴髓线角的内侧。

4）梯形固位：梯形的侧壁应扩大到接触区外的自洁区，并向中线倾斜。梯形的深度，居釉质牙本质界下0.2～0.5mm，龋损过深应于轴壁垫基底。

2. 窝洞垫底 其方法、适应证、材料及临床操作见表7-2-1。

表7-2-1 窝洞垫底的方法、适应证、材料及临床操作

方法	适应证	材料	临床操作
单层垫底	中等深度的窝洞、洞底距牙髓的牙本质厚度>1mm	磷酸锌水门汀和聚羧酸锌水门汀	①隔湿与干燥窝洞后，取适量水门汀置于窝洞内，于洞底铺展至各点、线角部位，并压平。垫底厚度随洞深而异，以保证银汞合金有不少于2mm厚度为宜。②复面洞可先制作殆面部分然后推向邻面或颊舌面。轴壁基底厚度在0.5mm左右，不可过厚。颈、龈壁上无须垫磷酸锌水门汀
双层垫底	洞深接近牙髓	氧化锌丁香油水门汀是理想的第一层垫底材料，磷酸锌水门汀做第二层垫底	①取适量调和好的氧化锌丁香油水门汀置于充填器工作端，直接送至洞底，随即取出充填器，擦干净后稍蘸干粉，平铺、布满洞底各个部位，尤其是点线角处，轻轻压平。基底≤1mm。凝固后再行吹干或拭干。②在其上再垫一层磷酸锌水门汀，形成平而硬的洞底。若在轴壁上垫底，以氧化锌丁香油水门汀仅做一层垫底即可

3. 银汞合金充填

（1）适应证：①Ⅰ类洞和Ⅱ类洞的充填。②后牙牙髓病、根尖周病经完善牙髓治疗后的牙体组织缺损的修复。③缺损面积大的无髓牙全冠修复前的充填。

（2）调制：将汞与合金粉按适当的比例混合、研磨成均质的团块。传统银合金粉与汞的重

量比略 >1，球形银合金粉与汞的重量比略 <1。调拌时间不能≤40 秒。

（3）充填：以调拌后的银汞合金少量分次送入窝洞内，层层加压。充填完成时间应为 2 ~ 3 分钟。注意防止形成悬突。注意鸠尾峡部应填压紧密。

（4）刻形：充填完成后 3~5 分钟，即雕刻形态。刻形完成后即可进行磨光。目的在于做个光滑的表面，并在一定程度上修好修复体的边缘，减少表面腐蚀。充填完成后嘱患者 24 小时内，不用该牙咀嚼。

（5）打磨抛光：充填 24 小时后充填体完全硬固才能打磨抛光。

第三节　树脂粘接修复术

1. 洞形预备

（1）洞外形依龋坏大小而定，只需去除龋坏组织，尽量保留更多的健康牙体组织。

（2）洞缘牙釉质壁可制备成 45°的短斜面，以增加牙釉质酸蚀面积。

（3）前牙切角缺损、牙体的严重缺损，应将牙体缺损区边缘外 3 ~ 5mm 的正常牙釉质磨除部分，深度为 0.5mm，以便扩大酸蚀粘接面积，增加充填体与牙齿的固位，但应尽可能不损伤邻面接触点区。

2. 酸蚀粘接

（1）酸蚀 - 冲洗粘接技术

1）酸蚀：使用凝胶状酸蚀剂，可使用小毛刷蘸涂，也可使用小注射器直接注射到酸蚀部位。①一次酸蚀法：适用于只涉及牙釉质或牙釉质面积较大的修复，如前牙Ⅳ类洞、贴面修复等。使用时在修复面涂一层酸蚀剂，酸蚀 30 秒，用水冲洗，干燥牙釉质面。②二次酸蚀法：适用于同时涉及牙釉质和牙本质的窝洞，方法是首先酸蚀牙釉质洞缘 15 秒，再酸蚀牙本质 15 秒，然后用水冲洗干净。将棉球置于窝洞内吸去水分，或者用气枪轻柔吹窝洞。

2）预处理：用小毛刷蘸上预处理剂，涂布于窝洞。气枪轻吹以让溶剂挥发。

3）粘接：用小毛刷蘸上粘接树脂，涂布于窝洞。气枪轻吹以让溶剂挥发，使粘接剂形成很薄一层粘接层，光照固化 10 秒。

（2）自酸蚀粘接技术：与酸蚀 - 冲洗技术比较，自酸蚀粘接技术酸蚀与预处理作用同时进行，免去冲洗步骤。故临床操作较简单和方便。

1）一步法自酸蚀粘接技术：用小毛刷蘸自酸蚀粘接剂，直接在窝洞内涂布，作用 20 秒；气枪轻吹，让溶剂挥发，光照固化 10 秒。

2）二步法自酸蚀粘接技术：首先在窝洞内涂布自酸蚀预处理剂，作用 20 秒，气枪轻吹，用另一支小毛刷涂粘接树脂，轻吹让溶剂挥发，光照固化 10 秒。

3. 树脂充填

（1）适应证：①Ⅰ ~ Ⅴ类洞的修复。②冠修复中核的构建。③窝沟封闭。④美容性修复，如贴面、牙外形修整、牙间隙封闭。⑤间接修复体的粘固。⑥暂时性修复体。⑦牙周夹板。

（2）禁忌证：①不能有效隔离治疗区者。②咬合部位于修复体边缘时。③磨牙症患者。④牙体缺损延伸到根面时。

（3）复合树脂色度选择

1）色彩：色彩包括色相、明度和彩度三个要素。

2）比色方法：可以采用视觉直观比色法（临床常用）、分光光度计法、色度测量，以及数字图像分析等方法对牙进行色彩测量。

（4）隔湿：临床隔离外部环境湿度并能有效防止污染的最佳方法是使用橡皮障，棉卷隔湿只能防止唾液的污染。

（5）护髓与洞衬：复合树脂为非良导体，通常无须垫底，为了加强复合树脂充填的适合性，可于洞底和各洞角衬一层流动树脂，固化后再分层充填树脂。

（6）洞壁粘接界面的处理：临床应根据不同部位的洞壁牙釉质和牙本质的构成比例不同，正确选择粘接系统。

（7）安放成形片：成形片的安放一般在洞壁涂布粘接剂后、光固化之前，也可在粘接处理洞壁之前放置。

（8）充填复合树脂：有整块填充和分层填充技术，具体特点见表7-3-1。

表7-3-1　复合树脂充填技术的特点

填充技术	特点
整块填充	采用特殊的复合树脂，一次填充的厚度≤4mm
分层填充	①复合树脂的厚度对光照固化有明显影响。第一层树脂的厚度应＜1mm，以后每层树脂的厚度≤2mm。②水平逐层充填：适用于前牙唇面充填和后牙窝洞髓壁的首层充填。③分层填充：产生的聚合收缩最小，是后牙窝洞充填的首选技术

（9）固化：复合树脂的填充和固化是一个连续过程，逐层填充后逐层光照固化。每层填充后光照时间20秒，复合树脂可获得充分的固化。

（10）修形和抛光：修形和抛光时应选择正确的修形和抛光器械（图7-3-1），遵循由粗到细的操作原则，注意避免对牙体组织和龈缘区的损伤。

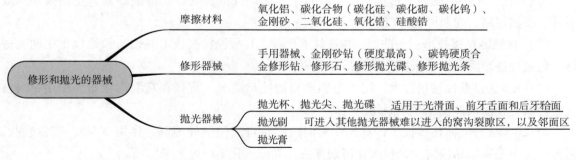

图7-3-1　修形和抛光器械

（11）𬌗面调整：嘱患者咬住咬合纸并作下颌运动，观察咬合情况，如果有高点，用12刃碳钨钢修形球钻一次少量磨除，再次用咬合纸检查，直至咬合正常。用橡胶抛光尖或抛光碟抛光后结束治疗。

第四节 牙髓根尖疾病应急处理

1. 开髓引流

（1）目的：引流炎症渗出物和缓解因之而形成的髓腔高压，以减轻剧痛。

（2）方法

1）急性牙髓炎：可在局部麻醉下开髓，去除全部或大部分牙髓后放置一无菌小棉球并暂封髓腔，患牙的疼痛随即缓解。

2）急性根尖周炎：在局部麻醉下开髓，疏通根尖孔，建立引流通道，使根尖渗出物及脓液通过根管得到引流，以缓解根尖部的压力，解除疼痛。

（3）注意

1）局部浸润麻醉要避开肿胀部位，否则将引起疼痛和感染扩散，麻醉效果较差，以行阻滞麻醉为佳。

2）正确开髓并尽量减少车针振动，可用手或印模胶固定患牙以减轻疼痛。

3）初步清理扩大根管，使用次氯酸钠溶液大量反复冲洗，直至根管内无脓液溢出。

4）如根管内脓液持续溢出，可在髓室内置一无菌棉球开放髓腔，待急性炎症消退后再进行常规治疗。

5）尽量避免髓腔长期开放，以减少根管暴露于口腔环境中导致的多重感染。

2. 牙髓失活

（1）定义：牙髓失活法是用化学药物制剂封于牙髓创面，使牙髓组织坏死失去活力的方法。常用多聚甲醛等。

（2）操作步骤

1）术前说明：封失活剂前，向患者说明封药的目的和药物的作用时间，按患者可行的复诊时间选择失活剂。避免因未能按时复诊，封药时间过久而造成根尖周组织损伤。

2）暴露牙髓：清除龋洞内食物残渣和软化牙本质，在近髓处以锐利挖匙或球钻使牙髓暴露。封失活剂之前，不必彻底去除腐质，可以待牙髓失活后再去除。

3）置失活剂：隔离唾液，擦干龋洞，置适量失活剂（一般如小球钻大小）于穿髓孔处，使其紧贴暴露的牙髓组织。

4）暂封窝洞：用氧化锌丁香油封闭剂封闭窝洞。注意严密封闭，若失活剂渗漏并接触牙龈，会引起牙龈化学性损伤，甚至损伤牙槽骨，造成不良后果。

3. 切开排脓

（1）适应证：急性根尖周炎发展至骨膜下或黏膜下脓肿期。

（2）时机：①在急性炎症的第 4～5 天，局部有较为明确的波动感。②不易判断时，可行穿刺检查，如果回抽有脓，即刻切开。

（3）方法

1）脓肿位置较深，可适当加大切口，放置橡皮引流条，每天更换 1 次，直至无脓时抽出。

2）髓腔开放与切开排脓可同时进行，也可以先髓腔开放，待脓肿成熟后再切开。

4. 应急处理

（1）常见的急症包括急性牙髓炎、急性根尖周炎、牙髓治疗引起的急性并发症。急症处理的原则为迅速解除疼痛，阻止炎症的进展。

（2）剧烈疼痛的急性牙髓炎和急性根尖周炎，局部麻醉下开髓引流或切开引流才能有效地镇痛，口服镇痛药对疼痛缓解具有一定的辅助作用。

（3）急性根尖周炎早期炎症局限，在建立了通畅的引流后，一般可不用抗生素。在经上述处理后，还应适当调𬌗，以减轻咬合压力，缓解急性疼痛症状。

第五节　根管治疗术

1. 根管预备

（1）根管探查与疏通

1）去除髓腔内的牙髓组织、髓石，充分暴露髓室底。

2）用普通探针的大弯端或专用的根管口探针探查、明确根管口的数目和位置分布。

3）采用拔髓针或小号的 K 锉去除其所能达到部位的根管内牙髓组织，勿强行深入。

4）用小号的 K 挫（一般 10# 或 15#）逐步手动疏通根管。

（2）确定工作长度：将初尖锉（K 锉）插入根管，以锉上的橡皮止标标记长度，须牢记牙齿上的参照点。采用 X 线摄片法和/或根尖定位仪帮助调整并准确测定工作长度（WL）。

（3）根管预备：其方法、适用范围及操作步骤见表 7−5−1。

表 7−5−1　根管预备方法、适用范围及操作步骤

方法	适用范围	操作步骤
标准技术（常规法）	直根管	①从小号到大号逐号依次使用 K 锉预备根管，每根器械均要完全达到工作长度。②锉尖端几毫米处见到白色牙本质碎屑后再扩大 2~3 号器械为止
逐步后退技术	轻中度弯曲根管、直根管	①采用常规法预备根尖段达主尖锉直径即可。②采用每增大一号器械插入根管的长度减少 1mm 的方式预备根管中段，期间须主尖锉反复插至工作长度以消除后退造成的台阶。③用 2#~3# 型钻预备根管冠段。④最后用主尖锉使用锉法切削、修整整个根管壁
逐步深入技术	弯曲根管	①冠部预备，用 H 或 K 锉预备至 25# 达到根管冠 2/3 部位，器械进入深度为 16~18mm，或者遇到阻力处，限于根管弯曲部以上，注意勿向根尖向用力。器械应向远离根分歧方向预备，朝向弯曲外侧预备，这种方法也被称作反弯曲预备手法。然后用 GG 2#~4# 开敞根管上 2/3。②根尖区预备，可采用逐步后退法的根尖预备步骤，注意在根尖预备前，应准确确定工作长度，再进行预备

（4）根管冲洗

1）每更换一次器械均应冲洗根管。

2）一般采用次氯酸钠与另一种冲洗液（EDTA、过氧化氢溶液、氯己定、生理盐水等）交替冲洗。

2. 根管消毒　根管消毒即药物消毒，也被称为诊间封药。

（1）根管预备后隔湿患牙，吹干髓腔，用纸尖或棉捻吸干根管内水分。

（2）将氢氧化钙糊剂等根管消毒剂导入根管内。

（3）髓腔内置干棉球。

（4）牙胶＋氧化锌丁香油水门汀双层暂封。

（5）一般 1 周后复诊。

3. 根管充填

（1）时机

1）经过严格的根管预备和消毒：无自觉症状；无明显叩痛；无严重恶臭；无大量渗出液。

2）有窦道者不必反复换药至窦道完全消失，应适时进行根管充填且通常不需要另行搔刮或烧灼，充填后 1~2 周窦道将自行闭合。

3）根管充填必须在严格隔湿条件下进行。

（2）充填材料：见表 7-5-2。

表 7-5-2　根管充填材料的种类和特点

种类		特点
牙胶尖		使用最普遍。牙胶尖可适应不规则根管形态的要求。牙胶毒性较小，很少有致敏作用，超出根尖孔时有较好的组织耐受性
根管封闭剂	氧化锌丁香油类	如超出根尖孔将引起根尖周组织的炎症反应；有一定的细胞毒性；可被组织溶解吸收
	树脂类	根尖封闭性好，有较好的抗菌性和粘接性。如进入组织，最初可引起炎症反应，但几周后可消退，其后又有较好的组织耐受性
	氢氧化钙类	有较好的抗菌效果，诱导硬组织形成，促进根尖周组织愈合。如长时间暴露于组织液，可使材料溶解
	硅酮类	有良好的生物相容性和封闭性。在使用时要求严格干燥根管
其他充填材料	树脂聚合体	其物理性能和操作性能与牙胶尖相似，但充填完成后需要对树脂进行光固化
	无机三氧化物聚合物（MTA）	有良好的封闭性、稳定性、抑菌性和生物相容性，在潮湿的环境下可硬固。作为根管充填材料，其临床操作性差

（3）根管充填方法：以侧方加压充填法为例介绍根管充填方法。

1）采用橡皮障隔湿。

2）去除暂封物及根管内药物，确保根管清洁通畅。

3）干燥根管，试合主牙胶尖，使其恰好到达工作长度且根尖 1~2m 有阻力感。

4）糊剂充填器或 K 锉蘸根管封闭剂在根管壁上涂一薄层，再用主牙胶尖蘸根管封闭剂后放入根管达工作长度。

5）添加副尖，采用侧压充填器侧压充填。

6）拍摄 X 线片观察根充情况，要求充填材料达工作长度，与根管壁之间密合，影像均匀，然后用加热的器械齐根管口或其下方烫断牙胶，清理髓腔。

7）进行恰当的冠部充填。

第八章　牙周病学通科理论知识

第一节　菌斑性龈炎

慢性龈炎是菌斑性龈炎中最常见的疾病，为本节介绍内容。

1. 病因

（1）局部因素：始动因子为牙菌斑。

（2）局部促进因素：牙石、食物嵌塞、不良修复体、牙错位拥挤、口呼吸等因素均可促进菌斑的积聚，引发或加重牙龈的炎症。

2. 临床表现

（1）自觉症状：常在刷牙或咬硬物时牙龈出血，这是龈炎患者就诊的主要原因。但一般无自发性出血。

（2）牙龈色泽：游离龈和龈乳头变为鲜红或暗红色。炎性水肿明显者，牙龈表面光亮，尤以龈乳头处明显。

（3）牙龈外形：龈缘变厚，不再紧贴牙面，龈乳头变圆钝肥大，有时可呈球状增生。附着龈水肿时，点彩也可消失，表面光滑发亮。

（4）牙龈质地：患龈炎时，牙龈可变得松软脆弱，缺乏弹性。

（5）龈沟深度：可达 3mm 以上，无附着丧失。

（6）龈沟探诊出血：用钝头探针轻探龈沟即可引起出血，即探诊后出血（BOP），对龈炎的早期诊断很有意义。

（7）龈沟液量增多：可作为评估牙龈炎症的一个客观指标。

3. 诊断及鉴别诊断

（1）诊断：根据上述主要临床表现，龈缘附近牙面有明显的菌斑、牙石堆积，以及存在其他菌斑滞留因素等，即可诊断。

（2）鉴别诊断：见图 8-1-1。

4. 治疗原则

（1）去除病因：通过洁治术彻底清除局部刺激因素。可配合局部药物治疗，如 1% 过氧化氢。

（2）手术治疗：对少数牙龈纤维增生明显，炎症消退后牙龈形态仍不能恢复正常者，可施行牙龈成形术。

（3）防止复发：开展椅旁口腔卫生宣教工作，并定期（每 6～12 个月一次）进行复查和维护。

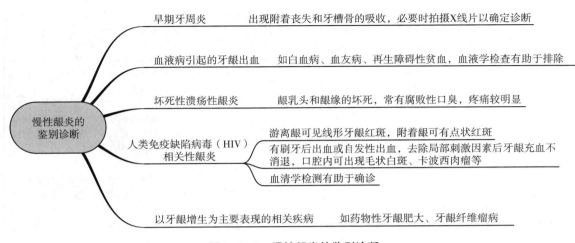

图 8-1-1　慢性龈炎的鉴别诊断

第二节　慢性牙周炎

1. 病因

（1）局部因素：微生物是引发慢性牙周炎的始动因子，堆积在龈牙结合部的牙面和龈沟内的菌斑微生物及其产物引发牙龈的炎症和肿胀，使局部微生态环境更有利于一些在厌氧条件下生长的革兰阴性牙周致病菌滋生，如牙龈卟啉单胞菌、福赛坦纳菌，它们所引起的炎症反应范围扩大到深部组织，导致牙周组织的破坏。

（2）局部促进因素：凡是能加重菌斑滞留的因素，如牙石、不良修复体、食物嵌塞、牙排列不齐、解剖形态的异常，均可成为牙周炎的局部促进因素，加重和加速牙周炎的进展。

2. 临床表现

（1）起病缓慢，可有刷牙或进食时的牙龈出血或口内异味，但一般无明显不适。一般随病程延长、年龄增长而使病情累积、加重。

（2）牙龈的炎症表现。在慢性牙周炎的早期，牙龈为鲜红或暗红色，在牙石堆积处有炎性肿胀甚至增生，探诊易出血。

（3）探诊能发现牙周袋形成，即探诊深度超过 3mm，袋底位于釉质牙骨质界的根方，探诊时能探到釉质牙骨质界，即已有附着丧失。

（4）X 线片可见牙槽嵴顶高度降低，有水平或垂直骨吸收。

（5）牙周附着丧失和牙槽骨吸收发展到一定程度，在多根牙可累及根分叉区，形成根分叉病变，并出现牙松动、病理性移位，甚至发生急性牙周脓肿等，患者常于此晚期才就诊。

（6）牙周炎一般同时侵犯口腔内多个牙，且有一定的对称性。

（7）根据附着丧失和骨吸收波及的范围（患牙数）可将慢性牙周炎分为：①全口牙中有附着丧失和骨吸收的位点数≤30%，为局限型。②若 >30% 的位点受累，则为广泛型。

（8）根据牙周袋深度（探诊深度）、结缔组织附着丧失和骨吸收的程度，可将慢性牙周炎分为轻、中、重度（表 8-2-1）。

表8-2-1 慢性牙周炎分度

分度	牙周袋深度	附着丧失程度	X线片	表现
轻度	≤4mm	1~2mm	牙槽骨吸收≤根长的1/3	牙龈有炎症和探诊出血,可有或无口臭
中度	≤6mm	3~4mm	根长的1/3<牙槽骨水平型或角型吸收≤根长的1/2	牙齿可能轻度松动,根分叉区可能有轻度病变,牙龈有炎症和探诊出血,也可有脓
重度	>6mm	≥5mm	显牙槽骨吸收>根长的1/2甚至根尖2/3	多根牙有根分叉病变,牙多有松动。炎症较明显或可发生牙周脓肿

（9）晚期：常可出现其他伴发病变和症状，具体如下。①牙齿移位。②食物嵌塞。③继发性殆创伤。④牙龈退缩。⑤急性牙周脓肿。⑥逆行性牙髓炎。⑦牙周袋溢脓和牙间隙内食物嵌塞，可引起口臭。

3. 诊断及鉴别诊断

（1）诊断：根据临床表现即可诊断。

（2）鉴别诊断：早期牙周炎与龈炎的鉴别见表8-2-2。

表8-2-2 早期牙周炎与龈炎的鉴别

鉴别要点	早期牙周炎	龈炎
牙龈炎症	有	有
牙周袋	真性牙周袋	假性牙周袋
附着丧失	有，能探到釉质牙骨质界	无
牙槽骨吸收	嵴顶吸收，或硬骨板消失	无
治疗结果	炎症消退，病变静止，已破坏的支持组织难以完全恢复正常	病变可逆，组织恢复正常

4. 治疗原则

（1）清除局部致病因素：①控制牙菌斑。②彻底清除牙石，平整根面。③牙周袋及根面的局部药物治疗。

（2）牙周手术：基础治疗后6~12周时，应复查疗效，若仍有5mm以上的牙周袋，且探诊仍有出血，或者有些部位的牙石难以彻底清除，则可视情况决定再次刮治或须进行牙周手术。

（3）建立平衡的咬合关系：可通过松动牙的结扎固定、各种夹板、调殆等治疗使患牙消除继发性或原发性咬合创伤而减少动度，改善咀嚼功能。

（4）全身治疗：大多数轻、中度慢性牙周炎患者一般不须使用抗菌药物。重症患者、对常规治疗反应不佳，或者出现急性症状，可全身给予抗菌药物。

（5）尽早拔除无保留价值的患牙。

（6）维护期的牙周支持疗法。

第三节 侵袭性牙周炎

考点直击

【病历摘要】

女，22 岁，大学生。主诉因前牙缝宽需矫正牙齿，要求牙周检查。3 年来上前牙牙缝逐渐变宽，并且有牙齿松动，于正畸科就诊，建议到牙周科治疗。否认有全身系统性疾病、传染病及药物过敏史。其母亲牙齿不好，戴有假牙。每天刷牙 2 次，早晚各一次。

检查：全口牙列式为 18 - 28、38 - 47。12 与 13 之间 4mm 间隙，11 与 21 之间 5mm 间隙，11、12 唇侧漂移，31 与 41 之间 2mm 间隙，41 唇向移位。牙石（ + ），软垢指数 1。牙龈色基本正常，32 牙龈退缩 1mm、31 及 42 牙龈退缩 2mm、41 牙龈退缩 4mm，质软，龈缘水肿，探诊后出血（BOP）（ + ）。11、21 腭侧牙周袋探诊深度 5mm，22、26、36、46 探诊深度 6mm，12、16 远中探诊深度 5mm，36 根分叉水平探诊骨缺损 1/2，46 根分叉水平探诊颊舌相通，可探及龈下牙石。32 ~ 42 Ⅰ度松动，26、36、46 Ⅱ度松动，22 Ⅲ度松动。47 远中龈袋 4mm，探诊有阻力，48 未见萌出。38 颊向错位，颈部色、形、质正常。

X 线片示 11、21 单侧牙槽骨水平吸收达根中部；22、36、46 牙槽骨弧形吸收达根尖 1/3 区，硬板消失；32 - 42、26 牙槽骨水平吸收达根中部；12、16 牙槽骨水平吸收达根颈 1/3 区；36、46 根分叉区有低密度影；48 垂直低位。

【病例分析】

1. 主诉疾病的诊断 ①局限型侵袭性牙周炎。②36 根分叉病变（Ⅱ度）。③46 根分叉病变（Ⅲ度）。

2. 非主诉疾病的诊断 ①38 颊向错位。②48 埋伏阻生。

3. 主诉疾病的诊断依据

（1）主诉 11、12、13 之间出现间隙并伴有移位。女性青年患者。

（2）口腔卫生尚可，龈缘水肿，BOP（ + ）。

（3）好发牙位典型，有 4 ~ 6mm 的牙周袋，Ⅱ ~ Ⅲ度松动。

（4）病史 3 年左右，22、36 及 46 牙槽骨弧形吸收Ⅲ度，11、21、32 - 42 牙槽骨水平型吸收Ⅱ度。36、46 根分叉区有低密度影。

（5）有家族史。全身无明显的系统性疾病。

4. 非主诉疾病的诊断依据

（1）38 颊向错位，未发现龋。

（2）47 远中龈袋 4mm，探诊有阻力，48 未见萌出，线片示垂直低位。

5. 主诉疾病的鉴别诊断 局限型慢性牙周炎。

6. 主诉疾病的治疗原则

（1）基础治疗（龈上洁治、龈下刮治及根面平整、调整咬合、松牙固定）。

（2）局部及全身药物治疗。

（3）36、46 翻瓣术、植骨或引导再生术。

（4）22 行牙髓活力电测验，酌情做牙周牙髓联合治疗、松牙固定。

（5）控制菌斑，定期复查；择期酌情做正畸。

7. 全口其他疾病的治疗原则

（1）48 观察，若反复发生冠周炎症状，考虑拔除。

（2）38 注意控制菌斑，防止颊侧颈部龋。

1. 病因

（1）微生物：伴放线聚集杆菌是侵袭性牙周炎的主要致病菌，其主要依据如下。①侵袭性牙周炎患者龈下菌斑中分离出伴放线聚集杆菌的阳性率高达 90% ~ 100%。②伴放线聚集杆菌对牙周组织有毒性和破坏作用。③引发宿主的免疫反应。

（2）防御能力缺陷：①白细胞功能缺陷。②产生特异抗体。③遗传背景。④牙骨质发育异常。⑤环境和行为因素。

2. 临床表现

（1）局限型侵袭性牙周炎

1）年龄：发病可始于青春期前后，因早期无明显症状，患者就诊时常已 20 岁左右。

2）口腔卫生情况：牙周组织破坏程度与局部刺激物的量不成比例。

3）好发牙位：局限于第一磨牙或切牙的邻面有附着丧失，至少波及两个恒牙，其中一个为第一磨牙。

4）X 线片所见第一磨牙的邻面有垂直型骨吸收。若近远中均有垂直型骨吸收，则形成典型的"弧形吸收"。在切牙区多为水平型骨吸收。

5）病程进展快：本型患者的牙周破坏速度比慢性牙周炎快 3 ~ 4 倍。

6）早期出现牙齿松动和移位。切牙可向唇侧远中移位，呈扇形散开排列。

7）有家族聚集性。

（2）广泛型侵袭性牙周炎

1）年龄：常发生于 <30 岁者，也可见于年龄更大者。

2）好发：广泛的邻面附着丧失，累及除切牙和第一磨牙以外的恒牙至少 3 颗。

3）特征：有严重而快速的附着丧失和牙槽骨破坏，呈明显的阵发性。

4）进展：①活动期，牙龈有明显的炎症，呈鲜红色，并可伴有龈缘区肉芽性增殖，易出血，可有溢脓。②静止期，牙龈表面炎症却不明显。

5）斑牙石的沉积量：多数患者有大量的菌斑和牙石，也可很少。

6）部分患者具有中性粒细胞和/或单核细胞的功能缺陷。

7）患者有时伴有全身症状，包括体重减轻、抑郁、全身不适等。

3. 诊断

（1）年龄一般 <35 岁。

（2）无明显的全身疾病。

（3）快速的骨吸收和附着丧失。

（4）家族聚集性。

（5）牙周组织破坏程度与菌斑及局部刺激量不一致。

4. 鉴别诊断　见表8-3-1。

表8-3-1　侵袭性牙周炎的鉴别诊断

鉴别要点	慢性牙周炎（CP）	局限型侵袭性牙周炎（LAgP）	广泛型侵袭性牙周炎（GAgP）
好发人群	成人，也可见于儿童	青少年（青春期前后）	30岁以下，也可更大
病情进展速度	慢到中等速度	快速	快速，可呈阶段性
菌斑量与破坏程度的关系	一致	不一致	不定，有时一致
病变分布	不定，无固定类型	局限于切牙、第一磨牙，其他牙不超过2个	除切牙、磨牙外，累及其他牙超过3个
家族聚集性	不明显	明显	明显
龈下牙石	多有	一般无或少	可有或无

5. 治疗原则

（1）早期治疗，消除感染：要特别强调早期、彻底的治疗，主要是彻底消除感染。

（2）抗菌药物的应用：单纯刮治术不能消除入侵牙龈中的伴放线聚集杆菌，因此应全身服用抗生素，以作为洁治、刮治和根面平整的辅助疗法。

（3）调整机体防御功能：在侵袭性牙周炎的发生、发展中，宿主对细菌感染的防御反应起重要作用，因此应注意调整机体防御功能。

（4）综合治疗：在控制感染和炎症基础上，对于患者存在的其他不利因素进行相应的综合治疗。

（5）定期复查，维护疗效，防止复发：长期疗效取决于患者的依从性和维护治疗的措施。复查的间隔期依患者的菌斑和炎症控制情况而定，开始时间隔期要短，每1～2个月1次，多次之后若病情稳定，间隔期可逐渐延长。

第四节　牙周脓肿

1. 病因

（1）深牙周袋内壁的化脓性炎症向深部结缔组织扩展，而脓液不能向袋内排出时，即形成袋壁软组织内的脓肿。

（2）复杂型深牙周袋，脓性渗出物不能顺利引流，特别是累及根分叉区时。

（3）洁治或刮治时，动作粗暴，将牙石碎片推入牙周袋深部组织，或者损伤牙龈组织。

（4）深牙周袋的刮治术不彻底。

（5）有牙周炎的患牙遭受创伤，或者牙髓治疗时根管及髓室底侧穿、牙根纵裂等，有时也可引起牙周脓肿。

2. 临床表现 见图 8 - 4 - 1。

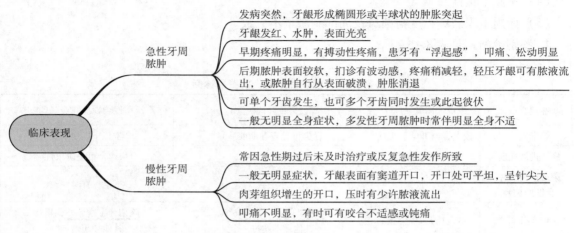

图 8 - 4 - 1 牙周脓肿的临床表现

3. 诊断及鉴别诊断

（1）诊断：牙周脓肿的诊断应联系病史和临床表现，并参考 X 线片。

（2）鉴别诊断

1）牙周脓肿与牙龈脓肿的鉴别：具体如下。①牙龈脓肿仅局限于龈乳头及龈缘，呈局限性肿胀，无牙周炎的病史，无牙周袋，X 线片无牙槽骨吸收。②牙周脓肿是牙周支持组织的局限性化脓性炎症，有较深的牙周袋，X 线片可显示牙槽骨吸收，慢性牙周脓肿时还可见到牙周、根侧或根尖周弥漫的骨质破坏。

2）牙周脓肿与牙槽脓肿的鉴别：见表 8 - 4 - 1。

表 8 - 4 - 1 牙周脓肿与牙槽脓肿的鉴别

鉴别要点	牙周脓肿	牙槽脓肿
感染来源	牙周袋	牙髓病或根尖周病
牙周袋	有	一般无
牙体情况	一般无龋	龋齿或非龋性疾病，或修复体
牙髓活力	有	无
脓肿部位	局限于牙周袋壁，离龈缘较近	范围较弥漫，中心位于龈颊沟附近
疼痛程度	相对较轻	较重
牙齿松动	松动明显，消肿后仍明显	松动程度有轻有重，治愈后恢复稳固
叩痛	较轻	很重
X 线片	牙槽骨嵴有破坏，可有骨下袋	根尖周可有骨质破坏，也可无
病程	相对较短，一般 3 ~ 4 天可自溃	相对较长，脓液从根尖周向黏膜排出须 5 ~ 6 天

4. 治疗原则

（1）急性牙周脓肿的治疗原则：消炎镇痛、防止感染扩散以及使脓液引流。

（2）脓液尚未形成前，清除大块牙石，冲洗牙周袋，将防腐抗菌药引入袋内，必要时全身给以抗生素或支持疗法。

（3）当脓液形成且局限，出现波动时，根据脓肿的部位及表面黏膜的厚薄，选择从牙周袋内或牙龈表面引流。

（4）咬合接触疼痛者，可将明显的早接触点调磨，使患牙获得迅速恢复的机会。

（5）慢性牙周脓肿可在洁治的基础上直接进行牙周手术。

第五节　反映全身疾病的牙周炎

1. 掌跖角化－牙周破坏综合征

（1）牙周临床表现

1）皮损及牙周病变常在 4 岁前共同出现。皮损包括手掌、足底、膝部及肘部局限性的过度角化及鳞屑、皲裂，有多汗和臭汗。

2）牙周病损在乳牙萌出不久即可发生，有深牙周袋，炎症严重，溢脓、口臭，牙槽骨迅速吸收，在 5~6 岁时乳牙即相继脱落，创口愈合正常。待恒牙萌出后又按萌出的顺序相继发生牙周破坏，常在 10 多岁时即自行脱落或拔除。

（2）治疗原则：本病对常规的牙周治疗效果不佳，患牙的病情继续加重，往往导致全口拔牙。患者的牙周病损控制或拔牙后，皮损仍不能痊愈，但可略减轻。

2. 唐氏综合征的牙周临床表现

（1）发育迟缓和智力低下。面貌特征为面部扁平，眶距增宽，鼻梁低宽，颈部短粗。常有上颌发育不足、萌牙较迟、错殆畸形、牙间隙较大、系带附着位置过高等。

（2）有严重的牙周炎，且严重的牙周组织破坏，且程度与局部刺激不成正比。

3. 糖尿病的牙周临床表现

（1）糖尿病主要影响牙周炎的发病和进程，尤其是血糖控制不良的患者，其牙周组织的炎症较重，龈缘红肿呈肉芽状增生，易出血和发生牙周脓肿。

（2）牙槽骨破坏迅速，导致深袋和牙松动。

4. 艾滋病的牙周临床表现

（1）线形牙龈红斑（LGE）：在牙龈缘处有明显的鲜红的宽为 2~3mm 的红边，在附着龈上可呈瘀斑状，极易出血。

（2）坏死性溃疡性龈炎：其临床表现与非 HIV 感染者十分相似，但病情较重，病势较凶，须结合血清学等检查来鉴别。

（3）坏死性溃疡性牙周炎：局部因素和炎症并不太重，牙周破坏迅速。

第六节　种植体周疾病

1. 临床表现

（1）种植体周围黏膜炎：病变局限于牙龈黏膜，不累及骨组织，类似龈炎。适当的治疗能使病变逆转。本病表现为种植体周黏膜红肿、探诊出血甚至溢脓，但不伴骨吸收，其中有类特殊表现为"增生性黏膜炎"。

（2）种植体周围炎：病变已突破黏膜屏障累及骨组织，类似牙周炎，适当的治疗可制止进一步骨吸收。除黏膜炎的表现外，还有种植体周袋的形成、溢脓和瘘管形成、骨吸收甚至种植体松动等表现。

2. 治疗原则　基本原则是持之以恒地彻底去除菌斑，控制感染，消除种植体周袋，制止骨丧失，诱导骨再生。

（1）保守治疗

1）去除病因：有菌斑、牙石沉积的种植体，周围黏膜探诊出血阳性，无溢脓，探诊深度≤4mm，用塑料器械或与种植体同样硬度的钛刮治器进行机械除菌斑治疗。

2）应用氯己定：用于探诊出血阳性，探诊深度 4～5mm，有或无溢脓的种植体部位.

3）抗生素治疗：用于探诊出血阳性，探诊深度≥6mm，有或无溢脓，并有 X 线片显示骨吸收的种植体部位。

（2）手术治疗

1）切除性手术：目的是使袋变浅，修整骨外形，清除种植体表面的菌斑、牙石使之光洁。

2）再生性手术：除上述目标外，还在于使种植体周围的骨有再生。

第九章　牙周病学通科技能

第一节　牙周疾病的检查及治疗设计

1. 病史采集

（1）系统病史：在询问病史时，不可忽视系统病史，特别是与牙周病有关的系统性疾病，较为常见的如急性和慢性疾病，如白血病、血小板减少性紫癜等，还有传染性疾病如肝炎、艾滋病等。

（2）口腔病史：询问牙周组织以外的口腔疾病情况，特别是有些疾病可同时发生在口腔黏膜及牙周组织。

（3）牙周病史及口腔卫生习惯：牙周病患者的检查和沟通中必须尽可能详细地了解其口腔健康意识、口腔卫生习惯、日常所采取的口腔卫生措施等，这对于牙周病的诊断、治疗计划和预后判断等均具有重要的参考价值。

（4）家族史：对于发现牙列、牙齿、颌面发育有异常表现而怀疑有遗传倾向时，应追问家族史。

2. 病历书写及医疗申请单　牙周炎的病历特点如下。

（1）病史内容：应以牙周病史为主，同时应包括相关的口腔病史及系统病史。

（2）检查内容

1）牙周组织：是病历书写中的主要检查内容。

2）口腔黏膜：某些病损同时涉及牙龈及其他口腔黏膜，需要全面检查。

3）牙及其周围组织：牙龈窦道等都直接或间接影响牙周组织的健康，并影响着病损的转归。

4）颞下颌关节：牙周炎患者也可有殆关系的异常。

5）其他检查：如血液化验。

（3）记录途径：牙周炎常常是全口牙或多数牙同时患病，检查指标又多，因此最好记录在牙周检查专用表或图中。

3. 牙周病的系统检查方法

（1）口腔卫生状况：包括菌斑、软垢、牙石和色渍沉积情况，有无食物嵌塞和口臭等。

（2）牙龈的检查：包括牙龈的色、形、质，唇、颊系带附着位置，以及附着龈的宽度、龈缘的位置，探诊后出血、溢脓。

（3）牙周袋探诊：是牙周炎诊断中最重要的检查方法。

1）用改良握笔式握持 Nabers 探针，探诊力量为 $20\sim25g$。

2）以口内相邻牙的殆面或近切缘处的唇面作支点，也可采用口外支点。

3）探入时探针应与牙体长轴平行，探针应紧贴牙面。

4）以提插方式移动探针，探查每个牙的各个牙面的龈沟或牙周袋情况。

5）探邻面时紧贴接触点探入，略向龈谷方向倾斜。

6）探诊应按一定顺序进行。

（4）附着水平检查：见表9-1-1。

表9-1-1　附着水平检查

检查	内容
确定方法	将探诊深度减去釉质牙骨质界至龈缘的距离，以 mm 为单位记录，若有龈退缩，则将探诊深度加上龈退缩的距离
诊断	①正常牙龈，附着于釉质牙骨质界处，不能探到釉质牙骨质界，即无附着丧失。②龈炎，牙龈附着位置不变，仍在釉质牙骨质界处，即使因牙龈肿胀而导致探诊深度增加，临床上同样不能探到釉质牙骨质界，无附着丧失。③牙周炎，有附着丧失，能探到釉质牙骨质界

（5）牙松动度检查：用镊子夹住牙冠（前牙）或镊子闭合置于𬌗面中央（后牙），做唇舌向（颊舌向）、近远中向和上下方向摇动牙齿，观察牙齿晃动的程度（详见牙松动度的检查）。

（6）根分叉病变的检查：见表9-1-2。

表9-1-2　根分叉病变的检查

项目		内容
器械		普通的弯探针或专门设计的 Nabers 探针
检查方法	上颌磨牙	先探查颊侧中央处的根分叉区，再从腭侧分别探查近中和远中的根分叉区，但有的会有变异，需要从颊侧探入
	下颌磨牙	从颊侧和舌侧中央处分别探查根分叉区
探查内容		探针能否水平方向探入分叉区，水平探入的深度，分叉的大小，有无牙釉质突起，根柱的长度，根分叉区是否有牙龈覆盖，注意检查根分叉区是否暴露

（7）咬合关系检查

1）静止𬌗关系：牙尖交错𬌗时的关系。如有无深覆𬌗、深覆盖、对刃𬌗、反𬌗、锁𬌗、拥挤。

2）运动𬌗关系：下颌运动时的咬合关系。如有无咬合创伤、早接触、𬌗干扰。

4. 牙周 X 线片的检查

（1）牙槽骨吸收类型

1）水平型吸收：牙槽骨高度呈水平状降低，骨吸收面呈水平状或杯状凹陷。前牙多见。

2）垂直型吸收：显示骨的吸收面与牙根间有一锐角形成，又称角形吸收。后牙多见。

（2）牙槽骨吸收程度：具体如下。①Ⅰ度：骨吸收在牙根的颈1/3以内。②Ⅱ度：骨吸收超过根长1/3，但在根长2/3以内，或者吸收达根长的1/2。③Ⅲ度：骨吸收占根长2/3以上。

5. 阅读曲面断层片、锥形束 CT（CBCT）　　主要表现为牙槽骨吸收，牙槽嵴顶及骨硬板模糊、消失，牙槽嵴高度降低。牙槽骨吸收常表现为三种类型，见表9－1－3。

表9－1－3　牙槽骨吸收类型及其影像学表现

类型	影像学表现
水平型吸收	多数牙或全口牙的牙槽骨从牙槽嵴顶呈水平方向向根尖方向高度减低。早期表现为牙槽嵴顶骨硬板变模糊消失，继而前牙区牙槽嵴顶由尖变平，后牙区牙槽嵴顶由梯形变成凹陷，其边缘模糊粗糙呈虫蚀样
垂直型吸收	局部牙槽骨或牙槽间隔的一侧，沿牙体长轴方向向根端吸收。病变早期造成牙槽骨壁吸收，骨硬板消失，牙周膜间隙增宽。随病变加重，牙槽骨垂直吸收明显，呈楔形
混合型吸收	牙槽骨在水平型吸收的基础上，伴有个别牙或多数牙牙槽骨的垂直吸收

6. 牙周病危险因素评估

（1）不可改变的危险因素：遗传因素、老龄、种族、某些牙体和牙周组织的发育异常或解剖缺陷，如先天牙根短小或根形态异常。

（2）可改变的环境、后天获得、行为危险因素

1）局部因素：①菌斑生物膜。②牙石。③咬合创伤。④食物嵌塞。⑤局部解剖因素，如根分叉角度偏小、根面凹陷。

2）全身因素：①糖尿病。②骨质疏松症。③艾滋病。

3）行为和社会心理因素：①吸烟。②心理压力与精神紧张。③患者的依从性差。

7. 针对不同患者个性化系统治疗设计

（1）牙周炎治疗的总体目标

1）控制菌斑和消除炎症。

2）恢复牙周组织的生理形态。

3）恢复牙周组织的功能。

4）维持长期疗效，防止复发。

（2）治疗程序：见表9－1－4。

表9－1－4　牙周病治疗程序

治疗程序	内容
第一阶段（基础治疗）	消除致病因素，控制牙龈炎症。此阶段亦称病因治疗
第二阶段（牙周手术）	基础治疗后4～12周时，若仍有5mm以上的牙周袋且探诊仍有出血，或者牙龈及骨形态不良、膜龈关系不正常时，应手术（翻瓣术、植骨术、引导性组织再生术、膜龈手术、种植术）
第三阶段（修复治疗）	在牙周手术后2～3个月可进行永久性固定修复或可摘式义齿修复，也可进行正畸治疗
第四阶段（牙周支持治疗）	3～6个月复查，1～2年拍X线片

以上四个阶段的治疗计划视每位患者的具体情况而定，第一和第四两个阶段的内容对每位患者都是必需的，而第二和第三阶段的内容则酌情安排。

第二节　牙周疾病的治疗

1. 口腔卫生和菌斑控制方法及指导

（1）口腔卫生和菌斑控制方法（图9-2-1）

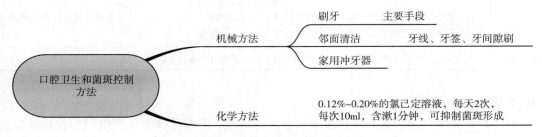

图 9-2-1　口腔卫生和菌斑控制方法

（2）指导

1）对于牙周病患者，清除菌斑的重点为龈沟附近和邻间隙，一般用水平颤动法（Bass 刷牙法）。

2）手的动作不方便者或智力障碍患者，或因疾病而卧床者，有条件时，最好选择电动牙刷。

3）昏迷患者或植物人可由他人用棉签或牙刷蘸化学抗菌剂擦洗牙面和口腔，每天 2~3 次。

4）幼儿在乳牙萌出后即可由家长用棉签或软塑料刷为其擦拭牙面。

2. 与患者交流的方法

（1）注意仪表、言谈和行为：医务工作宗旨是服务患者，口腔全科医师由于其接诊对象的特殊性，需要有更高的素质和修养。要注意从日常接诊做起，做到仪表整洁、举止得体、言语得当。

（2）合理利用语言和非语言艺术：医患沟通中语音温和、语调平稳、语速适中，讲解与回答时条理清楚、吐词清晰，是患者了解病情的基础。医生要注重语境中行为是否得体，学习规范用语，关注语言伦理等。

（3）充满爱心及耐心：这是进行医患沟通的基础。

（4）重视聆听：聆听是医患交流最基本沟通技巧之一。

（5）尊重患者：任何人都有被尊重的需要，患者由于其身心状态的特殊性，对外界的反应更敏感，更渴望得到尊重。

3. 牙周洁治术

（1）超声洁治

1）超声洁牙具有省时、省力和抗菌效应的优点。超声洁牙时产生的微流和"空穴作用"可以有效去除菌斑和内毒素。

2）禁忌证：有传染病（结核、乙型病毒性肝炎、艾滋病等）、呼吸系统疾病（呼吸抑制、慢性肺病）及置有心脏起搏器的患者。

3）操作要点：改良执笔式或执笔式，工作头的前端部分轻轻与牙面平行或≤15°。

（2）**手用器械洁治**

1）洁治器：常规应用的洁治器基本结构包括工作端、颈部、柄部，如镰形洁治器、锄形洁治器。

2）基本方法：具体如下。①握持器械的方法：改良握笔法。②支点：中指或中指加环指放于被洁治牙附近的牙。③牙石的清除：将工作头前部的刃口 1~2mm 放在牙石的根方且紧贴牙面，刀刃与牙面成 80°左右，使用腕部发力，向殆面方向用力将牙石整块从牙面刮下。④检查：洁治完成后须用尖探针仔细检查是否干净。⑤抛光：洁治后的牙面并不光滑，常遗留色素和细小的牙石，因而洁治后必须抛光。常用的抛光器为橡皮杯轮。

4. 牙周刮治及根面平整术

（1）**定义**

1）**牙周刮治术**：是用龈下刮治器械除去附着于牙周袋内根面上的龈下牙石和菌斑。

2）**根面平整术**：是用龈下刮治器械清除附着和嵌入牙骨质内的牙石，并刮除牙根表面受到毒素污染的病变牙骨质，从而形成光滑、坚硬且清洁的根面，形成具有生物相容性的表面。

（2）器械：①匙形刮治器：是龈下刮治和根面平整的主要工具。②龈下锄形刮治器、根面锉。目前这些器械较少在临床使用。

（3）手用器械龈下刮治

1）检查牙周袋及根面情况。

2）正确地选择刮治器械：根据欲治疗的牙齿和部位正确地选择应使用的器械。

3）改良握笔法握持器械。

4）建立稳固的支点：通常用口内支点（最稳固），以中指与环指紧贴在一起作支点。

5）角度：刮治器工作端进入牙周袋时工作面与根面平行，即成 0°进入袋底。刮治时，刮治器的工作面与牙面的角度以 70°~80° 为最佳。

6）用力的方向：以垂直向冠方为主。

7）刮除范围：刮治应有一定次序，每一动作的刮除范围要与前次有部分重叠，连续不间断，不遗漏。

8）检查：刮治完成后应仔细探查有否刮净，根面是否光滑。

9）刮治后应冲洗袋，检查有无碎片遗留、肉芽组织等，完毕后可轻压袋壁使之贴附牙根面。

（4）超声龈下刮治术

1）选择的工作头要细而长，能深入牙周袋内特别是根分叉区或根面的凹陷区。

2）操作方法：①治疗前与手用器械龈下刮治相同，要先探明牙周袋深度和形态、根分叉深度或根面的凹陷等情况，以及牙石的量和部位等。②工作头要与根面平行。③工作功率不宜过大，动作要轻巧，侧向加压力较小。④刮治动作是水平向的有重叠的迂回动作，应从冠方向根方逐渐移动。⑤工作头的尖端不宜在一处停留时间过长。⑥给予持续的喷水冷却。⑦操作过程中应随时用探针检查根面是否已刮净。⑧超声刮治后一般还要用手持器械进行根面平整术，最后用3%过氧化氢溶液深入牙周袋内冲洗。

5. 牙周再评估及牙周维护治疗

（1）牙周再评估

1）在第一阶段治疗结束后的4~12周，应复诊再评估前一阶段疗效，包括看下一步还需要何种治疗、观察患者对治疗反应、了解依从性。

2）对牙周情况进行全面再评估时发现仍有5mm以上的牙周袋且探诊仍有出血，或者牙龈及骨形态不良、膜龈关系不正常时，则一般均须进行手术治疗。

（2）牙周维护治疗

1）定期复查：根据患者剩余牙的病情以及菌斑控制的好坏，确定复查的间隔期，一般每3~6个月复查一次，约1年拍摄X线片，监测和比较牙槽骨的变化。

2）复查内容：检查患者菌斑控制情况及软垢、牙石量，牙龈炎症（探诊后有无出血）及牙周袋深度、附着水平，牙槽骨高度、牙松动度等。

3）复治：根据复查发现的问题制订治疗计划并进行治疗，并给予口腔卫生指导。

6. 牙周脓肿切开术　在表面麻醉下，用尖刀片切开脓肿达深部，以使脓液充分引流。切开后应彻底冲洗脓腔，或在局部麻醉下彻底进行龈下清创术。

7. 选磨调𬌗

（1）选磨原则：见表9-2-1。

表9-2-1　选磨原则

分类		原则
早接触点选磨	牙尖交错𬌗有早接触，非牙尖交错𬌗时协调	磨改其相对应的舌窝或𬌗窝的早接触区。在前牙应磨改上颌牙的舌窝，后牙则磨改与牙尖相对应的𬌗窝
	牙尖交错𬌗协调，非牙尖交错𬌗不协调	①磨改与该牙尖相对应的斜面。前牙，磨改与下切牙正中接触区以下的斜面；后牙，应磨改上颌磨牙颊尖的斜面和下颌磨牙舌尖的斜面。②前伸𬌗时，在前牙保持多个牙接触时，后牙若有接触，可对有接触的后牙进行磨改，如磨除上颌磨牙舌尖的远中斜面和下颌磨牙颊尖的近中斜面上的干扰点。③侧向咬合时，工作侧有多个牙接触，必要时对非工作侧有接触的牙进行适当磨改，如磨除上牙舌尖和下牙颊尖斜面上的干扰点
	牙尖交错𬌗和非牙尖交错𬌗都存在早接触或不协调	应磨改早接触的牙尖或下颌前牙的切缘
不均匀或过度磨损牙的选磨	非功能尖形成高尖陡坡	降低高陡的牙尖，形成相应的颊舌沟，减小𬌗面的颊舌径
	磨牙的重度磨损而使𬌗面成为平台状	磨改时应减小𬌗面的颊舌径，并尽量恢复𬌗面的生理外形

（2）方法

1）选择大小、形状合适的磨改工具，不同形状的钻针、砂石轮，有水冷却的条件下进行，砂石轮的转速不宜过高，应间断磨改，避免产热刺激牙髓。

2）一般应先磨改牙尖交错位的早接触点，且对功能性牙尖的磨改一定要慎重。

3）一次不应磨牙太多，边调磨边检查，以防止出现新的早接触点或𬌗不平衡。

4）对松动牙的磨改，应用手指将松牙固定，以减少磨改时的不适与创伤。

5）若选磨的牙位多，应分次完成，以免患者肌疲劳。

6）选磨工作中，应注意减少或避免牙齿出现扁平的外形，尽量恢复牙齿的球面外形。

7）磨改结束后，必须用橡皮轮将牙面抛光。

8. 牙周松动牙固定的方法　见表9-2-2。

表9-2-2　松动牙固定的方法

项目	内容
适应证	①牙周炎松动牙经牙周治疗后，牙松动仍较明显且有咀嚼不适等症状，如牙列完整，可做牙齿结扎以利于牙周组织的修复再生。②松动牙在手术前须固定，以利于手术操作和术后的愈合，由于固定的力量不大，故只用于前牙。③因外伤而松动的牙，用夹板固定后，有利于牙周组织的修复
优点	暂时性夹板的优点是操作简便，色泽较为美观，价格便宜，而且可随时修补或拆除，比较方便
缺点	牙面上有附加物，如结扎丝和复合树脂，患者需要一段适应时间，并增加了菌斑控制的难度
制作方法	树脂粘接夹板、纤维夹板
注意事项	在松牙固定时应保持牙齿原来的位置，不可有牵拉移位等力量；松动牙固定后应即刻检查，通过调𬌗消除早接触；加强口腔卫生指导

9. 牙周手术

（1）牙龈切除术：用手术方法切除增土肥大的牙龈组织或后牙某些部位的中等深度牙周袋，重建牙龈的生理外形及正常的龈沟。

（2）牙周翻瓣术：是最常用、最基本的牙周手术，将袋内壁切除并翻开黏骨膜瓣，在直视下进行根面及软组织清创，然后将瓣复位缝合，以使牙周袋变浅或消除。在翻瓣术的同时还可进行牙槽骨成形或植骨，以恢复牙周组织的生理形态和功能。

10. 牙冠延长术　通过手术的方法，降低牙槽骨和龈缘位置，使原来位于龈下的健康的牙齿结构暴露于龈上，从而使临床牙冠加长，以利于牙齿的修复或解决美观问题。

11. 修复治疗中的牙周维护

（1）修复体边缘尽量放在龈上，若放在龈下，也不要侵犯生物学宽度。

（2）接触区应留出足够的空隙，以利牙间隙刷等洁牙工具能进入。

（3）颊、舌面应较平缓，避免过突，以免造成牙龈炎症。

（4）充填体或全冠的冠缘应与牙颈部密合，不可有悬突或与牙面之间有空隙。

（5）修复材料及表面应光洁。

（6）平衡的咬合关系。

第十章 口腔颌面外科学通科基础理论知识

第一节 口腔颌面部解剖

1. 三叉神经 三叉神经是脑神经中最大者，属混合性神经，是口腔颌面部主要的感觉神经和咀嚼肌的运动及本体感觉神经。分支有眼神经、上颌神经和下颌神经。

（1）眼神经：为感觉神经，经眶上裂出颅，主要分布于泪腺、眼球、眼睑、前额皮肤和部分鼻黏膜。

（2）上颌神经：为感觉神经，起自三叉神经节前缘的中部，经圆孔达翼腭窝上部，由眶下裂入眶更名为眶下神经，向前行于眶下沟、眶下管，出眶下孔达面部。根据其行程可分为四段（图10-1-1）。

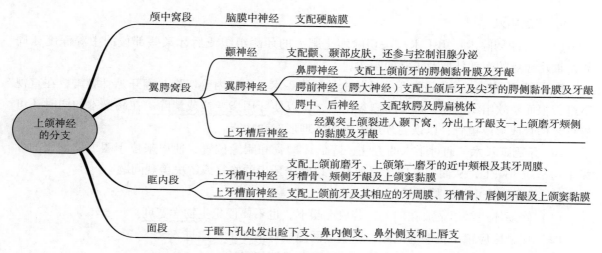

图10-1-1 上颌神经的分支

（3）下颌神经：为混合性神经，是三叉神经中最大的分支。经卵圆孔出颅，发出分支见表10-1-1。

表10-1-1 下颌神经的分支

分支名称	走行	分布
脑膜支（棘孔神经）	经棘孔入颅	硬脑膜
翼内肌神经	自翼内肌深面进入该肌	翼内肌
	有1~2细支穿经耳神经节	鼓膜张肌及腭帆张肌

续表

分支名称		走行	分布
下颌神经前干	颞深神经	经翼外肌上缘进入颞肌深面	颞肌
	咬肌神经	经翼外肌上缘，与咬肌动脉伴行，在颞肌与颞下颌关节之间，跨越下颌切迹至咬肌深面	咬肌
	翼外肌神经	行于翼外肌深面	翼外肌上、下头
	颊神经	自翼外肌两头之间穿出	下颌磨牙及第二前磨牙的颊侧牙龈及颊部的黏膜和皮肤
下颌神经后干	耳颞神经	—	颞下颌关节、外耳道、腮腺、颞区皮肤
	舌神经	经翼外肌深面至其下缘，于翼内肌和下颌支之间下行，继向前经舌骨舌肌与下颌舌骨肌之间，居下颌下腺及其导管之上	下颌舌侧牙龈、舌前 2/3 黏膜、口底黏膜和舌下腺
		收纳面神经的鼓索	面神经的味觉纤维分布于舌前 2/3 的味蕾
		将副交感纤维导入舌神经下方的下颌下神经节	节后纤维分布于舌下腺及下颌下腺，掌管腺体的分泌
	下牙槽神经	—	下颌牙之牙髓及其牙周膜和牙槽骨
		终末支出颏孔为颏神经	下颌前牙及第一前磨牙唇颊侧牙龈、下唇黏膜及皮肤和颏部皮肤

2. 面神经

（1）面神经的走行：面神经穿内耳道入面神经管，经茎乳孔出颅。向前穿过腮腺，呈扇形分布于面部表情肌。

（2）分段：以茎乳孔为界，可将面神经分为面神经管段（图 10-1-2）及颅外段（表 10-1-2）。

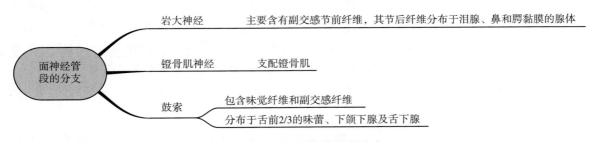

图 10-1-2　面神经管段的分支

表 10-1-2　面神经颅外段的分支

分支（由上至下）	分布	损伤后表现
颞支	额肌、眼轮匝肌上份、耳上肌和耳下肌	同侧额纹消失
颧支	眼轮匝肌、颧肌和提上唇肌	眼睑不能闭合

续表

分支（由上至下）	分布	损伤后表现
颊支	颧肌、笑肌、提上唇肌提口角肌、口轮匝肌和颊肌等	鼻唇沟变浅或消失、鼓腮无力、上唇运动力减弱或偏斜、食物积存于颊龈沟等
下颌缘支	降口角肌、降下唇肌、笑肌及颏肌	患侧口角下垂、流涎
颈支	颈阔肌，并有分支与颈横神经交通	—

第二节　牙颌系统解剖生理学特点

1. 咬合关系

（1）**牙尖交错𬌗**

1）上、下颌牙齿为尖窝相对的交错咬合关系：在牙尖交错𬌗时，除下颌中切牙与上颌第三磨牙外，都保持着一个牙齿与相对的两个牙齿的𬌗接触关系。

2）上、下颌牙弓间存在着覆盖与覆𬌗关系。①覆盖：又称超𬌗，指牙尖交错𬌗时，上颌牙盖过下颌牙的水平距离。正常情况下，距离在 3mm 以内，超过者称为深覆盖。深覆盖的程度取决于距离的大小。②覆𬌗：指牙尖交错𬌗时，上颌牙盖过下颌牙唇（颊）面的垂直距离。深覆𬌗的程度取决于上颌前牙切缘盖过下颌前牙唇面的部位而定。

3）上、下颌第一磨牙关系：中性𬌗、近中𬌗、远中𬌗。

4）尖牙接触特征：①下颌尖牙位于上颌尖牙的近中舌侧。②下颌尖牙较为斜形的远中牙尖嵴唇面与上颌尖牙近中牙尖嵴舌面相接触。③下颌尖牙较为平直的近中牙尖嵴唇面与上颌侧切牙舌面远中相接触。④上颌尖牙远中牙尖嵴舌面与下颌第一前磨牙近中颊尖嵴的颊面相接触。

5）正常牙尖交错𬌗的标志：①上下牙列中线对正（当不存在牙列拥挤时），正对着上颌唇系带。②除上颌最后一个磨牙及下颌中切牙外，每个牙都与对颌的两牙相对应接触。③尖牙关系正常，即上颌尖牙的牙尖顶对应着下颌尖牙的远中唇斜面，下颌尖牙的牙尖顶对应着上颌尖牙的近中舌斜面。④第一磨牙关系为中性关系。⑤前、后牙的覆𬌗与覆盖关系正常。

（2）**前伸𬌗**：在下颌由牙尖交错位依切导向前、向下运动的过程中，上、下牙列间的咬合关系皆为前伸𬌗关系。

（3）**侧方𬌗**：下颌向一侧运动，该侧（工作侧）上、下牙外侧牙尖相接触，对侧牙（非工作侧）不接触为侧𬌗。

2. 咀嚼肌群的解剖生理特点

（1）咬肌：可分为浅、中、深三层（表10-2-1）。受下颌神经的咬肌神经支配。功能是上提下颌骨，使下颌骨微向前伸，参与下颌侧方运动。

表 10-2-1 咬肌

分层	起于	止于
浅层	上颌骨颧突、颧弓下缘前2/3	下颌角和下颌支外侧面的下后部
中层	颧弓前2/3 的内侧面及后1/3 的下缘	下颌支的中份
深层	颧弓深面	下颌支的上部和喙突

（2）颞肌：①起于颞窝及颞深筋膜的深面，通过颧弓深面，止于喙突及下颌支前缘直至第三磨牙远中。②可上提下颌骨，也参与侧方运动。③颞肌受下颌神经的颞深神经支配。

（3）翼内肌和翼外肌：见表 10-2-2。

表 10-2-2 翼内肌和翼外肌

项目	翼内肌	翼外肌
起于	①深头：翼外板的内侧面和腭骨锥突。②浅头：腭骨锥突和上颌结节	①上头：蝶骨大翼的颞下面和颞下嵴。②下头：翼外板的外侧面
止于	下颌角内面的翼肌粗隆	髁突颈部的关节翼肌窝、关节囊和关节盘
神经支配	下颌神经的翼内肌神经	下颌神经的翼外肌神经
功能	上提下颌骨、参与下颌前伸和侧方运动	使下颌骨向前并降下颌骨

注意，广义的咀嚼肌还包括舌骨上肌群。

3. 颞下颌关节的解剖生理特点

（1）下颌骨髁突：呈梭形；内外径长，为 15～30mm；前后径短，为 8～10mm。髁突关节前斜面小，为功能面，是关节的负重区。

（2）颞骨关节面

1）关节窝：关节窝顶与颅中窝之间仅有薄骨板相隔，中央最薄处可仅厚约 1.2mm。

2）关节结节：关节结节有两个斜面，后斜面是功能面，是关节的负重区。

（3）关节盘：位于关节窝、关节结节和髁突之间，呈椭圆形，内外径大于前后径；分前带、中带、后带，中带为关节盘最薄处，关节的负重区，后带最厚。颞下颌关节盘具有吸收震荡、缓解关节内压、维持关节运动的稳定的作用。

（4）关节囊：上前方附着于关节结节前斜面的前缘，上后方附着于鼓鳞裂及岩鳞裂的前方，内侧止于蝶骨嵴，下方止于髁突颈部。

（5）关节韧带

1）颞下颌韧带：可防止髁突向外侧脱位。

2）茎突下颌韧带：可限制下颌过度前伸。

3）蝶下颌韧带：在迅速大张口时，具有悬吊下颌、防止张口过大的作用。

4. 咬合、肌群和关节的相互关系

（1）牙尖交错位（ICP）

1）上、下颌牙处于牙尖交错、最广泛、最紧密的接触关系。

2）大部分人的髁突基本处于下颌窝中央的位置，功能运动中髁突前斜面、关节盘中间带、关节结节后斜面保持密切接触。

3）双侧升颌肌群收缩对称、有力，作用协调。

4）ICP 由上、下颌牙的牙尖斜面引导，是可重复性最好的下颌位置。

5）ICP 在人的一生中相对稳定，但也逐渐变化。

6）ICP 是下颌咀嚼肌肌力闭合道的终点。

（2）后退接触位（RCP）：从牙尖交错位下颌可以向后下移动约 1mm，前牙不接触，只有后牙牙尖斜面保持部分接触，髁突在下颌窝的位置是下颌的生理性最后位，不能再向后退，从此位置开始下颌可以做侧向运动和单纯铰链运动。

（3）下颌姿势位（MPP）：曾称息止颌位。当头直立位，口腔在不咀嚼、不吞咽、不说话时，下颌处于休息状态，上、下颌牙弓自然分开，从后向前保持着一个楔形间隙，称为息止𬌗间隙，也被称为自由间隙，为 2～4mm。

（4）3 种基本颌位的关系：后退接触位，下颌向前移动 0.5～1.0mm 到达牙尖交错位，这两个颌位之间无偏斜的以前后向为主的位置关系，称"长正中"。长正中使下颌在进入牙尖交错位时的冲击力得到一定缓冲，有利于咀嚼系统组织结构健康。下颌姿势位，下颌向前上移动 1～3mm 到达牙尖交错位，这两个颌位表现为垂直方向关系。

第十一章 口腔颌面外科学通科理论

第一节 口腔颌面部局部麻醉

1. 局部麻醉

（1）冷冻麻醉：常用氯乙烷。麻醉持续时间 3~5 分钟，仅适用于黏膜下和皮下浅表脓肿的切开引流，以及松动牙的拔除。

（2）表面麻醉：适用于表浅的黏膜下脓肿切开引流，拔除松动牙，以及行气管内插管前的黏膜表面麻醉。常用药物有利多卡因、丁卡因、苯佐卡因、达克罗宁。

（3）浸润麻醉：常用方法见图 11-1-1。

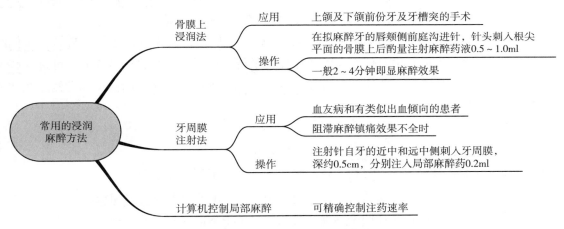

图 11-1-1 常用的浸润麻醉方法

（4）阻滞麻醉

1）上牙槽后神经阻滞麻醉：具体如下。①应用：上颌磨牙的拔除以及相应的颊侧龈、黏膜和上颌结节部的手术。②方法：口内注射法。a. 患者半张口，头后仰，牙平面与地面成45°。b. 注射针与上颌牙的长轴成40°，向上后内方刺入。c. 针尖沿着上颌结节弧形表面滑动，深15~16mm。d. 回抽无血，即可注入麻醉药液 1.5~2.0ml。③麻醉区域：除第一磨牙颊侧近中根外的同侧磨牙的牙髓、牙周膜、牙槽突及其颊侧的骨膜、牙龈黏膜。

2）下牙槽神经阻滞麻醉：①方法：a. 患者大张口，下牙平面与地面平行。b. 注射器放在对侧口角，即第一、第二前磨牙之间，与中线成45°。c. 注射针高于下牙面 1cm 并与之平行。d. 从颊脂垫或上、下颌牙槽嵴相距的中点线上与翼下颌韧带外侧 3~4mm 的交点刺入后推进2.0~2.5cm，可达下颌骨骨面的下牙槽神经沟。e. 回抽无血，可注入麻醉药 1.0~1.5ml。②麻醉区域：同侧下颌骨、下颌牙、牙周膜、前磨牙至中切牙唇（颊）侧牙龈、黏骨膜及下唇部。以下唇麻木为注射成功的主要标志。

3）眶下神经阻滞麻醉：具体如下。①应用：同侧上颌切牙至前磨牙的拔除，牙槽突修整和上颌囊肿刮治术及唇裂修复等手术。②方法：见表 11-1-1。③麻醉区域：同侧下眼睑、鼻眶下区、上唇、上颌前牙、前磨牙，以及这些牙的唇颊侧牙槽突、骨膜、牙龈和黏膜等组织。

表 11-1-1 眶下神经阻滞麻醉的方法

项目	口外注射法	口内注射法
进针点	同侧鼻翼旁约 1cm 处	侧切牙根尖相应部位的口腔前庭沟顶
进针方向	注射针与皮肤成45°，向上后外进针	注射针与上颌中线成45°，向上后外进针
进针深度	约 1.5cm	
注药量	1ml	

4）腭前神经阻滞麻醉：具体如下。①方法：患者头后仰，大张口，上颌牙平面与地面成60°。注射针在腭大孔的表面标志稍前处刺入腭黏膜，往上后方推进至腭大孔，注入麻醉药 0.3～0.5ml。②麻醉区域：同侧磨牙、前磨牙腭侧的黏骨膜、牙龈及牙槽骨。

5）鼻腭神经阻滞麻醉：具体如下。①方法：患者头后仰，大张口，注射针自腭乳头侧缘刺入黏膜，然后将针摆向正中，使之与中切牙长轴平行，向后上方推进约 0.5cm，可进入腭前孔。注药时须用较大压力，一般注入量为 0.25～0.50ml。②麻醉区域：两侧尖牙腭侧连线前方的牙龈、腭侧黏骨膜和牙槽骨。

2. 全身麻醉

（1）吸入麻醉：常用药物有乙醚、氟烷、安氟烷等。

（2）静脉麻醉：其优点为诱导快、对呼吸道无刺激、不污染环境等。

（3）控制性降压麻醉：主要目的在于减少术中出血，避免输血或大量输液。

（4）低温麻醉：可使机体代谢率降低，是适应复杂手术治疗需要的一种麻醉方法。

第二节 牙拔除术

1. 力学原理

（1）杠杆原理：牙挺可被视为一个杠杆。根据力学公式（力×力臂＝重×重臂）可知，力臂比重臂越长，所获得的机械效率越大。牙挺使用时以牙槽骨为支点的撬动，挺刃抵于牙槽突的转动，都产生杠杆力。

（2）楔的原理：临床上使用的根挺及根尖挺都有楔形的挺刃，当插入牙根与牙槽骨之间时，由楔产生斜面的机械效益，可将牙根自牙槽窝内挤出。

（3）轮轴原理：公式为力×轮半径＝重×轴半径。轮半径比轴半径越大越省力。临床上挺刃的旋转，特别是三角挺的旋转，使用的是轮轴原理。

2. 阻力分析

（1）冠部阻力

1）软组织阻力：来自阻生牙上方覆盖的龈瓣，该龈瓣质韧并保持相当的张力包绕牙冠，对阻生牙𬌗向和远中向脱位形成阻力。此阻力通过切开、分离软组织即可解除。

2）骨阻力：来源于包裹牙冠的骨组织，主要是牙冠外形高点以上的骨质。该阻力可通过分切牙冠和/或去骨的方法解除。

（2）根部阻力：来自牙根周围的骨组织，是主要的拔牙阻力。

1）阻生牙倾斜度：近中阻生牙倾斜度较大，与拔除脱位方向不一致，需要转动角度，所以根部阻力较大；水平阻生牙倾斜度约90°，需要更大的转动角度，所以根部阻力更大；倒置阻生牙牙根倾斜度超过90°。

2）牙根形态：双根且根分叉较高、两根间距较大者，根部阻力较大，需要用分根法解除根部阻力；多根牙、根分叉较低且牙颈部有较大骨倒凹者、肥大根、U形根、特长根的根阻力大，常须去骨达根长1/3甚至1/2以上才能解除根部阻力。

3）根尖形态：根尖弯向近中、颊舌侧或根尖弯曲方向不一致、根端肥大者，根尖阻力较大，拔除较困难。

4）周围骨组织密度：年轻人根周骨密度疏松，牙周间隙明显，比中老年人容易拔除。

（3）邻牙阻力：是指第二磨牙产生的妨碍阻生牙拔除脱位的阻力。其阻力大小视阻生牙与第二磨牙的接触程度和阻生的位置而定，该阻力可通过分冠和去骨的方法解决。

第三节　口腔颌面部感染

考点直击

【病历摘要】

女，28岁，服务员。主诉左侧咀嚼及吞咽时疼痛伴张口受限3天。有长期左下后牙肿痛病史，否认全身系统性疾病及药物过敏史。

检查：患者双侧下颌下区不对称，左侧下颌下区内侧稍肿胀，深压痛，凹陷性水肿不明显，张口受限，约为1横指，开口型基本正常，双侧颞下颌关节活动对称，无弹响。38部分萌出，远中龈瓣覆盖，周围牙龈红肿，左侧翼下颌皱襞处黏膜水肿，下颌升支前缘稍内侧可有轻度肿胀、深压痛，左侧下颌下区可触及数个直径约1.0cm大小肿大淋巴结，边界清，无压痛，活动度良好。21牙冠短，着色呈棕色，冷、热测验无反应，叩诊（−），无松动；唇侧根尖区骨开窗，根尖至根中2/3牙根外露。

穿刺：自下颌升支内侧肿胀明显处穿刺可见有黄色黏稠脓性分泌物。

【病例分析】

1. 主诉疾病的诊断　①左侧翼下颌间隙感染。②38智齿冠周炎。

2. 非主诉疾病的诊断 ①21 着色牙。②慢性根尖周炎（根尖骨开窗）。

3. 主诉疾病的诊断依据

（1）咀嚼及吞咽时疼痛伴张口受限 3 天。

（2）患者双侧下颌下区不对称，左侧下颌下区内侧稍肿胀，深压痛，凹陷性水肿不明显，张口受限，约为 1 横指，开口型基本正常，双侧颞下颌关节活动对称，无弹响。

（3）38 部分萌出，远中龈瓣覆盖，周围牙龈红肿，左侧翼下颌皱襞处黏膜水肿。

（4）口内见左侧下颌升支前缘稍内侧可有轻度肿胀、深压痛。

（5）穿刺可见有黄色黏稠脓性分泌物。

4. 非主诉疾病诊断依据 21 牙冠呈棕色，冷测验（－），热测验（－），叩诊（－），唇侧根尖区骨开窗，根尖至根中 2/3 牙根外露。

5. 主诉疾病的治疗原则 给予大剂量抗生素治疗，穿刺有明显脓液，可行切开引流术。

6. 全口其他疾病的治疗原则 21 即刻义齿做好后拔除，择期行种植义齿修复。

1. 智齿冠周炎

（1）急性冠周炎

1）自觉患侧磨牙后区胀痛不适，咀嚼、吞咽、开口活动时疼痛加重。

2）病情继续发展，局部可呈自发性跳痛或沿耳颞神经分布区产生反射性痛。

3）当炎症遍及咀嚼肌时，张口受限，甚至会出现"牙关紧闭"。

4）全身症状：可有不同程度的畏寒、发热、头痛、全身不适、食欲缺乏及大便秘结、白细胞总数稍有增高，中性粒细胞比例上升。

（2）慢性冠周炎 临床上多无明显症状，仅局部有轻度压痛、不适。

2. 口腔颌面部间隙感染临床特点

（1）眶下间隙感染

1）眶下区肿胀，皮肤发红、张力增大，眼睑水肿、睑裂变窄、鼻唇沟消失。脓肿形成后，眶下区可触及波动感，口腔前庭、龈颊沟处常有明显肿胀、压痛，极易触及波动。

2）眶下间隙感染向上可向眶内直接扩散，形成眶内蜂窝织炎，亦可沿面静脉、内眦静脉、眼静脉向颅内扩散，并发海绵窦血栓性静脉炎。

（2）咬肌间隙感染

1）典型症状是以下颌支及下颌角为中心的咬肌区肿胀、充血、压痛，伴明显张口受限。

2）由于咬肌肥厚坚实，不易触到波动感。

3）若炎症在 1 周以上，脓液蓄积，易形成下颌支部的边缘性骨髓炎。

（3）翼下颌间隙感染

1）常是先有牙痛史，继之出现张口受限，咀嚼、吞咽疼痛。

2）口腔检查见翼下颌皱襞处黏膜水肿，下颌支后缘稍内侧可有轻度肿胀、深压痛。

3）由于翼下颌间隙的位置深在，难直接触及波动，常须穿刺方可确定。

（4）颞下间隙感染

1）颧弓上、颧弓下及下颌支后方微肿，有深压痛，伴有不同程度的张口受限。

2）常存在相邻间隙的感染，因此可伴有颞部、腮腺咬肌区、颊部和口内上颌结节区的肿胀。临床表现有同侧眼球突出、眼球运动障碍、眼睑水肿、头痛、恶心等症状时，应警惕海绵窦静脉炎。

（5）下颌下间隙感染

1）多数下颌下间隙感染是以下颌下淋巴结炎为其早期表现，有明确边界的淋巴结肿大、压痛。

2）化脓性下颌下淋巴结炎向结外扩散形成蜂窝织炎。临床表现为下颌下三角区肿胀，下颌骨下缘轮廓消失，皮肤紧张、压痛，按压有凹陷性水肿。

3）中心区皮肤充血，可触及明显波动。

（6）颊间隙感染

1）颊部皮下或黏膜下的脓肿，病程进展缓慢，肿胀及脓肿的范围段为局限。

2）感染波及颊脂垫时，病情发展迅速，肿胀范围波及整个颊部，并可向相邻间隙扩散，形成多间隙感染。

（7）颞间隙感染

1）病变区表现有凹陷性水肿，压痛、咀嚼痛和不同程度的张口受限。

2）颞浅间隙脓肿可触及波动感。

3）颞深间隙脓肿则须借助穿刺才能明确诊断。

（8）咽旁间隙感染

1）咽侧壁红肿、腭扁桃体突出，肿胀可波及同侧软腭、腭舌弓和腭咽弓，腭垂被推向健侧。

2）自觉吞咽疼痛、进食困难、张口受限；若伴有喉水肿，可出现声音嘶哑，以及不同程度呼吸困难和进食呛咳。

3）处理不及时，可导致肺部感染、菌血症和颈内静脉血栓性静脉炎等并发症。

（9）口底多间隙感染

1）病变初期肿胀多在一侧下颌下间隙或舌下间隙。

2）如炎症继续发展扩散至颌周整个口底间隙时，则双侧下颌下、舌下及颏部均有弥漫性肿胀。

3）腐败坏死性病原菌引起的口底蜂窝织炎：①软组织的水肿非常广泛。颌周有自发性剧痛、灼热感，皮肤表面略粗糙而红肿坚硬。②肿胀区皮肤呈紫红色，压痛，明显凹陷性水肿，无弹性。③深层肌等组织坏死、溶解，出现波动感。④皮下因有气体产生，可触及捻发音。切开后有大量咖啡色、稀薄、恶臭、混有气泡的液体，并可见肌组织呈棕黑色，结缔组织为灰白色，但无明显出血。⑤肿胀向舌根发展，可出现呼吸困难，患者不能平卧；严重者烦躁不安，呼吸短促，口唇青紫、发绀，甚至出现"三凹"征，有发生窒息的危险。⑥个别患者的感染可向纵隔扩散，表现为纵隔炎或纵隔脓肿。

4）全身症状常很严重，多伴有发热、寒战，体温可达40℃以上。

3. 颌骨骨髓炎

（1）化脓性颌骨骨髓炎

1）中央性颌骨骨髓炎：见表11-3-1。

表 11-3-1　中央性颌骨骨髓炎

项目	急性期	慢性期
表现	①上颌骨病变的炎症波及整个上颌骨体时，常伴有化脓性上颌窦炎、鼻腔与口腔龈袋有脓液外溢。②下颌骨病变可沿下牙槽神经管扩散，波及一侧下颌骨，甚至越过中线累及对侧下颌骨；下牙槽神经受到损害时，可出现下唇麻木。病变波及下颌支、髁突及冠突时，翼内肌、咬肌等受到炎症激惹而出现张口受限	大块死骨或多数死骨形成时，下颌骨可发生病理性骨折，出现咬合错乱与面部畸形。如不进行及时有效的治疗，病情经久不愈，造成机体慢性消耗与中毒、消瘦、贫血等
疼痛	自觉病变区牙有剧烈疼痛，疼痛可向半侧颌骨或三叉神经分支区放射	明显减轻
全身症状	全身寒战、发热，体温可达40℃，食欲缺乏，嗜睡	体温正常，或者仍有低热
发展	炎症在急性期内未能得到控制，可因颌骨内的血管栓塞，导致营养障碍与坏死，形成死骨，并进入慢性期	口腔内及颌面部皮肤形成多个瘘孔，有大块死骨排出

2）边缘性颌骨骨髓炎：见表11-3-2。

表 11-3-2　边缘性颌骨骨髓炎

项目	增生型	溶解破坏型
临床表现	患侧下颌支及腮腺咬肌区肿硬，皮肤无急性炎症，局部压迫有不适感或轻微疼痛	常在骨膜或黏膜下形成脓肿，一旦自溃或切开引流，则遗留瘘孔，常久治不愈，长期从瘘孔溢脓。肉眼观见蜡样骨质，伴脓性肉芽组织及小块薄片状死骨形成。死骨与周围正常骨质有时不能完全分离，边界不易明确分开
病理组织学检查	骨密质增生，骨松质硬化，骨膜反应活跃，少量新骨形成	骨膜、骨密质已被溶解破坏
X线表现	下颌骨后前位片见明显骨密质增生，骨质呈致密影像	病变区骨密质破坏，骨质稀疏脱钙，形成不均匀的骨粗糙面

（2）新生儿颌骨骨髓炎

1）局部症状：主要在面部，起始眶下及内眦部皮肤红肿，以后病变迅速向眼睑周围扩散，出现眼睑肿胀，睑裂狭窄甚至完全闭合。

2）全身症状：患儿发病突然，有高热、寒战、脉速，啼哭、烦躁不安，甚至呕吐；重者可出现昏睡、意识不清等中毒症状。

3）常有眶下缘或颧骨的骨质破坏，形成颗粒状死骨从瘘管排出。

4）炎症不能及早控制，上颌乳牙牙胚可因炎症损伤而在以后影响牙的正常萌出。

（3）放射性颌骨坏死

1）病程发展缓慢，往往在放射治疗后，数月乃至十余年始出现症状。

2）初期呈持续性针刺样剧痛，由于放疗引起黏膜或皮肤溃疡，致牙槽骨、颌骨骨面外露，呈黑褐色。

3）露出骨面的部位长期溢脓，久治而不愈。

4）全身呈慢性消耗性衰竭，常表现为消瘦及贫血。

（4）面部疖、痈

1）疖：①初期为皮肤上出现红、肿、热、痛的小硬结，成锥形隆起，有触痛。②数日内硬结顶部出现黄白色脓头，周围为红色硬盘，患者自觉局部发痒、烧灼感及跳痛。

2）痈：①较疖严重并伴剧烈的疼痛。②初期肿胀的唇部皮肤与黏膜上出现多数的黄白色脓头，破溃后溢出脓血样分泌物，脓头周围组织亦有坏死，形成多数蜂窝状腔洞。③整个痈的病变区上层组织呈紫红色，痈周围和深部的组织呈浸润性水肿。④唇痈患者因唇部极度肿胀、疼痛、张口受限而致进食、言语困难。局部区域淋巴结肿大、压痛。⑤全身中毒症状明显，白细胞计数及中性粒细胞比例升高。

（5）面颈部淋巴结炎

1）急性化脓性淋巴结炎：见图 11-3-1。

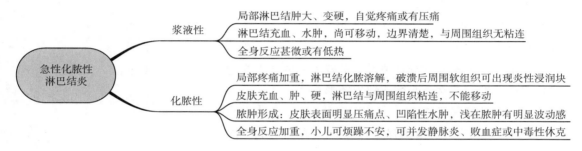

图 11-3-1　急性化脓性淋巴结炎

2）慢性淋巴结炎：①多发生在患者抵抗力强而细菌毒力较弱的情况下。②淋巴结内结缔组织增生形成微痛的硬结。③全身无明显症状，可持续较长时间，一旦机体抵抗力下降，可以转变为急性发作。

3）结核性淋巴结炎：①最初可在下颌下、颏下或颈侧发现单个或多个成串的淋巴结，缓慢肿大、较硬，但无痛。②淋巴结中心因有干酪样坏死，组织溶解变软，逐渐液化破溃。③炎症波及周围组织时，淋巴结可彼此粘连成团，或者与皮肤粘连。④皮肤表面无红、热及明显压痛，触之有波动感，称为冷脓肿。

第四节　颞下颌关节疾病

1. 颞下颌关节紊乱综合征

（1）下颌运动异常：开口度异常、开口型异常、开闭口运动出现关节绞锁等。

（2）疼痛：开口和咀嚼运动时关节区或关节周围肌群的疼痛。

（3）弹响和杂音：弹响音为开口运动中有"咔、咔"的声音，破碎音为开口运动中有"咔叽、咔叽"的声音；摩擦音为在开口运动中有连续的揉玻璃纸样的摩擦音。

（4）其他症状：头痛、耳闷、耳鸣、听力下降、眼症、吞咽困难、慢性全身疲劳。

2. 颞下颌关节脱位

（1）急性前脱位

1）双侧脱位：下颌运动异常，呈开口状，说话、咀嚼和吞咽均有困难；前牙开𬌗，反𬌗；

下颌前伸，两颊变平；触诊耳屏前方有凹陷；在颧弓下可触到脱位的髁突。

2）单侧急性前脱位：颏部中线及下前牙中线偏向健侧，健侧后牙反𬌗。

（2）复发性脱位和陈旧性脱位：其临床表现与急性前脱位相同。

3. 颞下颌关节强直

（1）关节内强直

1）进行性开口困难。

2）面下部发育畸形：面部两侧不对称，颏部偏向患侧；患侧下颌体、下颌支短小，患侧面部丰满；双侧强直者形成特殊的小颌畸形面容。发病年龄愈小，颜面部发育畸形愈严重，严重者可致阻塞性睡眠呼吸暂停综合征。

3）关系紊乱。

4）髁突活动减弱或消失。

（2）关节外强直

1）进行性开口困难。

2）面下部发育畸形及咬合关系紊乱较关节内强直为轻。

3）口腔或颌面部瘢痕挛缩或缺损畸形。

4）髁突活动减弱或消失。

（3）混合性强直：关节内强直和关节外强直同时存在。

第五节　口腔颌面部肿瘤

1. 软组织囊肿

（1）皮脂腺囊肿：①常见于面部，小的如豆，大则可至小柑橘样。②囊肿位于皮内，并向皮肤表面突出。囊壁与皮肤紧密粘连，中央可有一小色素点。③生长缓慢，呈圆形，与周围组织界线明显，质地软，无压痛，可以活动。

（2）皮样囊肿或表皮样囊肿：见表11-5-1。

表11-5-1　皮样囊肿或表皮样囊肿

类型	自觉症状	好发年龄	好发部位	特征表现
皮样囊肿	一般无	儿童及青年	口底、颏下；在黏膜或皮下较深的部位或口底诸肌之间（深）	生长缓慢，呈圆形；触诊囊肿坚韧而有弹性，面团样
表皮样囊肿	一般无	儿童及青年	眼睑、额、鼻、眶外侧、耳下等部位（浅）	生长缓慢，呈圆形

（3）甲状舌管囊肿：①囊肿生长缓慢，呈圆形，位于颈正中部位，有时微偏一侧。质软，周界清楚，与表面皮肤及周围组织无粘连。②舌骨体与囊肿之间可能触及坚韧的索条与舌骨体粘连，故可随吞咽及伸舌等动作而移动。③舌根部肿胀，发生吞咽、语言及呼吸功能障碍。

（4）鳃裂囊肿：①常位于颈上部，大多在舌骨水平，胸锁乳突肌上1/3前缘附近。②生长缓慢，患者无自觉症状，囊肿表面光滑，但有时呈分叶状。③鳃裂瘘：鳃裂囊肿穿破后，因长期不愈形成。

2. 颌骨囊肿

（1）牙源性颌骨囊肿

1）根尖周囊肿：好发于前牙。

2）始基囊肿：好发于下颌第三磨牙区及下颌支部。

3）含牙囊肿：好发于下颌第三磨牙区和上颌尖牙区。

（2）非牙源性囊肿

1）球上颌囊肿：发生于上颌侧切牙与尖牙之间，牙常被排挤而移位。

2）鼻腭囊肿：位于切牙管内或附近（来自切牙管残余上皮）。

3）正中囊肿：位于切牙孔之后，腭中缝的任何部位。亦可发生于下颌正中线处。

4）鼻唇囊肿：位于上唇底和鼻前庭内，可能来自鼻泪管上皮残余。

3. 色素痣

（1）交界痣为淡棕色或深棕色斑疹、丘疹或结节，一般较小，表面光滑、无毛，平坦或稍高于皮表。一般不出现自觉症状。

（2）突起于皮肤表面的交界痣容易受到洗脸、刮须、摩擦与损伤的刺激，并由此可能发生恶性症状。恶性黑色素瘤多来自交界痣。

（3）毛痣、雀斑样色素痣均为皮内痣或复合痣，极少恶变。

（4）口腔黏膜内的痣少见，以黑色素斑为多。如果发生黑色素痣，则以交界痣及复合痣为多见。

4. 血管瘤 发生于口腔颌面部的血管瘤约占全身血管瘤的60%，其中大多数发生于面颈部皮肤、皮下组织，极少数见于口腔黏膜。血管瘤的生物学行为特征是可自发性消退。血管瘤病程分期见表11－5－2。

表11－5－2　血管瘤病程分期

分期	时间	表现
增生期	①约在4周以后快速生长。②快速增生伴发于婴儿的第二生长发育期，即4～5个月时	最初表现为毛细血管扩张，四周以晕状白色区域；迅即变为红斑并高出皮肤，高低不平似杨梅（草莓）状
消退期	一般在1年以后即进入静止消退期	病损由鲜红变为暗紫、棕色，皮肤可呈花斑状
消退完成期	一般在1年以后即进入静止消退期	大面积的血管瘤完全消退后可以后遗局部色素沉着，浅瘢痕，皮肤萎缩下垂等体征

5. 脉管畸形

（1）静脉畸形：旧分类称海绵状血管瘤。

1）好发于颊、颈、眼睑、唇、舌或口底部病损则呈现蓝色或紫色。

2）边界不太清楚，触之柔软，可以被压缩，有时可触及静脉石。

3）体位移动试验阳性：当头低位时，病损区则充血膨大；恢复正常位置后，肿胀亦随之缩小，恢复原状。

（2）微静脉畸形：即常见的葡萄酒色斑。

1）多发于颜面部皮肤，常沿三叉神经分布区分布。

2）呈鲜红或紫红色，与皮肤表面平，周界清楚。

3）其外形不规则，大小不一，以手指压迫病损，表面颜色退去；解除压力后，血液立即又充满病损区，恢复原有大小和色泽。

（3）动静脉畸形：旧分类中称蔓状血管瘤或葡萄状血管瘤。

1）多见于成年人，幼儿少见。

2）病损高起呈念珠状表面温度较正常皮肤为高。患者可能自己感觉到搏动；触诊有震颤感，听诊有吹风样杂音。

3）肿瘤可侵蚀基底的骨质，也可突入皮肤，使其变薄，甚至坏死出血。

（4）淋巴管畸形

1）微囊型：①在皮肤或黏膜上呈现孤立的或多发性散在的小圆形囊性结节状或点状病损，无色、柔软，一般无压缩性，边界不清。②口腔黏膜的淋巴管畸形有时与微静脉畸形同时存在，出现黄、红色小泡状突起，称为淋巴血管瘤。

2）大囊型：①病损大小不一，表面皮肤色泽正常，呈充盈状态，触诊柔软，有波动感。②体位移动试验阴性，但有时透光试验为阳性。

（5）混合型脉管畸形：存在一种类型以上的脉管畸形时都可称为混合型脉管畸形。

6. 良性肿瘤

（1）牙龈瘤：见图 11-5-1。

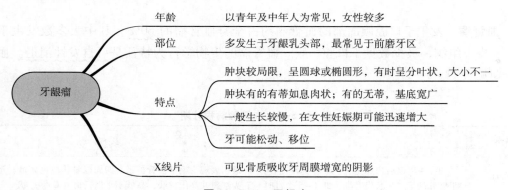

图 11-5-1　牙龈瘤

牙龈瘤	年龄	以青年及中年人为常见，女性较多
	部位	多发生于牙龈乳头部，最常见于前磨牙区
	特点	肿块较局限，呈圆球或椭圆形，有时呈分叶状，大小不一
		肿块有的有蒂如息肉状；有的无蒂，基底宽广
		一般生长较慢，在女性妊娠期可能迅速增大
		牙可能松动、移位
	X线片	可见骨质吸收牙周膜增宽的阴影

（2）牙源性角化囊性瘤：①多发生于青壮年，可发生于颌骨任何部位，好发于下颌第三磨牙区及下颌支部。②生长缓慢，初期无自觉症状。③如果肿瘤发展到更大，表面骨质变为极薄之骨板，触诊时可有乒乓球样感，并发出所谓羊皮纸样脆裂声；最后，此层极薄的骨板也被吸收，则可有波动感。

（3）成釉细胞瘤：①生长缓慢，初期无自觉症状。②逐渐发展可使颌骨膨大，造成畸形，左、右面部不对称。③肿瘤继续增大，使颌骨外板变薄、吸收，肿瘤可以侵入软组织内。④肿瘤的侵犯，可影响下颌骨的运动度，甚至发生吞咽、咀嚼和呼吸障碍。⑤当肿瘤压迫下牙槽神经时，患侧下唇及颊部可能感觉麻木不适。⑥肿瘤发展很大，骨质破坏较多，可能发生病理性骨折。

（4）骨化纤维瘤：①生长缓慢，早期无自觉症状。②肿瘤逐渐增大后，可造成颌骨膨胀肿大，引起面部畸形及牙移位。③发生于上颌骨者，常波及颧骨，并可能波及上颌窦及腭部，使眼眶畸形，眼球突出或移位，甚至产生复视。④发生于下颌骨者，除引起面部畸形外，可导致咬合紊乱，可继发感染，伴发骨髓炎。

7. 鳞状细胞癌

（1）舌癌：舌癌多发生于舌缘，其次为舌尖、舌背。常为溃疡型或浸润型。一般恶性程度较高，生长快，浸润性较强，常波及舌肌，致舌运动受限。

（2）牙龈癌：下颌牙龈癌较为多见。男性多于女性。生长较慢，以溃疡型为最多见。早期向牙槽突及颌骨浸润，使骨质破坏，引起牙松动和疼痛。

（3）颊癌：颊黏膜癌常发生于磨牙区附近，呈溃疡型或外生型，生长较快，向深层浸润。穿过颊肌及皮肤，可发生溃破，亦可蔓延至上、下颌牙龈及颌骨。

（4）口底癌：生长于口底前部者，其恶性程度较后部为低。早期鳞癌常为溃疡型，以后向深层组织浸润，发生疼痛、口涎增多、舌运动受限，并有吞咽困难及语言障碍。

（5）唇癌：多发生于下唇，常发生于下唇中外 1/3 间的唇红缘部黏膜。早期为疱疹状结痂的肿块或局部黏膜增厚，随后出现火山口状溃疡或菜花状肿块。唇癌生长较慢，一般无自觉症状。

（6）上颌窦癌：见表 11-5-3。晚期上颌窦癌可发展到上颌窦任何部位，以及筛窦、蝶窦、颧骨、翼板和颅底部，引起相应临床症状。

表 11-5-3　上颌窦癌

发生部位	常见表现
上颌窦内壁	常先出现鼻阻塞、鼻出血、一侧鼻腔分泌物增多，鼻泪管阻塞有流泪现象
上颌窦上壁	常先使眼球突出、向上移位，可能引起复视
上颌窦外壁	面部及唇颊沟肿胀；皮肤破溃、肿瘤外露；面颊部感觉迟钝或麻木（眶下神经受累）
上颌窦后壁	可侵入翼腭窝而引起张口困难
上颌窦下壁	先引起牙松动、疼痛、龈颊沟肿胀

第六节　口腔颌面部创伤

考点直击

【病历摘要】

男，19 岁，学生。主诉右面部外伤后咬合不适 2 小时。2 小时前患者打篮球时，不慎被同学肘部从侧面击中右侧面部，自觉局部疼痛明显，上、下牙咬合不适，遂来我院就诊。伤后患者无昏迷，无恶心、呕吐等，现一般情况可。既往体健，否认系统性疾病史，否认药物过敏史。

检查：面部左右不对称，右侧下颌角区肿胀，压痛明显，双侧耳前区无压痛，关节动度基本一致，开口度约两横指，开口型正常。口内见，咬合关系紊乱，右侧后牙区早接触，左侧后牙区开𬌗，48 颊侧前庭沟压痛，可触及骨台阶，未触及明显异常动度。

全口牙位曲面体层 X 线片示 48 斜向后下达右侧下颌角可见骨质连续影像。

【病例分析】

1. 诊断　右侧下颌角骨折。

2. 诊断依据

（1）病史：2 小时前患者打篮球时不慎被同学肘部从侧面击中右侧面部，自觉局部疼痛明显，上、下牙咬合不适。

（2）检查：①右侧下颌角区肿胀，压痛明显，咬合关系紊乱，右侧后牙区早接触，左侧后牙区开𬌗。②48 颊侧前庭沟压痛，张口受限。③可触及骨台阶。

3. 鉴别诊断　①髁突骨折。②颏孔区骨折。③颏正中骨折。

4. 治疗原则　①颌间牵引保守治疗。②手术切开复位内固定治疗。

1. 口腔颌面部软组织创伤　根据伤因和伤情不同可分为不同类型损伤，其临床特点见表 11 - 6 - 1。

表 11-6-1　软组织创伤的临床特点

创伤类型	临床特点
擦伤	皮肤表层破损，创面常附着泥沙或其他异物，点片状创面或少量点状出血，痛感明显
挫伤	皮下及深部组织遭受力的挤压损伤而无开放创口，局部皮肤变色、肿胀和疼痛
刺、割伤	皮肤和软组织有裂口，刺伤的创口小而伤道深，多为非贯通伤。切割伤的创缘整齐，伤及大血管时可大量出血
撕裂或撕脱伤	较大的机械力将组织撕裂或撕脱；创缘多不整齐，皮下及肌肉组织均有挫伤，常有骨面裸露
咬伤	可以是动物或人咬伤；可造成颜面组织撕裂、撕脱或缺损，常有骨面裸露，外形和功能毁损严重，污染较重

2. 口腔颌面部硬组织创伤

（1）牙槽突骨折：①常伴有唇和牙龈的肿胀、撕裂、牙松动、牙折或牙脱落。②摇动损伤区某一牙时，可见邻近数牙及骨折片随之移动。骨折片可移位，引起咬合错乱。

（2）颌骨骨折

1）下颌骨骨折：具体如下。①**骨折段移位**：影响下颌骨骨折后骨折段移位的因素包括骨折的部位、外力的大小和方向、骨折线方向和倾斜度、骨折段是否有牙以及附着肌肉的牵拉作用等，其中各咀嚼肌的牵拉作用又是主要因素。②**咬合错乱**：是颌骨骨折最常见的体征，即使骨折段只有轻度移位，也可能出现咬合错乱。③**骨折段异常动度**：正常情况下，下颌骨运动时是整体活动，只有在发生骨折时才会出现异常活动。④**下唇麻木**：下颌骨骨折伴有下牙槽神经损伤时，会出现下唇麻木。⑤**张口受限**：由于疼痛和升颌肌群痉挛，多数下颌骨骨折会出现张口受限症状。⑥**牙龈撕裂**：骨折处常可见牙龈撕裂、变色和水肿。

2）上颌骨骨折：具体如下。①骨折线：临床上最常见的是横断形、分离性骨折。勒福（Le Fort）依据骨折线的高低位置，将其分三型（表11-6-2）。②骨折段移位：上颌骨上无咀嚼肌附着，故骨折块多随外力的方向而发生移位，或者因重力而下垂，一般常出现向后下方向移位。③咬合关系错乱：上颌骨折块移位必然引起咬合关系错乱。④眶及眶周变化：眶内及眶周常伴有组织内出血水肿，形成特有的"眼镜"征，表现为眶周瘀斑，睑、球结膜下出血；或有眼球移位而出现复视等。⑤颅脑损伤：上颌骨骨折时常伴发颅脑损伤或颅底骨折，出现脑脊液漏等。

表 11-6-2　Le Fort 分型

类型	别称	症状
Le Fort Ⅰ型骨折	上颌骨低位骨折或水平骨折	—
Le Fort Ⅱ型骨折	上颌骨中位骨折或锥形骨折	骨折波及筛窦达颅前凹，出现脑脊液鼻漏
Le Fort Ⅲ型骨折	上颌骨高位骨折或颅面分离骨折	多伴有颅底骨折或颅脑损伤，出现耳、鼻出血或脑脊液漏

（3）颧骨及颧弓骨折

1）颧面部塌陷畸形：早期可见颧面部塌陷；随后由于局部肿胀，塌陷不明显，易被肿胀消退后，又出现局部塌陷。

2）张口受限：骨折块发生内陷移位，压迫颞肌和咬肌，阻碍冠突运动，导致开口疼痛和张口受限。

3）复视：颧骨骨折移位后，眼球发生移位。

4）瘀斑：颧骨眶壁有闭合性骨折时，眶周皮下、眼睑和结膜下可有出血性瘀斑。

5）神经症状：①眶下神经损伤，致使该神经支配区有麻木感。②面神经颧支损伤，则发生眼睑闭合不全。

（4）眼眶骨折

1）骨折移位：常可在眶下缘和颧额缝触及台阶感。鼻眶筛骨折的重要特征：鼻根区塌陷、内眦距变宽、内眦角下垂。

2）眼球内陷：是眶底和鼻眶筛骨折的重要体征。

3）复视：动眼神经受伤也可以引起复视。

4）眶周淤血、肿胀：可有眶周皮下及结膜下出血。

5）眶下区麻木：眶底和眶下缘的骨折常挫伤或挤压眶下神经。

第七节　口腔颌面部先天和后天性畸形

1. 先天性畸形

（1）唇裂

1）分类：见表11-7-1。

表 11-7-1 唇裂分类

分类法	类型	特点
国际常用的分类法	单侧唇裂	单侧不完全性唇裂（裂隙未裂至鼻底）
		单侧完全性唇裂（整个上唇至鼻底完全裂开）
	双侧唇裂	双侧不完全性唇裂（双侧裂隙均未裂至鼻底）
		双侧完全性唇裂（双侧上唇至鼻底完全裂开）
		双侧混合性唇裂（一侧完全裂，另一侧不完全裂）
国内常用的分类法	单侧唇裂	Ⅰ度唇裂（仅限于红唇部分的裂开）
		Ⅱ度唇裂（上唇部裂开，但鼻底尚完整）
		Ⅲ度唇裂（整个上唇至鼻底完全裂开）
	双侧唇裂	按单侧唇裂分类的方法对两侧分别进行分类

2）诊断要点：根据临床分类和畸形特点诊断，以单侧Ⅲ度唇裂为例。①患侧上唇自鼻底至游离缘全层裂开。②患侧唇高不足，人中嵴、唇峰消失，唇弓移位、不连续，唇珠不明显。③鼻尖及鼻小柱向患侧倾斜（鼻小柱根部斜向健侧）。④患侧鼻翼外侧脚下移、鼻翼扁平、鼻孔宽大、鼻底不完整。⑤患侧可有不同程度的牙槽突裂及牙槽突前突、错位等。双侧唇裂除具有上述特点外，还有两侧鼻孔外展，前唇发育短小，鼻小柱过短。在伴有两侧腭裂时，还会因鼻中隔软骨与前颌骨的过度生长，而使前唇翻转上翘，状似与鼻尖相连。

3）治疗规范：具体如下。①单侧唇裂整复术：a. 旋转推进法，特点是手术原理简单易懂，术中切除组织少，唇弓形态恢复自然。b. 改良式旋转推进法，旋转推进法对于过宽的单侧唇裂修复时，存在裂侧上唇下降不足和裂侧鼻小柱、鼻翼基底的畸形矫正不足，为此，米亚尔（Millard）改良了旋转推进法，称为延伸旋转推进法，并希望以此取代先前的旋转推进法。②双侧唇裂整复术：双侧唇裂的整复通常是围绕前唇的形态进行设计和手术。在手术中对于前唇长度的设计一般可分为保留前唇长度的原长原则和利用侧唇增加前唇长度的加长原则。常用方法有直线缝合法、叉形瓣储备法（Millard 法）。

（2）腭裂

1）分类：见表 11-7-2。

表 11-7-2 腭裂分类

分类法	类型	特点
临床分类	软腭裂	软腭裂开，但有时只限于腭垂。一般不伴唇裂，不分左右
	不完全性腭裂	软腭完全裂开伴有部分硬腭裂；有时伴发单侧不完全唇裂，但牙槽突常完整。无左右之分
	单侧完全性腭裂	裂隙自腭垂至切牙孔完全裂开，并斜向外侧直抵牙槽突，与牙槽裂相连；健侧裂隙缘与鼻中隔相连；牙槽突裂有时裂隙消失仅存裂缝，有时裂隙很宽；常伴发同侧唇裂
	双侧完全性腭裂	常与双侧唇裂同时发生，裂隙在前颌骨部分，各向两侧斜裂，直达牙槽突；鼻中隔、前颌突及前唇部分孤立于中央

续表

分类法	类型	特点
国内常用的腭裂分类法	Ⅰ度腭裂	限于腭垂裂
	Ⅱ度腭裂	①浅Ⅱ度裂，仅限于软腭。②深Ⅱ度裂，包括一部分硬腭裂开（不完全性腭裂）
	Ⅲ度腭裂	全腭裂开，由腭垂到切牙区，包括牙槽突裂，常与唇裂伴发

2）诊断要点：临床上对腭裂的诊断并不困难，但对一些罕见的非典型性病例应予注意。①腭部解剖形态的异常：软硬腭完全或部分由后向前裂开，使腭垂一分为二。②吸吮功能障碍：因腭部裂开，使口、鼻相通，致患儿吸母乳时乳汁易从鼻孔溢出。③腭裂语音：为腭裂患者特有的临床特点。④口鼻腔自洁作用的改变：进食时，食物容易逆流到鼻腔和腭咽部，既不卫生，也容易引起局部感染，严重者可造成误吸。⑤牙列错乱：在临床上常发现裂隙侧的侧切牙可缺失或出现牙体的畸形。⑥听力功能的影响：腭裂患儿中耳炎的发生率较高，部分患儿有不同程度的听力障碍。⑦颌骨发育障碍：一些腭裂患者有上颌骨发育不足，随年龄增长而越来越明显，导致反𬌗或开𬌗，及面中部凹陷畸形。

3）治疗规范：具体如下。①手术治疗：见表11-7-3。②术后并发症：具体如下。a. 咽喉部水肿：可能会造成呼吸和吞咽困难，或者发生窒息。b. 出血：若见明显的出血点，应予及时缝孔或电凝止血，不宜盲目等待观察。c. 窒息：大多为肿胀所致。腭裂术后患儿应平卧，头偏向一侧，以免分泌物及渗血或胃内容物误入气道。d. 感染：严重感染可见于患儿抵抗力差。e. 打鼾及睡眠时暂时性呼吸困难。f. 创口裂开或穿孔（腭瘘）：一旦发生腭裂术后穿孔或复裂，不论范围大小，都不应急于立即再次手术缝合，建议术后6～12个月，嘱患者复诊后再行二期手术为好。

表11-7-3 腭裂的手术治疗

项目	内容
治疗原则	采取综合序列治疗的原则
手术年龄	①8～18个月（主要），原因是2岁左右是腭裂患儿开始说话时期，在此以前完成腭裂整复术，有助于患儿说话和良好的发音习惯。②5～6岁，原因是待上颌骨发育基本完成后再施行手术
手术方法	①腭成形术：以封闭裂隙、保持和延伸软腭长度、恢复软腭生理功能为主。②咽成形术：以缩小咽腔、增进腭咽闭合为主

2. 后天性畸形

（1）诊断：后天获得性口腔颌面畸形和缺损的诊断一般比较容易，只要通过详细的问诊与检查，病因多不难明确。常见病因如下。

1）肿瘤及类肿瘤病变：因肿瘤本身造成颌面部畸形多为良性肿瘤。对于恶性肿瘤，多因手术治疗造成不同程度的缺损或畸形，病期愈晚，切除组织愈多，畸形缺损也愈大。放射治疗也可导致组织缺损，常见于放射性骨坏死。

2）损伤：因交通事故而引起的口腔颌面部畸形与缺损日趋增多。

3）炎症：软组织的非特异性炎症也可导致畸形，但一般不引起组织缺损。

（2）治疗规范

1）手术的技术特点：①严格无菌条件。②尽量爱护和保存组织。③防止或减少粗大的瘢痕形成。④应用显微外科技术。

2）组织移植：具体如下。①适应证：游离皮片移植适用于大面积的浅层组织，包括皮肤和黏膜的缺损。②取皮方法：具体如下。a. 断层皮片切取法：一般选择比较宽阔、平坦、少毛发区的体表，有刀片取皮法、滚轴式取皮刀取皮法、鼓式切皮机取皮法、电动式切皮机取皮法。b. 全厚皮片切取法：一般以耳后、上臂内侧、锁骨上窝或胸（腹）部皮肤应用较多。③植皮前处理：a. 新鲜创面，止血彻底，但结扎线头不宜过多。b. 感染创面、肉芽创面必须表面红润、坚实、无水肿及脓性分泌物。④植皮固定：面颈部与口腔前部的植皮固定法均用打包法，口腔内（特别是口腔后部）常用包膜法固定移植的皮片。⑤术后处理：术后1周左右拆除敷料，面颈部植皮可再继续加压包扎1～2天。

3）皮瓣移植：具体如下。①适应证：不仅能整复浅表创面或缺损，还可应用于整复较深层或洞穿性的组织缺损，对保护重要组织（如大血管、脑组织）更为常用。②带蒂皮瓣及管状皮瓣注意事项：a. 术前应考虑皮瓣及缺损部位之血液循环情况、部位、大小、长短、转移次数、方法，以及转移后是否可能发生扭曲现象等。b. 必须在皮肤上按需要画出外形，一般应比缺损处稍大。c. 切取皮瓣时，不可高低不平；操作要轻巧，避免任何不必要的损伤组织的操作；在颌面部切取皮瓣时，切不可损伤面神经。d. 皮瓣缝合前要充分止血。e. 皮瓣转移后，应将供皮区创面直接缝合或用中厚断层游离皮片移植。f. 须断蒂者，一般在术后14～21天进行。③游离皮瓣注意事项：a. 必须严格选择适应证。b. 术者熟练地掌握小血管吻合技术是手术成败的关键。c. 选择供区时除考虑色泽、质地、厚度与受区近似外，还要考虑尽量避免造成供区的继发畸形或功能障碍。d. 供区的血管口径和受植区的血管口径应尽可能相近，以保证手术成功。e. 应尽量缩短组织瓣的缺血时间，一般在受区条件准备好后再行断蒂，血管吻合应力争一次成功。f. 应有足够长的血管蒂。

4）骨移植：一般以自体骨移植为主。骨移植术见表11-7-4。

表11-7-4　骨移植术

类型	特点	优点	缺点
单纯游离骨移植术	作整块移植，包括骨密质、骨髓，有时还伴以骨膜。必须在受植区无感染的情况下方可进行	简便易行	有时塑形较困难，植骨可发生部分甚至完全吸收
成形性骨松质移植术	以金属网或涤纶网做支架固定于颌骨缺损区，取髂骨骨松质及骨髓填入盘内，经成骨细胞活跃钙化后，形成整段骨块	骨松质感染力强，易成活，外形恢复较好，操作较简便	不能用于感染区、瘢痕区或软组织缺少时的植骨
带肌蒂的骨移植术	常用带蒂肌瓣有胸锁乳突肌带锁骨、胸大肌带肋骨、斜方肌带肩胛骨，以及颞肌带颅骨等	—	转移方向受到一定限制，骨段的长度也不能随心所欲，仅限于整复下颌骨体部的中小型缺损

续表

类型		特点	优点	缺点
血管吻合游离骨移植术	骨髓腔供血骨移植	以肋间动脉供血的游离肋骨移植术及以旋髂深动脉供血的髂骨移植术	可以不中断骨质的血供,有望获得骨的原位早期愈合;移植骨块的抗感染能力强	—
	骨膜供血骨移植	以胸背动脉供血的背阔肌肋骨移植术及以腓动脉供血的腓骨移植术		

第八节 牙颌面畸形

1. 定义 牙颌面畸形系指因颌骨发育异常引起的颌骨畸形和其伴发的咬合关系及颜面形态异常。

2. 病因

（1）先天因素

1）遗传因素。

2）胚胎发育异常：胎儿发育期母体内环境异常，导致各胚突的发育或连接融合发生障碍。

（2）后天因素

1）代谢障碍和内分泌功能失调：慢性营养不良，维生素 D 缺乏，致使钙、磷代谢障碍，影响骨骼生长发育，引起以下颌骨为主的牙颌面畸形。

2）不良习惯：儿童时期的不良习惯，如吮吸手指、咬笔杆未能得到纠正，可引起上颌前牙前突、开𬌗，严重者尚可引起下颌后缩伴上颌前突畸形。

3）损伤及感染：颅面发育期，尤其是少儿时期发生的颌面部损伤和感染性疾病，均可导致颌面部的生长发育异常，引起相应的继发性牙颌面畸形。

3. 分类

（1）颌骨发育过度所致牙颌面畸形

1）上颌骨发育过度（Angle Ⅰ类或Ⅱ类）。

2）下颌骨发育过度（Angle Ⅲ类）。

3）上下颌骨发育过度（关系视发育过度的程度而有不同）。

（2）颌骨发育不足所致牙颌面畸形

1）上颌骨发育不足（Angle Ⅲ类）。

2）下颌骨发育不足（Angle Ⅱ类）。

3）上下颌骨发育不足（关系视发育不足的程度而不同）。

（3）长面畸形（Angle Ⅱ类）：通常伴下颌发育不足及开𬌗畸形。

（4）牙源性错𬌗畸形（Angle Ⅰ类）：有代表性的常见类型为上前牙前突（伴深覆𬌗或开𬌗），下前牙前突（反𬌗或伴开𬌗）及牙排列拥挤、错位等。

（5）复合性牙颌面畸形。

（6）不对称性牙颌面畸形。

第十二章　口腔颌面外科学临床常见病种的诊疗规范

第一节　各类牙拔除术

1. 牙根拔除术

（1）适应证

1）对于残根、断根，特别是根周组织有各种病变者，原则上都应拔除。

2）遗留牙根可能妨碍拔牙创的愈合，引起炎症和疼痛，或者可成为慢性病灶，造成局部感染，引起疼痛、溢脓、窦道等表现。

（2）禁忌证

1）如断根短小（指 5mm 以下），根周组织无明显病变，继续取根创伤过大，或可能引起神经损伤上颌窦穿孔等并发症，可考虑不拔除。

2）对于全身状况不良、耐受性差、手术复杂时间长者，可考虑暂缓拔除断根。

2. 阻生牙拔除术

（1）适应证

1）引起冠周炎的阻生牙。

2）阻生牙龋坏或导致邻牙龋坏者。

3）阻生牙引起食物嵌塞者。

4）阻生牙压迫导致邻牙牙根吸收者。

5）阻生牙压迫导致邻牙牙周组织破坏者。

6）阻生牙导致牙源性囊肿或肿瘤者。

7）正畸治疗和正颌治疗需要拔除的阻生牙。

8）可能为颞下颌关节紊乱综合征诱因的阻生牙。

9）完全骨阻生而被疑为原因不明的神经痛或病灶牙者。

10）预防下颌骨骨折。

（2）禁忌证

1）正位萌出达邻牙𬌗平面，经切除远中覆盖的龈瓣后，可暴露远中冠面，并可与对颌牙建立正常咬合关系者。

2）当第二磨牙已缺失或因病损无法保留时，如阻生第三磨牙近中倾斜角度不超过45°，可保留作为修复用基牙。

3）虽邻牙龋坏可以治疗，但因骨质缺损过多，拔除阻生牙后可能导致邻牙严重松动，可同时保留邻牙和阻生牙。

4）第二磨牙拔除后，如第三磨牙牙根未完全形成，可自行前移替代第二磨牙，与对颌牙建立正常咬合。

5）完全埋伏于骨内无症状的阻生牙，与邻牙牙周无相通，可保留观察。

6）阻生牙根尖未发育完成，其他牙齿因病损无法保留时，可将其拔出后移植于其他牙齿处。

7）第一磨牙龋坏无法保留，如第三磨牙非颊舌位（最好是前倾位），拔除第一磨牙后，间隙可能因第二、第三磨牙的自然调整而消失，配合正畸治疗，可获得更好的𬌗关系。

8）如果阻生牙的拔除会造成其周围神经、牙齿或原有修复体的损伤，可将其留在原位观察。

第二节　口腔颌面部感染

1. 智齿冠周炎

（1）急性期

1）局部冲洗：以局部冲洗、上药为主。常用生理盐水、1%～3%过氧化氢溶液、1∶5000高锰酸钾液、0.1%氯己定溶液等反复冲洗龈袋。

2）切开引流。

（2）慢性期

1）冠周龈瓣切除术：急性炎症消退，对有足够萌出位置且牙位正常的第三磨牙，可在局部麻醉下切除第三磨牙冠面龈瓣，以消除盲袋。

2）下颌第三磨牙拔除术：下颌第三磨牙牙位不正、无足够萌出位置、相对的上颌第三磨牙位置不正或已拔除者，尽早予以拔除。伴有颊瘘者，在拔牙的同时应切除瘘管，刮净肉芽，缝合面部皮肤瘘口。

2. 口腔颌面部间隙感染

（1）眶下间隙感染：口内上颌尖牙及前磨牙区口腔前庭黏膜转折处做切口，横行切开黏骨膜达骨面，用血管钳向尖牙窝方向分离脓肿，使脓液充分引流，生理盐水冲洗脓腔，留置橡皮引流条。

（2）咬肌间隙感染：口外切口从下颌支后缘绕过下颌角，距下颌下缘2cm处切开，切口长3～5cm。

（3）翼下颌间隙感染

1）口内切开引流：在翼下颌皱襞稍外侧，纵行切开2～3cm。

2）口外切开引流：分离暴露下颌角下缘时，在其内侧切开部分翼内肌附着及骨膜。

（4）颞下间隙感染

1）口内切开引流：在上颌结节外侧口前庭黏膜转折处切开。

2）口外切开引流：多用沿下颌角下做弧形切口。若伴有相邻间隙感染，原则上应与相应间隙贯通，一并引流。

（5）下颌下间隙感染：一般在下颌骨体部下缘以下2cm做与下颌下缘平行的切口，避免损伤面神经。

（6）颊间隙感染

1）口内切口应在下颌龈颊沟之上切开。颊部皮下脓肿可在脓肿浅表处，沿皮肤皱褶线切开。

2）广泛的颊间隙感染应该从下颌骨下缘以下 1～2cm 处做平行于下颌骨下缘的切口，从切开的皮下向上潜行钝分离进入颊部脓腔。

（7）颞间隙感染

1）浅部脓肿：在颞部发际内作单个皮肤切口。

2）深部脓肿：做两个以上与颞肌纤维方向一致的直切口。

3）已有颞骨骨髓炎：沿颞肌附着做弧形皮肤切口。

（8）咽旁间隙感染

1）咽旁间隙位置深在，脓肿形成一般采用穿刺方法确诊。

2）口内引流：口内翼下颌皱襞稍内侧纵行切开黏膜层，黏膜下沿纵行方向用血管钳钝性分离进入脓腔。

3）口外引流：以患侧下颌角为中心，距下颌骨下缘2cm做长约5cm的弧形切口。

（9）口底多间隙感染

1）做好呼吸道管理，保证呼吸道通畅。

2）积极使用抗菌药物治疗。

3）广泛切开引流。切口可在双侧下颌下、颏下做与下颌骨相平行的衣领形或倒"T"形切口。

4）积极进行全身支持治疗。

3. 颌骨骨髓炎

（1）急性颌骨骨髓炎

1）药物治疗：给予足量、有效的抗菌药物，以控制炎症的发展，同时注意给予全身必要的支持疗法。

2）物理疗法：用超短波能缓解疼痛，达到使肿胀消退及促使炎症局限的目的。

3）手术治疗：引流排脓及除去病灶。

（2）慢性颌骨骨髓炎

1）颌骨骨髓炎进入慢性期有死骨形成时，必须在行手术去除已形成的死骨和病灶后方能痊愈。

2）手术时间：具体如下。①慢性中央性颌骨骨髓炎：a. 一般应在死骨与周围骨质分离后，施行手术最好。b. 病变比较局限者，死骨与周围组织分离时间在发病后 3～4 周。c. 病变呈广泛弥漫者，须 5～6 周或更长时间。②慢性边缘性颌骨骨髓炎：已明确骨质破坏的部位和范围，在病程 2～4 周后，可施行手术。

（3）新生儿颌骨骨髓炎

1）应用大量有效抗菌药物。

2）眶周、牙槽骨或腭部形成脓肿，及早切开引流。

（4）放射性颌骨骨髓炎

1）全身治疗：应用抗菌药物控制感染。

2）局部治疗：每天应使用低浓度过氧化氢或抗菌药物溶液进行冲洗。对已露出的死骨，可用骨钳分次逐步咬除，以减轻对局部软组织的刺激。

（5）面部疖痈

1）局部治疗：①疖初起时可用2%碘酚涂擦局部，每日1次，保持局部清洁。②用高渗盐水或含抗菌药物的盐水纱布局部持续湿敷，可促进早期痈的局限、软化和穿破。③脓肿已成而久不溃破时可做切开引流，并继续湿敷。

2）全身治疗：①面部疖伴有局部蜂窝织炎和面部痈者应全身给抗菌药物。②重症患者应加强全身支持疗法。

（6）面颈部淋巴结炎

1）急性淋巴结炎：应用抗菌药，局部用物理疗法或外敷。化脓者切开引流，同时处理原发病灶。

2）慢性淋巴结炎：一般无须处理。有反复急性发作者应清除病灶。

3）结核性淋巴结炎：全身治疗，加强营养。给予抗结核药物，必要时手术摘除淋巴结。

第三节 口腔颌面部创伤

1. 口腔颌面部软组织创伤 其类型及治疗见表12-3-1。

表12-3-1 口腔颌面部软组织创伤类型及治疗

类型	治疗
擦伤	清洗创面，去除附着的异物，防止感染。可用无菌凡士林纱布覆盖，或任其干燥结痂，自行愈合
挫伤	①止血、镇痛、预防感染、促进血肿吸收和恢复功能。②血肿较大：可在无菌条件下，用粗针头将淤血抽出，然后加压包扎。③已形成血肿：可先冷敷，2天后可用热敷、其他理疗或中药外敷，促进血肿吸收及消散。④血肿感染：切开，清除脓液及腐败血凝块，建立引流，并应用抗生素
刺、割伤	①早期清创术。②面颊部和腮腺咬肌区损伤，注意探查面神经主干、分支以及腮腺导管有无断裂
撕裂或撕脱伤	①撕裂的组织如与正常组织相连，应及时清创，将组织复位缝合。②撕脱伤有血管可行吻合者，应立即作血管吻合组织再植术；无血管可供吻合者，在伤后6小时内，可将撕脱的皮肤在清创后，切削成全厚或中厚层皮片做再植术。③撕脱的组织瓣损伤过重，伤后已超过6小时，组织已不能利用时，在清创后，切取健康皮片游离移植消灭创面
咬伤	①根据伤情，缺损的程度和范围作相应处理。②狗咬伤患者应预防狂犬病的发生

2. 口腔颌面部硬组织创伤

（1）牙槽突骨折

1）局部麻醉下复位，与对颌建立正常的咬合关系。

2）选用两侧稳固的邻牙作固位体，固定时应至少跨过骨折线3个正常牙位，才能使固定稳固可靠。

（2）颌骨骨折

1）复位方法：颌骨骨折的复位标准是恢复患者原有的咬合关系。①手法复位：复位后应做颌间固定。②颌间牵引：用于下颌骨骨折的牵引固定，在上、下颌牙列上分别安置有挂钩的牙弓夹板，在夹板挂钩上套橡皮圈做牵引，使其恢复到正常的咬合关系。③颅颌牵引：用于上颌骨骨折，上颌骨向后移位较大的骨折使用外牵引支架。④手术切开复位：用于有软组织伤口的开放性骨折、闭合性颌骨复杂性骨折或已有错位愈合的陈旧性骨折，新鲜骨折采用器械使之复位，陈旧性骨折采用截骨手术。

2）固定方法：具体如下。①单颌固定：在发生骨折的颌骨上进行固定，不将上、下颌骨同时固定在一起，常用单颌牙弓夹板固定，临床上常用于牙槽突骨折和移位不大的颏部线形骨折。②颌间固定：利用牙弓夹板将上、下颌固定在一起。常用方法有带钩牙弓夹板颌间固定、小环颌间结扎固定、正畸托槽颌间固定。单独治疗骨折时，下颌骨一般固定 4~6 周，上颌骨则固定 3~4 周。③坚固内固定：是颌骨骨折的首选方法。

（3）颧骨及颧弓骨折：治疗见图 12-3-1。颧弓骨折的复位标准是患者不再有张口受限和塌陷畸形。

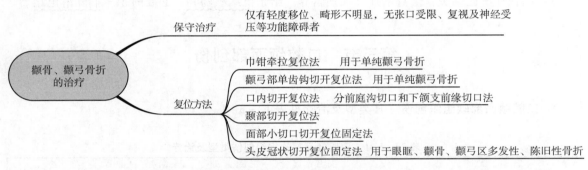

图 12-3-1 颧骨、颧弓骨折的治疗

（4）眼眶骨折：眶底骨折应及时手术治疗。

1）手术时机：伤后 1 周左右为宜，过早手术伤区组织肿胀未消退；过晚手术伤区可能错位愈合或形成瘢痕，难以达到满意效果。

2）手术复位目的：恢复眶下壁骨质的连续性，使嵌顿的眼球下直肌和脂肪复位，恢复眶腔容积和眼球活动，改善眼球内陷和复视。

第四节 口腔颌面部良恶性肿瘤（诊断及鉴别要点）

主要内容同第二篇第八章第五节、第三篇第一章第八节的"口腔颌面部肿瘤"部分。

第五节 常见唾液腺炎症

1. 急性化脓性腮腺炎

（1）临床特点

1）有慢性消耗性疾病的病史或有慢性腮腺炎病史，或有腮腺区损伤及邻近组织急性炎症病史。

2）腮腺肿大、胀痛或持续性跳痛，腮腺导管开口处红肿，有脓性分泌物。

3）有高热、寒战、全身不适、白细胞增多等全身表现。

（2）诊治原则

1）维持正确出入量及体液平衡，纠正机体脱水和电解质紊乱。

2）选用有效抗生素，及早用广谱、抗革兰阳性球菌抗生素，同时从导管口取脓性分泌物做细菌培养，根据药物敏感试验结果调整用药。

3）加强口腔卫生护理。

4）切开引流。

2. 流行性腮腺炎临床特点

（1）临床特点

1）多见于 2～14 岁儿童，多有传染病接触史。

2）有类似感冒症状的潜伏期，一般为 2～3 周。

3）腮腺区弥漫性肿大，轻度压痛，全身不适、发热等。

4）腮腺肿胀多为双侧同时或先后发生，单侧肿胀较少见。

（2）诊治原则：及时隔离腮腺炎患者，接种腮腺炎减毒活疫苗或麻腮风三联疫苗。目前尚缺乏针对腮腺炎的特效药物。

3. 慢性复发性腮腺炎

（1）临床特点

1）腮腺区反复肿胀伴不适，可突然肿大，也可缓慢肿胀。

2）间隔数周至数月发作一次。

3）挤压腮腺，可见导管口有脓液或胶冻状液体溢出，一般全身反应不明显。

（2）诊治原则：复发性腮腺炎具有自愈性，以增强抵抗力、防止继发感染、减少发作为原则。

4. 慢性阻塞性腮腺炎

（1）临床特点

1）大多发生于中年人，多为单侧受累。

2）腮腺反复肿胀，多数为进食后肿胀，并伴有轻度疼痛或胀痛。

3）晨起感腮腺区肿胀，自己稍加按摩后肿胀减轻。

4）导管口轻微红肿，挤压腮腺可从导管口流出混浊的雪花样或黏稠的蛋清样液体。

5）病情较久者，可在颊黏膜下触及粗硬、呈条索状的腮腺导管。

（2）诊治原则

1）可向导管内注入药物，如碘化油、抗生素，具一定的抑菌或抗菌作用。

2）其他保守治疗：包括自后向前按摩腮腺，促使分泌物排出；咀嚼无糖口香糖或含维生素 C 片，促使唾液分泌。用温热盐水漱口，有抑菌作用，减少腺体逆行性感染。

3）经上述治疗无效者，可考虑手术治疗。

第六节　唇、腭裂

见第二篇第十一章第七节。

第七节　三叉神经痛及面神经麻痹

1. 三叉神经痛

（1）定分支检查：定分支首先要寻找"扳机点"。

1）拂诊：以棉签或示指轻拂可疑之"扳机点"。

2）触诊：用示指触摸"扳机点"。

3）压诊：用较大的压力进行触诊。

4）揉诊：对可能的"扳机点"用手指进行连续回旋式重揉动作，每一回旋须稍作刹那停顿，这种检查方法往往能使高痛阈的"扳机点"出现阳性体征，多用作眶下孔和颏孔区的检查。

（2）三叉神经功能检查

1）感觉功能：①可用探针轻划（触觉）与轻刺（痛觉）患侧的三叉神经各分布区的皮肤与黏膜，并与健侧相比较。②原发性三叉神经痛的检查结果双两侧相等。如痛觉与温度觉均丧失而触觉存在时，可能是脊束核损害。

2）角膜反射：①请患者向一侧注视，用捻成细束的棉絮轻触角膜，由外向内，反射作用为双侧直接和间接的闭眼动作。②角膜反射可以受多种病变的影响。如一侧三叉神经受损造成角膜麻痹时，刺激患侧角膜则双侧均无反应，而在做健侧角膜反射试验时，仍可引起双侧反应。

3）腭反射：用探针或棉签轻刺软腭边缘，可引起软腭上提。当一侧反射消失，表明该侧上颌神经的分支腭后神经或蝶腭神经的损害。

4）运动功能：三叉神经运动支的功能障碍表现为咀嚼肌麻痹，咬紧牙时咬肌松弛无力。

（3）诊断性封闭：在初步确定疼痛的分支后，用1%～2%的利多卡因在神经孔处行阻滞麻醉，这属于诊断性质的封闭。

（4）继发性三叉神经痛：疼痛可不典型，常呈持续性，一般发病年龄较小。角膜反射的变化是有意义的体征，常提示为症状性或器质性三叉神经痛。

2. 面神经麻痹（面瘫）

（1）典型表现

1）患侧口角下垂，健侧向上歪斜；上、下唇因口轮匝肌瘫痪而不能紧密闭合，故发生饮水漏水、不能鼓腮、不能吹气等功能障碍。

2）由于眼轮匝肌瘫痪，失去了与受动眼神经支配的上睑提肌保持平衡协调的随意动作，致睑裂扩大、闭合不全及露出结膜；用力紧闭时，则眼球转向外上方，此称贝尔征；由于不能闭眼，故易患结膜炎。

3）在下结膜囊内，常有泪液积滞或溢出。

（2）特发性面神经麻痹（贝尔麻痹）

1）起病急骤，且少自觉症状，不伴其他症状或体征的突发性单侧面瘫，常是贝尔麻痹的特殊表现。

2）多数在 1~4 个月恢复。

3）恢复不全者，常可产生瘫痪肌的挛缩，面肌痉挛或连带运动，成为面神经麻痹的后遗症。瘫痪肌的挛缩表现为患侧鼻唇沟加深、睑裂缩小、口角反向患侧牵引，使健侧面肌出现假性瘫痪现象，此时切不可将健侧误认为患侧。

（3）检查

1）味觉检查：伸舌用纱布固定，擦干唾液后，以棉签蘸糖水或盐水涂于患侧的舌前 2/3，嘱患者对有无味觉以手示意，但不用语言回答。

2）听觉检查：检查镫骨肌的功能状态，以听音叉（256Hz）、手表音等方法，分别对患侧与健侧进行由远至近的比较。

3）泪液检查［希尔默（Schirmer）试验］：观察膝状神经节是否受损，将滤纸分别安置在双侧下睑结膜囊内做泪量测定。正常时，在 5 分钟末，滤纸沾泪长度（湿长度）约为 2cm。

（4）损害定位诊断：根据味觉、听觉及泪液检查结果，还可明确面神经损害部位，从而作出相应的损害定位诊断（表 12-7-1）。

表 12-7-1　面神经麻痹的损害定位诊断

损害定位	检查结果
茎乳孔以外	面瘫
鼓索与镫骨肌神经节之间	面瘫 + 味觉丧失 + 唾液腺分泌障碍
镫骨肌与膝状神经节之间	面瘫 + 味觉丧失 + 唾液腺分泌障碍 + 听觉改变
膝状神经节	面瘫 + 味觉丧失 + 唾液腺、泪腺分泌障碍 + 听觉改变
脑桥与膝状神经节之间	除面瘫外，感觉与分泌功能障碍一般均较轻；如损害影响听神经，尚可发生耳鸣、眩晕
核性损害	面瘫 + 轻度感觉与分泌障碍，但往往影响展神经核而发生该神经的麻痹；若损害累及皮质延髓束，可发生对侧偏瘫

第十三章　基本急救技能

第一节　心肺复苏基本技术

1. 概述　心肺复苏是指针对心搏骤停所采取的紧急医疗措施，以人工呼吸替代自主呼吸，以心脏按压形成暂时的人工循环。心肺复苏（CPR）是基础生命支持的关键。顺序：C→A→B（胸外按压→开放气道→人工呼吸）。

2. 胸外按压　具体步骤如下。

（1）将患者置于平卧位，躺在硬板床或地上。

（2）施救者跪在患者身边（院外复苏）或站在患者床旁（院内复苏）。

（3）术者一只手掌根置于患者胸骨下半部，另一只手的掌根重叠放在这只手背上，手掌根部横轴与胸骨长轴确保方向一致，双手平行，手指不要接触胸壁。按压时肘关节伸直，依靠肩部和背部的力量垂直向下按压。

（4）成人的按压深度为 5~6cm，按压频率为 100~120 次/分，按压与放松时间大致相等，保证每次按压后胸廓回弹。

（5）1 或 2 名施救者均应采用 30:2 的按压和通气比例进行心肺复苏，即每按压 30 次后连续做人工呼吸 2 次。

（7）按压 5 个循环周期对患者进行一次判断，包括触摸颈动脉和观察自主呼吸的恢复。

2. 开放气道　对没有头颈部外伤的患者，可采用仰头抬颏法开放气道。对头颈部外伤患者疑有脊柱损伤时，则应采用推举下颌的方法开放气道。应清除患者口中的异物和呕吐物，患者义齿松动应取下。

3. 人工呼吸

（1）开放气道后，应立即实施人工通气。当时间或条件不允许时，可选择口对口呼吸。

（2）术者用置于患者前额的手的拇指与示指捏住患者鼻孔，吸一口气，用口唇把患者的口全罩住，随后吹气。

（3）每次人工呼吸的时间要在 1 秒以上，给予足够的潮气量（500~600ml），可以见到胸廓起伏。

第二节　颌面部止血术

1. 环甲膜切开术

（1）体位：取仰卧位，肩部垫高，头部尽量后仰。

（2）麻醉：自甲状软骨下至胸骨上缘，行中线局部浸润麻醉。

（3）切口：在颈部正中摸清环状软骨，由环状软骨下方向胸骨切迹做 4～5cm 长皮肤切口。

（4）显露气管

1）分离舌骨下（颈前）肌群：切开皮肤、皮下组织和颈阔肌，用皮肤拉钩向双侧对称性拉开切口，保持正中位置，此时可见到纵行的颈白线，然后用血管钳或组织剪自此插入。

2）处理甲状腺峡部：多数情况下甲状腺峡部不宽，稍加分离后，可用拉钩将其向上拉开，即可显露足够的气管前壁，以便切开。

3）确认气管：可用手指探摸加以确认。

4）气管切开：自中线在相应的气管环下缘插入，由下向上、自内向外挑开第4、3气管环或第3、2气管环。

5）插入及固定气管套管。

6）切口处理：切口不大，可不缝合，在创口周围松松的填以油纱布即可。切口长，可缝合 1～2 针，但不能缝合过紧，以减少皮下气肿和引流不畅。

2. 压迫止血

（1）指压止血法

1）用手指压迫出血部位供应动脉的近心端，适用于出血较多的紧急情况，可作为暂时性止血措施，然后再改用其他确定性方法作进一步止血。

2）知名动脉止血的方法：用手指压迫耳屏前上部可以止住由颞浅动脉所供应的颧、颞部创口的出血；在下颌骨下缘，压迫咬肌前缘部位的软组织至下颌骨骨面，可使面动脉供区的创口止血；在严重颌面部外伤出血时，可用手指将颈总动脉压迫至第6颈椎的横突而达到止血的目的，但有时可引起心律失常，所以非紧急情况下不宜采用。

（2）包扎止血法

1）适用于头皮、颜面等处的毛细血管和小动、静脉出血。

2）先将移位的组织复位，在创伤部位盖上较多洁净敷料，用绷带加压包扎。

（3）填塞止血法

1）对于开放性及洞穿性创口用纱布块填塞伤口，外面再用绷带包扎。

2）在颈部及口底创口内，如以填塞止血，应注意保持通畅，不要压迫气管防止窒息。对于上颌骨严重损伤所致出血，首先应建立呼吸通道（紧急气管插管或口咽导管），再行填塞止血。鼻腔出血的伤员，在明确无脑脊液鼻漏后用凡士林纱布条填塞鼻道。

3. 包扎技术

（1）十字交叉绷带（环绕法）

1）用于颌面部（耳前区、耳后区、腮腺区、下颌下区、颏下区等）和上颈部术后和损伤的包扎固定。

2）方法：①由额部至枕部环绕两周，继而反折自一侧耳前腮腺区向下。②经下颌下、颏部至对侧耳后向上。③经顶部向下至同侧耳后，绕下颌下、颏部至对侧耳前。④反复缠绕，最后再如前作额枕部环绕，以防止绷带滑脱，止端以胶布固定。

（2）面部绷带（单眼交叉绷带）

1）用于上颌骨、面、颊部手术后的创口包扎。

2）方法：①自额部开始，先环绕额枕两圈，继而斜经头后绕至患侧耳下并斜行向上。②经同侧颊部、眶下至鼻背、健侧眶上，如此环绕数圈，每圈覆盖前一层绷带的 $1/3 \sim 1/2$，直至包扎妥善为止。③绕头周一圈，以胶布固定，将留置的短绷带或纱布条打结收紧，以暴露健眼。

（3）四头带（四尾带）

1）包鼻部创口：将四头带之中份置于鼻部（覆盖敷料，并于鼻孔处剪洞以利呼吸），后方两头自左右分别至枕下打结，另两头亦自左右反折向上至头顶打结。

2）包扎下颌、颏部创口：将四头带中置于并兜住颏部（可垫以棉垫），上方两带头分左右绕至枕下打结，下方两带头分别向上经下颌部与前者交叉，上至头顶打结，即可达到下颌骨制动和限制开口之目的，多用于临时性固定颌骨。

3）压迫术后创口：于四头带中份包入纱布数块，使之卷成圈柱状，使用时其将置于创口外区，带头仍在枕下部和头顶部打结。应用四头带压迫创口，可减轻疼痛、止血、防止或减轻水肿，促使创口平复、稳定。

第十四章　口腔颌面外科学基本技能

第一节　口腔颌面部局部麻醉技术

1. 局部麻醉的作用　患者处于清醒状态下，使用局部麻醉药物暂时阻断口腔一定区域内神经干及末梢纤维的感觉传导，实现局部无痛，以利手术进行，相对于全身麻醉，具有操作简单、安全方便等优点。

2. 局部麻醉的作用机制

（1）与可逆性地封闭钠通道，从而抑制神经细胞膜除极有关。

（2）神经接受刺激时，神经细胞膜微孔开大，对钠离子通透性增强，钠离子大量流入细胞内，出现除极，刺激达到一定程度时，即可产生动作电位，并可迅速蔓延。

（3）局部麻醉药脂溶性芳香环部分可透入神经细胞膜，与膜的钠通道内口某些位点形成可逆性的结合，使钠通道糖基蛋白质跨膜结构内侧的构象发生变化，影响钠离子流入细胞内，从而阻断除极，影响冲动的产生与传导。

3. 常用局部麻醉药　常用口腔局部麻醉药物的特点见表14-1-1。

表 14-1-1　常用口腔局部麻醉药物的特点

常用药	别称	特点
普鲁卡因	奴佛卡因	①麻醉效果良好，价格低廉，毒性和副作用小。②通透性和弥漫性差，不适用于表面麻醉。③麻醉作用较短，常与少量肾上腺素共用
利多卡因	赛罗卡因	①局部麻醉作用较强，维持时间较长，组织穿透性和扩散性较强，用作表面麻醉。②主要以 1% ~2% 溶液（含 1∶100 000 肾上腺素）用于口腔手术的阻滞麻醉，是使用最多的局部麻醉药。③对心律失常患者常作为首选的局部麻醉药。④一次最大用量为400mg，应分次小量注射
布比卡因	丁吡卡因	①持续时间为利多卡因的 2 倍，麻醉强度为利多卡因的 3 ~ 4 倍。②常以 0.5% 布比卡因溶液与 1∶200 000 肾上腺素共用，特别适合费时较长的手术，术后镇痛时间也较长
丁卡因	地卡因	穿透力强，主要用作表面麻醉；毒性大，一般不用作浸润麻醉，一次用量不应超过40mg（ 2% 丁卡因不超过2ml）
阿替卡因	碧兰麻	①组织穿透性和扩散性较强，给药后 2 ~3 分钟出现麻醉效果。②适用于成人及 4 岁以上儿童

第二节 口腔颌面部清创缝合技术

1. 清创的步骤

（1）冲洗创口

1）细菌在进入创口 6～12 小时以内，多停留在损伤组织的表浅部位，且尚未大量繁殖，容易通过机械的冲洗予以清除。

2）用消毒纱布盖住创口，用肥皂水、大量外用盐水洗净创口周围的皮肤。

3）麻醉下用大量生理盐水和 1% 过氧化氢液交替冲洗创口，用纱布反复擦洗创面。

（2）清理创口

1）原则是尽可能保留受伤组织。

2）唇、舌、鼻、耳及眼睑等重要部位的撕裂伤，只要没有感染和坏死，也应尽量保留，争取缝回原位，仍有成活的可能。

3）枪伤、爆炸伤创口，清创时对损伤组织做少量切除，以利于创口愈合。

4）清理创口时应尽可能去除异物，可用刮匙、刀尖或止血钳去除嵌入组织内的异物。

（3）缝合

1）伤后 24～48 小时以内，均可在清创后严密缝合。

2）超过 48 小时，只要创口没有明显化脓感染或组织坏死，在充分清创后仍可以进行严密缝合。

3）创口较深者要分层缝合，消灭无效腔。

4）面部皮肤的缝合要用小针细线，创缘要对位平整，缝合后创缘要略外翻。

2. 各部位软组织清创术特点

（1）舌损伤

1）应尽量保持舌的长度，将创口按前后纵行方向缝合。

2）舌的侧面与邻近牙龈或舌的腹面与口底黏膜都有创面时，应分别缝合各部的创口。

3）舌组织较脆，活动性大，缝合处易于撕裂，故应采用较粗的丝线（4 号以上缝线）进行缝合。

4）进针距创缘要稍远，深度要深，尽可能多带一些组织，以防创口裂开或缝线松脱，最好加用褥式缝合。

（2）颊部贯通伤

1）原则是尽量关闭创口和消灭创面。

2）无组织缺损或缺损较少者，可将口腔黏膜、肌肉和皮肤分层缝合。

3）黏膜无缺损或缺损较少而皮肤缺损较多者，应严密缝合口腔黏膜，关闭穿通创口。

4）较大的面颊部全层洞穿型缺损，可直接将创缘的口腔黏膜与皮肤相对缝合，消灭创面。

（3）腭损伤

1）硬腭软组织撕裂伤做黏骨膜缝合即可。

2）软腭贯穿伤，应分别缝合鼻腔侧黏膜、肌肉及口腔侧黏膜。

3）腭部缺损太大，不能立即修复者，可作暂时腭护板，使口腔与鼻腔隔离，以后再行手术修复。

（4）唇、舌、耳、鼻及眼睑断裂伤

1）离体组织尚完整，伤后时间不超过 6 小时，应尽量设法缝回原处。

2）缝合前，离体组织应充分清洗，并浸泡于抗生素溶液中。

3）受伤部位应彻底清创，并修剪成新鲜创面，用细针细线做细致的缝合。

（5）腮腺、腮腺导管和面神经损伤

1）单纯腮腺腺体损伤，清创后对暴露的腺体组织作缝扎，然后分层缝合创口，术后绷带加压包扎 7 天左右。

2）腮腺导管和面神经损伤，可根据情况分别采取导管吻合或重建，神经吻合或移植。

第三节　各种牙拔除术

1. 拔牙前准备

（1）患者的准备：在术前谈话中应向患者和家属解释拔牙的必要性；术后注意事项，使患者对拔牙手术有了解、有信心。对复杂、困难的牙拔除术，应与患者及家属签署手术知情同意书。

（2）医师准备

1）询问病史，注意有无拔牙禁忌证。

2）局部检查，确定要拔除的牙位、拔牙原因及是否符合拔牙适应证。

3）选择麻醉方法及药物。

4）估计术中可能出现的情况及确定对策。

5）选择拔牙方法和器械。

6）医师穿好手术衣，戴好手术帽和口罩。

（3）患者体位

1）患者体位患者取半坐位。拔除上颌牙时，患者头部应稍后仰，使张口时上颌平面约与地面成45°。

2）拔除下颌牙时，应使患者大张口时下颌牙平面与地面平行。

（4）手术区准备：所有应用的器械和敷料均须经严格的消毒，口腔内亦应进行必要的消毒。

（5）器械准备：主要器械为拔牙钳，其次为牙挺。辅助器械中较常用的有牙龈分离器、刮匙，以及切开、分离骨膜、凿除牙槽骨、修整牙槽嵴、缝合等所需要使用的器械。

2. 器械选择及用法

（1）牙钳：右手握持钳柄，以钳缘夹紧牙颈部，钳喙长轴应与所拔除牙的长轴一致。

（2）牙挺

1）不能以邻牙作支点，除非邻牙亦须同时拔除。

2）除拔除阻生牙或颊侧须去骨者外，龈缘水平处的颊侧骨板一般不应作为支点。

3）龈缘水平处的舌侧骨板不应作为支点。

4）必须以手指保护，以防牙挺滑脱。

（3）刮匙：探查，除去异物，刮除病变组织。乳牙拔除后不要搔刮拔牙窝，以免损伤恒牙胚。

3. 基本步骤及方法

（1）上颌切牙：拔除以摇动为主，扭转幅度要小于中切牙，牵引方向宜向下前并逐渐偏向远中。

（2）上颌尖牙：拔除时先向唇侧使用摇动，结合扭转但幅度要小，最后向唇侧向牵引拔出。

（3）上颌前磨牙：拔除时先向颊侧小幅度摇动感到阻力较大后，转向腭侧，逐渐增大幅度，同时向颊侧远中牵引。该牙拔除不宜使用扭转力，以免断根。

（4）上颌第一、第二磨牙：可先用牙挺挺松，再用牙钳先向颊侧，后向腭侧缓慢摇动，待牙松动到一定程度，沿阻力小的方向，向下、远中、颊侧牵引拔出。

（5）上颌第三磨牙：可用牙挺向后、下、外方施力，多可拔除；用牙钳在摇动的基础上，向下、远中颊侧牵引。

（6）下颌切牙：脱位运动先摇动后，向唇侧上方牵引。不宜使用扭转。

（7）下颌尖牙：拔除时，先向唇侧，后向舌侧反复摇动，可配合小幅度的扭转，最后向上、向唇侧牵引。

（8）下颌前磨牙：拔牙动作主要为颊舌向摇动，辅以小幅度的扭转，最后向上、颊侧、远中方向牵引。

（9）下颌磨牙：用颊、舌向摇动力量扩大牙槽窝，松动后向颊侧上方牵引；有时舌侧骨板薄，术中应注意感知，此时可向舌侧加大力量，并向舌侧牵引脱位。

（10）牙根拔除术

1）根钳取根法：对高位的残根、断根，可用根钳直接拔除。断面在牙颈部或更高时，可选用根钳或钳喙宽窄与之相适应的牙钳，将牙龈分离后，插入牙钳夹牢牙根，按拔除单根牙的手法多可拔出。

2）牙挺取根法：使用根挺拔除断根的关键是将挺刃插入牙根与牙槽骨板之间。牙挺插入后，主要使用楔力结合小幅的旋转撬动，在向根尖推进的同时，逐步加大旋转幅度，将牙根挺松并取出。

3）翻瓣去骨法：翻瓣去骨法可用于任何用根钳和牙挺取根法无法拔出的牙根。此方法对组织创伤大，且去除牙槽骨会导致牙槽突变窄、变低，不利于义齿的修复，故不应滥用。

（11）阻生牙拔除术

1）临床检查。

2）阻生牙的分类与拔牙难度评估。

3）拔牙器械准备。

4）知情同意：术前必须告知患者拔除阻生牙的风险及可能出现的并发症。

5）麻醉：为减少术中出血、保证术野的清晰和方便操作，可在阻生牙颊侧及远中浸润注射含血管收缩药（肾上腺素）的麻醉药。

6）切口：①高位阻生一般无须切开。②中低位阻生最好选用袋型瓣切口，也可选用三角瓣切口。

7）翻瓣：将骨膜分离器刃缘朝向骨面插入到骨膜与牙槽骨之间，从切口前端开始，先旋转分离龈乳头，再沿牙槽嵴表面向后推进，要确保组织瓣全层分离，如遇因未完全切开而导致分离困难时，应再次切开，避免因强行剥离引起组织撕裂。

8）去骨：翻瓣后应根据影像学检查和临床实际的骨质覆盖状况决定去骨部位和去骨量，选用外科专用切割手机和钻去骨。

9）增隙：是在患牙的颊侧和远中骨壁磨出沟槽，将磨出的沟槽作为牙挺的支点。

10）分切：患牙包括截冠和分根。

11）拔出患牙：分别将患牙分割后的各个部分挺松或挺出，挺松部分用牙钳将其拔除，以减少牙挺滑脱和牙体被误吸、误吞的可能。

12）处理拔牙窝：用生理盐水对拔牙窝进行清洗和/或用强吸的方法彻底清理拔牙时产生的碎片或碎屑，对粘连在软组织上的碎片可用刮匙刮除，但不能过度搔刮牙槽窝。

13）缝合：缝合完成后用消毒棉卷覆盖拔牙创，并嘱患者咬紧加压止血。

14）术后医嘱。

第四节　口腔小手术

1. 牙槽突修整术

（1）适应证

1）拔牙后牙槽骨吸收不全，骨尖、嵴有压痛者，应于拔牙后 2 ~ 3 个月后进行修整。

2）义齿基托下方牙槽嵴严重突出者。

3）即刻义齿修复时，应于拔牙后同时修整牙槽嵴，使预成义齿顺利戴用。

4）上、下颌间隙过小，上、下颌牙槽嵴之间距离过小。

5）上颌或下颌前牙槽明显前突，不利于义齿正常的建立及容貌美，应适当修整。

（2）方法

1）切口：①小范围的修整术，做蒂在牙槽底部的弧形切口。②较大范围的修整可选用角形切口。③无牙颌大范围牙槽突修整术可选用梯形切口，沿牙槽突顶做长弧形切口，在两侧磨牙区颊侧做纵行附加切口。

2）去除骨尖、骨突、骨嵴时，可使用咬骨钳或钻。去骨量应适度，仅去除过高尖的骨质，必须保持牙槽突顶的圆弧状外形。

3）去骨后，用钻或锉平整骨面，清理碎屑，瓣的底部碎屑容易积聚，清理时要特别注意。

2. 系带矫正术

（1）唇系带矫正术

1）适应证：①小儿上唇系带附着于牙槽突中切牙间，影响牙的正常排列。②老年人因牙齿缺失后牙槽嵴吸收，唇系带附着过度接近牙槽嵴顶部，妨碍义齿的固位。

2）步骤及方法：①常用V形切除术，也可用Z成形术或V－Y成形术。②浸润麻醉下，用一直止血钳平行贴于牙槽骨唇面，并推进至前庭沟夹住系带。③将上唇向外上拉开，使之与牙槽突成直角，用另一直止血钳平贴上唇，与已夹住系带的止血钳成直角相抵夹住系带。④在两止血钳外侧面切除系带。⑥潜行游离创口后，拉拢缝合。

（2）舌系带矫正术

1）适应证：①舌系带过短或其附着点前移，有时颏舌肌过短，两者可同时或单独存在，导致舌运动受限。②先天性舌系带过短主要表现为舌不能自由前伸运动，勉强前伸时舌尖呈W形，舌尖上抬困难；出现卷舌音和舌腭音发音障碍。③无牙颌患者下颌牙槽突的吸收和萎缩，使舌系带或颏舌肌的附着接近牙槽突顶，常妨碍义齿的就位和固位。

2）步骤及方法：①局部麻醉下进行，以舌钳或缝线通过舌中央距舌尖约1.5cm处，向上牵拉舌尖，使舌系带保持紧张，用刀片或剪刀从舌系带中央垂直切开。②切开线从前向后，与口底平行，长度2~3cm，或切开至舌尖在开口时能接触到上颌前牙的舌面为止，如有必要可剪断颏舌肌。③拉拢缝合横行切开出现的菱形创面，使之成为纵行线状的缝合创口。

3. 口腔上颌窦瘘修补术

（1）上颌窦瘘病因：①拔牙术中牙根移位。②即刻修补口腔上颌窦交通后创口裂开。③上颌囊肿术后。

（2）步骤及方法

1）首先控制上颌窦感染。可经瘘口行上颌窦冲洗，同时给以滴鼻剂和抗生素。

2）治疗后瘘口常缩小，可用硝酸银或三氯醋酸液烧灼瘘管上皮，也可用器械削刮去除上皮，重复进可使其自然愈合。

3）不愈合者，可用前述颊或腭瓣关闭瘘口。

4）确定骨缘位置，距骨缘2~3m切开软组织，形成新鲜创面，转移瓣缝合后，下方应有骨支持。

5）切开的瘘口周围软组织能翻转相对缝合则成为衬里，与转移瓣相贴合；不易拉拢时也可切除，行单层修补。

4. 牙移植术　其分类及说明见表14-4-1。

表14-4-1　牙移植术的分类及说明

分类	说明
自体牙移植	将自身牙根未发育完成的牙完整地摘出，移植于自身其他的缺牙部位
异体牙移植	将某一个体因治疗需要拔除的健康牙，移植到另一个体的牙槽窝内。分类：①直接移植（少用），将拔除的牙立即植入到另一人的牙槽窝内。②间接移植（常用），将供牙经过处理贮存（牙库）后，有选择地进行移植

5. 牙再植术

（1）适应证

1）外伤脱位、牙体缺损小、牙周及根尖周无病损的牙。

2）位置不正的、单根扭转牙，如无正畸条件，也可行再植矫正。

3）误拔的健康牙。

（2）步骤

1）牙齿储存：牙齿脱出后应该妥善保存牙齿，将牙齿放在生理盐水中保存。手术前仔细检查脱出牙齿的牙根发育情况、表面污染情况，夹住牙冠用生理盐水清洗患牙，不要搔刮牙根面，尽量保护牙周膜，牙齿保存在生理盐水或 Hanks 平衡盐溶液内。

2）清洗牙槽窝：应用生理盐水冲洗牙槽窝，去除异物及污物。牙槽窝骨折时可以复位折断骨片，修整牙槽窝。

3）轻柔植入患牙：用力要小，防止对牙髓和牙周膜的损伤。

4）固定患牙：急诊可采取缝线固定，门诊可采用钢丝＋树脂夹板固定，或全牙列𬌗垫固定。全牙列𬌗垫既可避免咬合创伤，再植牙又有一定生理动度，有利于再植牙愈合。弹性固定以 7~10 天为宜。

5）抗生素应用：再植术后口服抗生素 1 周。

6）牙髓治疗：牙根发育完成的恒牙一般在再植后 2 周内进行根管治疗，应用氢氧化钙制剂根管封药约 1 个月后行常规根管治疗，预防牙根吸收。

7）定期复查：全脱出牙需要长期观察，一般 1 个月内每周复查 1 次。第 1 疗程治疗结束后每 2~3 个月复查 1 次，半年后可每 3 个月或每 6 个月进行复查，观察牙根愈合情况。

第十五章　口腔修复学通科理论知识

第一节　牙体缺损

1. 病因

（1）龋病：轻的缺损可以表现为脱矿、变色和龋洞形成。

（2）牙外伤：交通事故、意外碰击或咬硬食物等可造成牙折，前牙外伤发病率较高。

（3）磨损：损表现为牙冠𬌗面降低，严重者可导致垂直距离短，引起咀嚼功能障碍及颞下颌关节功能紊乱病。

（4）楔状缺损：常见尖牙、前磨牙唇、颊面的牙颈部楔形缺损，严重者出现牙髓暴露、牙折。

（5）酸蚀症：长期接触弱酸的牙面缺损，呈刀削状的光滑表面，常伴牙本质过敏、牙面染色等。

（6）发育畸形：釉质发育不全、本质发育不全、氟牙症、四环素牙等。

2. 治疗原则

（1）正确地恢复形态与功能

1）轴面形态：修复体外形主要学说有牙龈保护学说、肌作用学说、便于口腔清洁学说。

2）邻接关系：接触过紧可导致牙周膜损伤，过松则可致食物嵌塞。

3）外展隙和邻间隙：其概念及功能见表 15-1-1。

表 15-1-1　外展隙和邻间隙的概念及功能

名称	概念	功能
外展隙	指在邻接区四周，环绕着向四周展开的空隙	可作为食物的溢出道，在咀嚼时一部分食物可由外展隙排溢
邻间隙	邻间隙位于邻接点的龈方，呈三角形，底为牙槽骨，两边为邻牙的邻面，顶为邻接点	正常时，邻间隙被龈乳头充满，对牙槽骨和邻牙起保护作用

（2）咬合关系：①要求稳定而协调，非正中关系亦协调。②咬合力的方向应接近牙的长轴方向，与牙周支持能力相协调。③咬合功能恢复的程度与牙周条件相适应。

（3）美学要求：必须以达到生物学与机械力学要求为基础。

（4）牙体预备过程中注意保护软硬组织健康

1）去除病变组织：对龋病，须去除龋坏腐质，软化牙本质也要尽量除去，直到硬化牙本质层，以免患牙继发龋坏；如是外伤牙折，也需要做一定的处理和预备。

2）防止损伤邻牙：做邻面牙体预备时，若不注意容易损伤邻牙，受损的部位容易积聚菌

118

斑，增加龋的易感性。牙体预备时为了保护邻牙，选用容易控制的细锥形金刚车针分离切割牙的邻面较为安全。

3）保护软组织：正确使用口镜或吸引器能有效地防止车针对颊部和舌的损伤。

4）保护牙髓：①防止温度过高。②避免化学性损害。③防止细菌感染。

5）适当磨除牙体组织：①能用部分冠获得良好固位时，尽量不选择全冠修复。②各轴面的聚合度不宜过大。③牙体殆面组织应按牙体解剖外形均匀磨除。④对严重错位的牙，必要时先进行正畸治疗。⑤避免将修复体边缘向根方做不必要的延伸。

6）预防和减少继发龋：①边缘线应尽可能短，表面尽可能光滑。②修复体的边缘扩展至自洁区。

7）牙体预备尽量一次完成：一般情况下，牙在短期内做第二次牙体预备，会增加患者痛苦，损伤也较大，应予避免。

8）暂时冠保护：保护牙髓，维持间隙。

（5）修复体龈边缘设计应合乎牙周组织健康的要求

1）修复体龈边缘位置设置：见表15-1-2。

表15-1-2 修复体龈边缘位置设置

修复体龈边缘位置	说明
止于龈上	①不损伤龈组织；便于检查和修改修复体的边缘，减少或消除对龈组织的刺激。②在龈下则易积存食物，形成菌斑，产生牙周炎
止于龈沟内	防龋，增进美观，加强固位；但边缘不密合时可产生龈缘炎
止于龈缘	①可避免对龈组织的刺激，减少牙体磨切，不影响美观。②易形成龈炎

2）修复体龈边缘位置、密合度与组织健康的关系：修复体边缘位置时应尽可能设计龈上边缘，龈下边缘常是牙周病的致病因素，应尽量少设计。龈边缘距龈沟底至少0.5mm。设计龈下边缘的合理情况：①龋坏、楔状缺损达到龈下。②邻接区到达龈嵴处。③修复体需要增加固位力。④要求不显露修复体金属边缘。⑤牙根部过敏不能用其他保守方法消除。

3）修复体龈边缘外形的选择应用：①边缘形态是否容易预备。②是否容易取得清晰的印模和相应的蜡型。③边缘应有一定的厚度，以保证取出蜡型时不扭曲变形。

（6）修复体应合乎抗力形与固位形的要求

1）抗力形：①患牙能抵抗咬合压力，不致被破坏或折断。②修复体不因受咬合压力而折断、破裂。

2）固位形：①修复体固定在患牙上，不因咀嚼外力而致移位、脱落，这种抵御脱落的力称为固位力。②合理设计并预备成面、洞、钉洞、沟等各种几何形状，这种且有增强固位力的几何形状称为固位形。

3. 治疗计划及修复方式选择

（1）嵌体：是一种嵌入牙体内部，用以恢复牙体缺损的形态和功能的修复体或固定义齿冠内固位体。

（2）部分冠：是覆盖部分牙体表面的固定修复体，根据覆盖牙体的部位及大小可以分为3/4

冠、7/8 冠和半冠等。

（3）贴面：以树脂或瓷制作的覆盖牙冠唇颊侧的修复体。

（4）全冠：覆盖全部牙冠的修复体为全冠。根据使用材料不同，通常分为金属全冠、非金属全冠，以及金属和非金属混合冠。

（5）桩核冠：利用固位桩插入根管内，桩的上部与剩余牙体组织形成核作为全冠预备体，再在其上进行全冠修复的修复体。

第二节 牙列缺损

考点直击

【病历摘要】

女，56 岁。主诉左下后牙拔除后 3 个月，要求修复。3 个月前 45、46 松动牙拔除，要求修复缺失牙。否认全身系统性疾病及药物过敏史。

检查：45—47、31、32、35—37 缺失，拔牙创愈合良好。41、42 Ⅰ 度松动，其余牙无松动、叩诊（–），45—47、35—37 缺牙区牙槽嵴较好，殆间距离 4~5mm。11、12 根尖区黏膜窦道，牙冠变色，无光泽。冷、热测验正常，叩诊（–），电活力测验无反应，无松动。

X 线片示 11 根尖有直径约 1.5mm 透光区，边界清楚，无骨白线；12 根尖区有直径约 3mm 的透光区，边界不清。

【病例分析】

1. 主诉疾病的诊断 下颌牙列缺损，肯尼迪（Kennedy）第一类第一亚类。

2. 非主诉疾病的诊断 ①12 慢性根尖周脓肿。②11 慢性根尖周肉芽肿。

3. 主诉疾病的诊断依据 Kennedy 第一类是指双侧缺隙位于余留牙的远中，即双侧远中游离缺失。即除主要缺隙外，还有一个缺隙则为第一亚类，有两个缺隙则为第二亚类，依次类推。

4. 非主诉疾病的诊断依据

（1）11、12 根尖区钻膜窦道，牙冠变色，无光泽。牙髓无活力，无松动。

（2）X 线片显示 11 根尖有直径约 1.5mm 透光区，边界清楚，无骨白线。

5. 主诉疾病的鉴别诊断 ①牙体缺损。②牙列缺失。

6. 主诉疾病的治疗原则

（1）可摘局部义齿。

（2）34、44 可设计为 RPI 卡环。

（3）采用可摘局部修复时，由于本病例为双侧游离缺失，设计为 RPI 卡环。这样当义齿受力时，基牙受到的是向近中倾斜的分力，由于有近中余留牙的支持，就可以减小甚至消除对基牙的扭力作用，而且受力后鞍基与卡环同时下沉，基牙与卡环分离，从而有利于基牙的保健。

7. 全口其他疾病的治疗原则 11、12 根管治疗。

1. 概述 在上、下颌牙列内的不同部位有不同数目的牙齿缺失，牙列内同时有不同数目的天然牙存在。病因包括龋病、牙周病、根尖周病、颌骨和牙槽骨外伤、颌骨疾病、发育障碍等。

2. 治疗设计

（1）固定义齿

1）双端固定桥：固定桥两端固位体与桥体之间为固定连接，在固位体粘固于基牙后，基牙、固位体、桥体则连接成一个不动的整体，组成新的咀嚼单位。

2）半固定桥：两端基牙所承受的应力不均匀：当桥体正中受到垂直向𬌗力时，固定连接端的基牙所受的𬌗力＞活动连接端基牙。适用于基牙倾斜度大，采用双端固定桥修复时难于求得共同就位道的病例。

3）单端固定桥：适用于缺牙间隙小，承受𬌗力不大，而基牙又有足够的支持力和固位力者。

4）复合固定桥：适用于缺牙间隙小，承受𬌗力不大，而基牙又有足够的支持力和固位力者。

5）种植固定桥：利用植入牙槽骨和颌骨内的种植体作为固定桥的支持和固位端，然后制作固定桥，修复牙列缺损。

6）固定－可摘联合桥：其支持形式与双端固定桥相同，义齿承受𬌗力由基牙承担，但不同之处是该型固定桥可自行摘戴。义齿固位依靠固位体的内外冠之间产生的摩擦力或磁性固位体的吸力等产生固位。

7）粘接固定桥：是利用树脂粘接技术将固定桥直接粘固于基牙上，修复牙列缺损。其固位主要依靠树脂粘接材料的粘接力，而牙体预备的固位形起辅助固位作用。与传统固定桥相比，其牙体预备时磨削牙体组织少，减少牙髓损伤。

（2）可摘局部义齿

1）按材料和制作方法分类：见表15-2-1。

表15-2-1　可摘局部义齿按材料和制作方法分类

分类	优点	缺点
胶连式义齿	制作工艺简单，价格低廉，便于修改和添加	体积较大，覆盖组织多，异物感明显，舒适性差，不易自洁，且强度差，易损坏
金属铸造支架式义齿	积小，覆盖组织少，感觉舒适，易自洁，且强度高，不易损坏	制作工艺相对复杂，价格高，且较难修理和添加

2）支持方式：义齿行使功能时，为防止下沉，应有良好的支持。可摘局部义齿的支持方式见表15-2-2。

表15-2-2　可摘局部义齿的支持方式

方式	特点
牙支持式	适当的基牙数目，通过𬌗支托结构为义齿提供良好的支持
混合支持式	除设计𬌗支托外，还可使用牙间卡环、舌支托、切支托等间接固位体
黏膜支持式	①适当加大基托面积以分散𬌗力。②保持基托组织面与承载区黏膜组织良好的接触关系，力求使载荷均匀分布。③减小人工牙颊舌径，甚至减少人工牙数目，来减小载荷改善支持力

3. 牙列缺损的 Kennedy 分类 ①第一类：双侧缺隙位于余留牙的远中，即双侧远中游离缺失。②第二类：单侧缺隙位于一侧余留牙的远中，即单侧远中游离缺失。③第三类：缺隙位于牙弓一侧，缺隙前后均有余留牙，即单侧非游离缺失。④第四类：单个越过中线的缺隙，位于所有余留牙的近中。

4. 修复方式选择

（1）固定义齿（固定桥）：是利用缺牙间隙两端或一端的预备好的基牙或种植体，在其上制作固位体，并与人工牙（桥体）连接成为一个整体，借水门汀、粘接剂或固定装置，将固位体粘固于基牙上。患者不能自己取戴。

（2）可摘局部义齿：指利用口内余留的天然牙、黏膜、牙槽骨作支持，借助义齿的固位体及基托等部件取得固位和稳定，用人工牙和基托恢复缺损的牙齿及相邻的软硬组织。患者可自行摘戴。

（3）种植义齿：指以植入颌骨内的人工植体为支持、利用种植体的上部结构为固位的一种修复体。可为固定修复，也可为可摘义齿修复。

第三节　牙列缺失

1. 概述　牙列缺失是指各种原因导致的上颌和/或下颌牙列全部缺失。最常见的病因为龋病和牙周病，此外，还有全身疾病、外伤、不良修复体、遗传性疾病。

2. 治疗原则　①恢复咀嚼功能。②恢复面型，恢复美学。③追求舒适，易于清洁。

3. 修复方式选择　见表 15-3-1。

表 15-3-1　牙列缺失修复方式选择

区别点	全口义齿	全口覆盖式种植义齿	全口固定式种植义齿
支持方式	黏膜支持	混合支持	种植体支持
咀嚼功能	低	中	高
固位与稳定	差	中	好
基托面积	大	可适当减小	无
牙槽骨要求	较宽松	较严格	严格
舒适度	异物感较强	有异物感	异物感较低
修复周期	短	较长	较长
植体数量	无	上颌：4~6颗。下颌：2~4颗	单颌6颗以上
费用	低	较高	高

第四节 桩核修复

1. 适应证

（1）牙冠大部分缺损无法充填治疗或做全冠修复固位不良者。

（2）牙冠缺损至龈下，牙周健康，牙根有足够长度，经牙冠延长术或正畸牵引术后能暴露出。断面以下最少 1.5mm 者，磨牙以不暴露根分叉为限。

（3）错位牙、扭转牙而非正畸治疗适应证者。

（4）畸形牙直接冠修复预备固位形不良者。

2. 设计原则、修复要求

（1）桩的长度：保证根尖封闭，一般要求保留不少于 4mm 的根充材料隔离口腔与根尖周；尽量保证桩的长度不短于临床牙冠高度；骨内桩长度大于骨内根长度的 1/2。以往所说的桩的长度应达到根长的 2/3～3/4，包含了骨内桩长度和骨内根长度两个指标。但临床上常见牙根长，牙槽骨有一定程度吸收，桩长度看似超过临床牙冠长度，而实际上桩的根内末端距牙槽嵴顶很近，从而易导致根折。要强调桩应进入有牙槽骨支持的牙根内达一定长度。

（2）桩的直径和形态：桩的直径应为根径的 1/3，从根管口到末端逐渐缩小呈锥形。

（3）冠与根面的关系：要尽量保留剩余健康牙体组织，尽可能使牙本质肩领处牙体厚度≥1mm、高度≥1.5mm，有利于提高患牙的抗折强度，增强桩核的固位。

3. 修复后常见问题的处理原则

（1）疼痛

1）牙本质过敏：具体如下。①修复体粘固后牙本质过敏：活髓牙预备体必须戴暂时冠，永久粘固时选择聚羧酸锌粘固剂。②修复体使用一段时间之后出现牙本质过敏：继发龋者应拆除修复体，牙体治疗后重新修复；牙龈退缩者应进行脱敏治疗；粘固剂溶解者，最好拆除重新修复。

2）自发性疼痛：具体如下。①牙髓炎引起者：a. 检查修复体有无松动、破损、缝隙及障碍等。b. 做牙髓活力温度测验和电测验。c. 确诊后再决定拆除修复体或局部打孔开髓，行牙髓治疗。②桩核冠修复后出现的根尖周感染：拆除修复体重新根管治疗，不易拆除者，考虑根尖手术治疗；无法行根尖手术者，拔除患牙。③金属修复体与邻牙、对𬌗牙的银汞合金充填物或异种金属修复体之间产生微电流所致疼痛，应拆冠重做。④食物嵌塞致龈乳头炎：解决食物嵌塞问题，必要时拆除重新修复。

3）咬合痛：不同时间咬合痛的处理见表 15-4-1。

表 15-4-1 不同时间咬合痛的处理

咬合痛	处理
修复体粘固后短期内出现咬合痛	①咀嚼痛伴有叩痛，发病时间不长，创伤性根尖周炎或牙周炎不严重，通过调𬌗，去除牙尖交错𬌗早接触及非牙尖交错𬌗干扰，磨改不合理的斜面和过锐尖嵴，症状可很快消失。②若咬合过高而调𬌗有困难时，或者因粘固时修复体未就位者，应拆除修复体重做
修复体戴用一段时间后出现咬合痛	结合触诊、叩诊和 X 线检查明确病因，再针对病因治疗，如调𬌗、牙周治疗或拆除重做和拔牙

（2）食物嵌塞

1）属邻接不良、外展隙过大者，一般须拆除修复体重做。

2）𬌗面形态不良者，在不影响修复体质量的前提下，可适当做少许磨改。

3）修改过的修复体应仔细磨光。

4）如修复体不易拆除，而邻牙有牙体缺损，可利用邻牙充填治疗或做修复体恢复正常邻接关系。

（3）龈缘炎：可局部用消炎镇痛药，尽可能消除或减少致病因素，保守治疗后若症状不缓解，应拆除修复体重做。

（4）修复体松动、脱落：处理原则见图15-4-1。

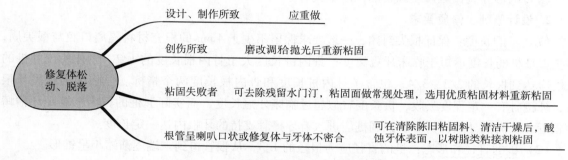

图15-4-1 修复体松动、脱落的处理原则

（5）修复体损坏

1）前牙烤瓷冠局部崩瓷缺损，可用光固化复合树脂修补，还可在瓷层做小的固位洞形。

2）烤瓷冠大范围破损崩瓷，应拆除修复体重做。

3）对于穿孔的金属修复体原则上应重做。

4）对于折断牙冠部分的桩，如桩固位良好不易拆除根管治疗完善、根尖无异常时，可在残留桩上制作树脂核，然后做冠修复。

（6）修复体的拆除

1）用去冠器卸下：适用于松动修复体的拆除。

2）冠的破除：先用高速车针将冠的唇颊舌和𬌗面磨出一条切口，然后用拆冠扳手沿切口处撬动，破坏水门汀的封闭作用，然后用去冠器轻轻震松取下。

4. 工艺制作要求

（1）纤维桩-树脂核：椅旁一次性完成纤维桩粘固和树脂核成形。

（2）预成金属桩-树脂核：预成金属桩有镍铬合金桩、钛合金桩等。

（3）金属铸造桩核：技工在工作模型上制作桩核熔模、包埋铸造，调磨就位于工作模上送回临床试戴、调磨粘固。

（4）瓷桩核：抗弯强度较纤维桩高。

（5）预成氧化锆桩-铸瓷核：成品氧化锆瓷桩与热压铸瓷核联合制作的桩核。

（6）一体化氧化锆瓷桩核：制作一体化氧化锆瓷桩核通过整体切削加工成形。

第五节　全冠修复

1. 适应证

（1）牙体严重缺损，固位形、抗力形较差者。

（2）存在咬合低、邻接不良、牙冠短小、错位牙改形、牙冠折断或半切除术后须用修复体恢复正常解剖外形、咬合、邻接及排列关系者。

（3）固定义齿的固位体。

（4）活动义齿基牙的缺损需要保护、改形者。

（5）龋坏率高或牙本质过敏严重伴牙体缺损，或者银汞合金充填后与对颌牙、邻牙存在异种金属微电流刺激作用引起症状者。

（6）后牙隐裂，牙髓活力未见异常，或者已经牙髓治疗后无症状者。

2. 设计原则、修复要求

（1）美学要求

1）应尽量采用牙色材料，避免暴露金属。

2）修复体的颜色、半透明性、表面质地和特征等应与相邻牙及同名牙协调、对称。

3）修复后牙龈缘形态，牙冠形态、长宽比、排列位置、与口唇关系等均应自然、协调、美观。

（2）牙体预备的要求：牙体预备过程中注意保护软硬组织健康。牙体预备的要求及具体内容见表15-5-1。

表15-5-1　牙体预备的要求及具体内容

要求	具体内容
去除病变组织	去腐至硬化牙本质层，以免患牙继发龋坏；外伤牙折也应做处理和预备
防止损伤邻牙	牙体预备时为保护邻牙，用容易控制的细锥形金刚车针分离切割牙的邻面较安全
保护软组织	正确使用口镜或吸引器能有效地防止车针对颊部和舌的损伤
保护牙髓	①防止温度过高：高速手机预备牙体时，必需喷水冷却，仅喷气冷却不足以消除高热对牙髓的危害；高速车针预备时对牙切割面轻轻施力；对固位沟和针道预备时，应降低手机转速。②避免化学性损害：有些垫底材料、树脂、粘接剂等在新鲜牙本质表面对牙髓刺激性较大，使用前应护髓。③防止细菌感染：去除感染牙本质时力求彻底
适当磨除牙体组织	将轴面的最大周径降到牙体缺损修复体所设计的边缘区
预防和减少继发龋	修复体与牙的边缘结合部位往往是继发龋的好发部位。故边缘线应尽可能短，表面尽可能光滑。为防龋，修复体应覆盖牙冠表面的点、隙、沟、裂，并将修复体的边缘扩展至自洁区
牙体预备尽量一次	一般牙在短期内做第二次牙体预备，会增加患者痛苦，损伤也较大

（3）牙周组织健康

1）修复体龈边缘位置、密合度与组织健康的关系：一般考虑修复体边缘位置时应尽可能设计龈上边缘，龈下边缘常是牙周病的致病因素，应尽量少设计。龈边缘距龈沟底至少0.5mm。

2）修复体龈边缘外形的选择应用：选择各种边缘形态时应考虑以下方面。①边缘形态是否容易预备。②是否容易取得清晰的印模和相应的蜡型。③边缘应有一定的厚度，以保证取出蜡型时不扭曲变形。

（4）抗力形和固位形

1）抗力形：①使患牙能抵抗咬合压力，不致被破坏或折断。②修复体不因受咬合压力而折断、破裂。

2）固位形：为了增强修复体的固位力，根据患牙余留牙体组织的具体情况，在患牙上合理设计并预备成面、洞、钉洞、沟等各种几何形状，这种具有增强固位力的几何形状，称为固位形。

3. 修复后常见问题的处理原则　见第二篇第十五章第四节。

第六节　固定桥修复

1. 适应证

（1）缺牙数目：最适合修复一个或两个缺失牙；若缺失牙在两个以上，且为间隔缺失者，可用中间基牙增加支持。

（2）缺牙部位

1）牙列的任何部位缺牙，只要缺牙数目不多，基牙条件符合要求，都可以选用固定义齿修复。

2）对后牙末端游离缺失的患者，若用单端固定桥修复，桥体受力产生的杠杆作用大，容易造成基牙牙周组织损伤，不宜做固定桥修复。

3）若第二磨牙游离缺失，对𬌗为黏膜支持式可摘义齿，因其𬌗力比一般天然牙明显减小，缺牙侧第二前磨牙和第一磨牙的牙周情况好，可以此两牙为基牙采用单端固定桥修复。

（3）基牙条件

1）牙冠高度应适宜，形态正常，牙体组织健康；基牙的临床牙冠过短者应增强固位体的固位力。

2）牙髓正常或经牙髓治疗不影响修复。

3）牙周组织健康。

4）牙根应粗壮、稳固，根吸收不超过根长1/3。

5）基牙位置正常，无过度扭转或倾斜。

（4）咬合关系：基本正常，缺牙区咬合接触过紧，一般不宜采用固定义齿修复。

（5）缺牙区的牙槽嵴

1）拔牙后3个月，待创口完全愈合，牙槽嵴吸收基本稳定后制作固定义齿。

2）因特殊原因须立刻修复者，先进行固定桥基牙牙体预备，用树脂暂时修复缺失牙，待伤口完全愈合，再做永久固定桥修复。

3）缺牙区压槽嵴吸收不宜过多，若吸收过多，前牙区不做卫生桥，后牙可以。

（6）年龄：一般为20～60岁。

（7）口腔卫生：修复前，必须进行牙周洁治，嘱其保持口腔清洁卫生。

（8）余留牙情况：如余留牙有重度牙周病、严重龋坏等导致患牙无法保留时，须整体考虑拔除相关患牙后的修复方案。

2. 设计原则

（1）恢复形态和功能的原则。

（2）保护基牙及口腔组织健康的原则。

（3）维护患者身心健康的原则。

（4）严格把握适应证。

3. 基牙的选择

（1）牙体情况

1）临床牙冠应有足够高度，牙冠形态和组织结构正常。

2）浅龋牙可作基牙；深龋牙经治疗后可作基牙，涉及牙髓、经牙髓病治疗和根管充填，牙周组织无炎症者可作基牙。

3）过度磨耗的牙应估计能否取得足够的机械固位形、保持牙髓或牙周组织健康。

4）牙冠形态异常，若牙根长大、牙周组织健康，经预备或桩核修复后，能达到固位体的固位力要求，可作基牙。

5）牙冠钙化不良一般不宜选作基牙。

（2）牙根情况

1）牙根应粗长：单根牙若伴不规则的牙根外形或根尖 1/3 弯曲者，比锥形牙根的支持作用好。

2）多根牙：牙周膜面积大于同等条件下的融合根，比融合根的支持作用好。

3）牙冠与牙根的长度比例适当，使固定桥所承受的𬌗力传导至牙周支持组织后，能产生生理性刺激。临床冠根比例以 1∶2 至 2∶3 较理想，1∶1 是选择基牙的最低限度。

（3）牙髓情况

1）理想的基牙是活髓牙。

2）若深龋已引起牙髓炎症或死髓牙，须经过完善的根管充填，根尖周无感染，牙周组织比较完整，牙体组织能承受固定桥咬合力的无髓牙也可选作基牙。

（4）牙周情况　临床常用牙周膜面积大小来衡量是否为良好基牙。应选择牙周膜面积大，能够承受𬌗力的牙齿作为基牙。

（5）基牙的位置、方向和咬合

1）轻度倾斜牙可选作基牙：有条件时，最好经正畸治疗改正牙位；或者适当加大牙体预备量，以取得共同就位道。

2）对倾斜的基牙，可能须先经活髓摘除，根管治疗后，方可作为基牙。

3）将倾斜牙选为基牙时，须考虑共同就位道、基牙的承受力，倾斜较大的基牙侧可增加基牙数。

4）缺失牙两侧的邻牙因某一侧无对牙，引起伸长，须先行咬合调整，使其恢复正常关系后，方可作基牙。

5）咬合接触过紧、牙冠高度不足，一般不宜选作基牙。

（6）基牙数的确定

1）以牙周膜面积决定基牙的数量：基牙的数量应根据基牙与缺失牙牙周膜面积大小来衡量。固定桥基牙牙周膜面积的总和应≥缺失牙牙周膜面积的总和，即 Ante 法则。

2）以殆力的比值决定基牙的数量：基牙的数量应根据基牙与缺失牙殆力的比值大小来衡量。纳尔逊（Nelson）提出，桥基牙殆力比值总和的 2 倍，应不小于固定桥各基牙及缺失牙殆力比值的总和。

4. 固位体设计

（1）固位体应具备的条件：见图 15-6-1。

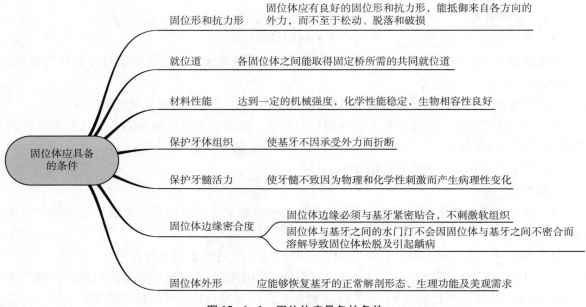

图 15-6-1　固位体应具备的条件

（2）固位体的类型：见表 15-6-1。

表 15-6-1　固定义齿固位体的类型

类型	举例
冠内固位体	以嵌体为主，包括两面嵌体、三面嵌体、多面嵌体及针型固位高嵌体等
冠外固位体	部分冠、全冠
根内固位体	桩核冠

（3）基牙牙冠缺损的固位体设计：见表 15-6-2。

表 15-6-2　基牙牙冠缺损的固位体设计

基牙牙冠缺损的情况	设计要求
缺损面积较小	设计固位体时，应予以一并修复
基牙牙冠原有充填物	固位体尽可能覆盖充填物，避免充填物边缘发生继发龋
充填物为金属，牙髓有活力	考虑拆除充填物，采用树脂修复，以免固位体与充填物之间产生电位差，刺激牙髓组织
牙冠严重缺损的死髓牙	若牙根稳固，经过彻底的牙髓治疗或根管充填，可作为桥基牙，在粘固于牙根内的桩核上设计全冠固位体

5. 桥体设计

（1）桥体应具备的条件

1）能够恢复缺牙的形态和功能。

2）良好自洁作用。

3）近似缺失天然牙的形态与色泽。

4）减轻殆后牙桥体的宽度和殆面解剖形态等的恢复应能减轻基牙的负荷。

5）有足够的机械强度、化学性能稳定和有良好的生物相容性。

（2）桥体按所用材料分类：见表15-6-3。

表 15-6-3　桥体按所用材料分类

分类	应用
金属桥体	适用于后牙缺失的固定桥修复，在殆龈距离小的病例，采用该桥体能防止桥体折断
非金属桥体	①塑料桥体：仅用于制作暂时性固定桥。②硬质树脂桥体：可用于永久性修复体。③瓷桥体：能制作永久性固定桥的桥体并广泛应用于临床
金属与非金属联合桥体	①金属与树脂联合桥体适用于前牙和后牙固定桥修复。②烤瓷熔附金属桥体是临床上应用最广泛的桥体类型

（3）桥体的形态设计

1）桥体的龈面设计：具体如下。①接触式桥体：a. 盖嵴式桥体，适用于上前牙牙槽嵴吸收较多者。b. 改良盖嵴式桥体，上、下颌固定桥均可使用。c. 鞍式桥体，与牙槽嵴接触面积大，自洁作用差。d. 改良鞍式桥体，外形近似天然牙，美观、舒适。e. 船底式桥体，只用于下颌牙槽嵴狭窄的病例。②悬空式桥体：又称卫生桥，桥体与黏膜不接触，留有至少3mm的间隙，间隙便于食物通过而不积聚，有较好的自洁作用，仅适用于后牙缺失且缺牙区牙槽嵴吸收明显的修复病例。

2）桥体的殆面设计：具体如下。①形态：a. 根据缺牙的解剖形态，参照邻牙的磨损程度及对颌牙的咬合关系来恢复。b. 桥体的边缘嵴形态恢复要正确。c. 桥体殆面应形成颊沟与舌沟。d. 面的边缘嵴处添加副沟和加深颊舌沟，也可减轻桥体所承受的殆力。②大小：a. 一般要求桥体的颊舌径略窄于原缺失的天然牙，颊舌径宽度一般为天然牙宽度的1/2～2/3。b. 可适当缩短桥体面舌侧的近远中径。

3）桥体的轴面设计桥：具体如下。①唇颊和舌腭侧的外形突度：a. 按缺失牙的解剖形态特点，正确恢复唇颊和舌腭侧的外形突度。b. 轴面突度恢复过小或无突度，软组织会受到食物的直接撞击。c. 轴面突度过大，会导致食物积存，不利于自洁作用。②邻间隙形态：a. 唇颊侧：尽可能与同名牙一致，后牙颊侧可适当扩大。b. 舌腭侧：应扩大，以便于食物溢出和清洁。③唇颊面颈缘线：前牙和前磨牙桥体的唇颊侧颈缘线的位置应与邻牙协调。

4）桥体的色泽：桥体的颜色、光泽和透明度应与邻牙接近。

5）桥体的强度：具体如下。①材料的机械强度：机械强度大，桥体不容易发生挠曲变形。②桥体的金属层的厚度与长度：在相同条件下，桥体挠曲变形量与桥体厚度的立方成反比，与桥体长度的立方成正比。缺牙区近远中间隙大时，应加厚桥体金属层，抵抗桥体挠曲。③桥体的结构形态：若桥体截面形态近似于"工"形、"T"形、"▽"形，抗挠曲能力明显大于平面形。④𬌗力的大小：力过大可引起桥体挠曲变形，甚至损坏固定桥采取减小𬌗面颊舌径宽度，扩大𬌗面舌外展隙和加深𬌗面颊舌沟等措施。

（4）连接体的设计

1）固定连接体：具体如下。①分类：整体铸造连接体、焊接连接体。②要求：连接体应位于天然牙的近中或远中面的接触区，即接近切端或𬌗面 1/2 的部位，其截面积 ≥4mm²。

2）活动连接体：具体如下。①常用形式：栓道式连接体。②适用于用于缺隙两侧基牙难以取得共同就位道的情况，一般设计于后牙固定桥。

6. 修复后常见问题的处理原则　见第二篇第十五章第四节。

第七节　可摘局部义齿

1. 适应证

（1）各种牙列缺损，尤其是游离端缺失者。

（2）伴有因牙周病、外伤或手术造成的牙槽骨、颌骨和软组织缺损者。

（3）余留牙重度磨耗等原因导致的咬合垂直距离过低，须恢复面部垂直距离者。

（4）有牙周病的牙列缺损者，可摘局部义齿在修复缺失牙的同时可兼作固定松动牙的牙周夹板。

（5）牙列缺损的过渡性修复。如拔牙后即刻修复，修复治疗过程中的暂时性（或诊断性）修复，生长发育期少年缺牙间隙活动保持器。

（6）有缺失牙、反𬌗的唇腭裂患者，可摘局部义齿可采用双牙列恢复外观，腭侧基托封闭腭裂隙。

（7）有特殊需要，为获得特殊外观效果的化妆义齿。

（8）不接受或不能耐受固定义齿修复时大量磨除牙体组织者。

2. 基本要求

（1）人工牙：人工牙是义齿代替缺失的天然牙，建立咬合关系，恢复外观、咀嚼和辅助发音功能的部分。①按制作材料分类：a. 树脂牙。b. 金属舌𬌗面牙。c. 瓷牙。②按𬌗面形态分类：a. 解剖式牙。b. 半解剖式牙。c. 非解剖式牙。

（2）基托

1）基托的功能：①排列人工牙，连接义齿各部件成一个整体。②承担、传递和分散人工牙承受的𬌗力。③修复缺损的牙槽骨、颌骨和软组织。④利用基托与黏膜之间的吸附力，基托与基牙及邻近牙接触形成的摩擦力和约束力，加强义齿的固位与稳定。也有防止义齿旋转和翘动的间接固位作用。

2）基托的种类：按材料分为塑料基托、金属基托、金属网加强塑料基托。

3）基托的制作要求：具体如下。①厚度：a. 塑料基托一般厚约 2mm，并呈圆钝状。b. 铸造金属基托的厚度约 0.5mm，边缘可厚至 1mm，并呈圆钝状。②基托的伸展范围：基托边缘不宜伸展到组织倒凹区，以免影响义齿就位或就位时擦伤倒凹以上突出部位的软组织。③与天然牙的关系：基托应与余留天然牙邻面和舌面的非倒凹区之间密合而无间隙，既利于义齿的固位和稳定，又能避免食物嵌塞。④与黏膜之间的关系：基托与覆盖黏膜应密合而无压迫。⑤磨光面外形：后部颊、腭和舌侧由牙至基托边缘应形成浅凹面，有利于义齿的固位。

（3）固位体

1）功能：固位、稳定、支持作用。

2）必须具备的条件：①有固位作用，能保证义齿不致脱位。②对基牙不应产生矫治性移位。③取戴义齿时，对基牙应无侧方压力，不损伤基牙。④显露金属要少，不影响美观。⑤不损伤口内的软硬组织。⑥不易存积食物，以免造成余留牙龋坏和牙周炎症。⑦固位体的颊、舌臂和各固位体间，尽量有交互对抗作用。⑧应尽量避免在口内使用不同种类的金属，以免产生电流作用。

3）直接固位体：直接固位体主要是卡环，以三臂卡环为例，由卡环臂、卡环体、支托三部分组成。①圆环形卡环：见表15-7-1。②杆形卡环：适合后牙游离端缺失的末端基牙，对侧需要有平衡对抗臂。缺点是口腔前庭浅、软组织倒凹大、系带附着高等情况下不宜使用；卡抱和稳定情况不如圆环形卡环。

表15-7-1　圆环形卡环

分类	应用
环形卡环	用于最后独立的磨牙，基牙向近中舌侧（多为下颌）或近中颊侧（多为上颌）倾斜
对半卡环	主要用于前后有缺隙、孤立的前磨牙或磨牙
连续卡环	多用于牙周夹板，放置在两个以上牙上
联合卡环	适用于基牙的牙冠短而稳定，相邻的两牙之间有间隙或有食物嵌塞的情况
回力卡环	用于后牙游离端缺失，基牙是前磨牙或尖牙，牙冠较短或呈锥形
倒钩卡环	用于倒凹区在和支托的同侧下方的基牙，当有软组织倒凹区无法使用杆形卡环时选用
尖牙卡环	专门用于尖牙

4）间接固位体：指防止义齿翘起、摆动、旋转、下沉的固位体。可辅助直接固位体固位和增强义齿稳定。间接固位体及可起间接固位作用的部件有𬌗支托、连续卡环、金属舌、腭板、基托、附加卡环等。

（4）连接体

1）大连接体：具体如下。①腭杆：通常宽度为6～8mm，厚度1mm。宽度在8～10mm者称为宽腭杆或腭带，可更薄，增加舒适度，且能增加支持作用。腭杆包括前腭杆、后腭杆、侧腭杆。②腭板：前腭杆向前延伸至前牙舌隆突上形成前腭板，再向左右两侧远中延伸形成马蹄状腭板（双侧游离缺失者）；如覆盖全腭区，则形成全腭板。③舌杆：舌杆宽4mm，纵剖面呈半梨形，边缘圆滑，上缘薄（1mm）而下缘厚（2mm），上缘离开牙龈缘至少4mm。④舌板：舌板是金属铸成的舌侧基托，为舌杆上缘向上延伸，覆盖至下前牙的舌隆突区。用于口底浅，舌侧软组织附着高（口底到龈缘的距离在7mm以下）。

2）小连接体：把金属支架上的各部件，如卡环、支托、基托与大连接体相连接。

3. 设计要求

（1）可摘局部义齿的固位

1）基牙倒凹的深度和坡度：①基牙的倒凹深度：卡环臂尖进入倒凹的深度越大，义齿受脱位力向𬌗方移动时固位卡环臂尖发生的变形量越大，作用于基牙上的正压力越大，所产生的摩擦力也就越大。②倒凹的坡度：倒凹深度相同时，坡度越大固位越好，倒凹的坡度一般应 >20°。

2）卡环固位臂与固位力的关系：①在倒凹深度和坡度相同时，卡环臂越长则固位力下降。②在相同位移下，卡环臂越粗可达到的正压力越大，固位力越大。③卡环材料的刚度越大，在相同位移下所产生的正压力越大。

3）制锁状态对固位力的影响：就位道和脱位道之间形成的角度称为制锁角。制锁角越大，则固位力越大。

4）各固位体相互制约对固位力的影响。

5）脱位力的大小和方向对固位力的影响：固位力 > 脱位力，则不会发生脱位，故脱位力较大时应增加固位力。

6）固位力的调节：调节固位力可以使义齿符合生理要求和功能需要，避免固位力过大或过小。

（2）可摘局部义齿的稳定：义齿的稳定是指义齿在行使功能时，无翘起、下沉、摆动、旋转等现象。造成义齿不稳定的因素：①作用于支点线的力，可将义齿压向牙槽嵴或使之离开牙槽嵴，表现为基托下沉或翘起。②作用于回转线的力，可使义齿沿回转线发生扭转和倾斜。

（3）可摘局部义齿的支持：义齿行使功能时，为防止其下沉，应有良好的支持。

4. 可摘局部义齿的分类设计要点

（1）Kennedy 第一类缺失的设计要点：见表15-7-2。

表 15-7-2　Kennedy 第一类缺失的设计要点

类型	设计要点	措施
混合支持式义齿	控制游离鞍基移动（垂直向、侧向），减轻或避免基牙受到扭力，保护牙槽嵴健康；减小基牙的负荷	①在主要基牙上设计固位、支持、稳定作用良好的卡环。②增加间接固位体和扩大鞍基，以分散𬌗力。③取功能性印模或压力印模，以补偿鞍基下沉。④减小人工牙颊、舌径、近远中径，或减少人工牙数目，以减小𬌗力。⑤采用应力中断式卡环或设计近中𬌗支托，以缓冲主要基牙上的扭力。⑥用大连接体或基托连接，以达到平衡和传递、分散𬌗力的作用
黏膜支持式义齿	减小支持组织承受的𬌗力，减慢牙槽嵴吸收的速度	①减少人工牙数目，两侧可少排一个前磨牙或磨牙；减小人工牙的颊舌径、近远中径，降低人工牙的牙尖高度。②排塑料牙。③在不妨碍口腔组织功能的同时尽可能扩大基托面积，以分散𬌗力，增加义齿固位，防止鞍基下沉。④加深食物排溢沟。⑤必要时，在基托组织面衬垫软塑料，以缓冲𬌗力，减轻或消除黏膜压痛、创伤

（2）Kennedy 第二类的设计要点

1）与第一类基本相同。不同点：第二类为单侧游离缺失，义齿不易平衡、稳定，必须双侧设计，在对侧设计间接固位体，用大连接体或鞍基连接，以分散𬌗力，获得义齿的平衡、稳定和固位。

2）游离端侧缺牙两个以上者，在游离端基牙上放置卡环，用大连接体连到牙弓的对侧，在对侧牙弓上选两个基牙放置卡环。如对侧也有缺牙，则可在缺隙两侧的基牙上放置卡环，形成面式卡环线。

（3）Kennedy 第三类的设计要点

1）义齿的𬌗力主要由基牙负担，故缺牙间隙两侧的基牙均要放置𬌗支托。

2）牙弓两侧均有缺牙，可用大连接体连接，使牙弓两侧的卡环有交互作用。若一侧牙弓上有多个牙缺失，除在邻近基牙上设计直接固位体外，还须在对侧（非缺失侧）设计间接固位体，如间隙卡环或联合卡环。使用固位体的数量一般≤4个。

3）如基牙的颊、舌侧观测线不同，可用混合型卡环。

4）尽量不设计黏膜支持，因基托面积小，𬌗力集中，易产生疼痛。

（4）Kennedy 第四类的设计要点

1）黏膜支持式义齿，应适当扩大义齿的基托面积，基托的上缘应与天然牙舌面的非倒凹区接触，以增强固位和防止食物嵌塞。但不能过紧地挤压牙面，以免牙齿移位。

2）多数前牙缺失，直接固位体放在第一前磨牙以后的余留牙上，以免影响美观。

3）多数前牙缺失，其设计要点同 Kennedy 第一类缺失，即在远中余留牙上设计间接固位体，以平衡、稳定义齿。

4）前牙为深覆𬌗时，应设计金属基托。

5. 修复后常见问题的处理原则

（1）疼痛

1）基牙疼痛：见表 15-7-3。

表 15-7-3　可摘局部义齿戴入后的基牙疼痛

表现	处理
戴与不戴都有疼痛	应仔细检查基牙有无牙体牙髓疾病
不戴义齿后疼痛缓解	可能基牙受力过大而导致疼痛，如卡环、基托与基牙接触过紧，应处理
咬合时疼痛	可能是咬合过高或卡环过紧，应调𬌗或放松卡环
基牙或对𬌗牙出现酸痛	能是就位或调𬌗过程中对基牙的磨除过多，考虑脱敏治疗

2）软组织疼痛：具体如下。①局部痛：基托边缘过长，有小瘤子或骨性隆突未缓冲。处理方法为缓冲、避让。②大面积痛：𬌗支托未起到支持作用，支持组织受力过大或义齿不稳定。可以扩大基托支持面积，增加间接固位体或𬌗支托数目，调𬌗解除干扰等，以减轻黏膜的负荷。

（2）固位不良：见表 15-7-4。

表 15-7-4　固位不良处理

原因	处理
弹跳	修改卡环臂
翘动、摆动、上下动	修改卡环与支托，或重新制作卡环

续表

原因	处理
基托与组织不密合，边缘封闭不好	进行基托重衬
基牙牙冠小或呈锥形致固位形差	增加基牙，或通过冠修复来改变基牙形态，获得卡环固位倒凹
人工牙排列的位置不当	按选磨调𬌗的原则进行磨改，如无法改善，应重新排列人工牙
基托边缘伸展过长	将基托边缘磨短，系带处基托让开

（3）义齿咀嚼功能差

1）人工牙𬌗面过小、低𬌗、𬌗关系错误：①加高咬合，加大𬌗面，改变𬌗面形态。②在𬌗面增加食物排溢道，增加牙尖斜度。

2）基牙和牙槽嵴支持不够：增加基牙和加大基托面积。

3）颌位错误：重新确定颌位关系，重新排牙。

（4）义齿摘戴困难

1）卡环过紧，基托紧贴牙面，倒凹区基托缓冲得不够：应调改卡环，磨改基托。

2）患者没有掌握义齿摘戴方向和方法：教会患者如何摘戴义齿。

（5）食物嵌塞

1）基托与组织不密贴，卡环与基牙不贴合，基托与天然牙之间有间隙：局部衬垫。

2）基牙和牙槽嵴存在有不利倒凹时，形成的空隙：加强口腔卫生和义齿的清洗，防止天然牙发生龋病和牙周病。

（6）发音不清晰

1）义齿戴上后暂时性不适应：逐渐习惯不影响发音。

2）基托过厚、过大，牙齿排列偏向舌侧：将基托磨薄、磨小或调磨人工牙的舌面，以改善发音。

（7）咬颊黏膜、咬舌

1）咬颊黏膜：应加大后牙覆盖，调磨过锐的牙尖，加厚基托推开颊肌。

2）咬舌：可适当升高下颌𬌗平面，磨除下颌人工牙的舌面或重新排列后牙。

（8）恶心和唾液增多：恶心可通过磨改基托或进行重衬解决。唾液增多，习惯戴用义齿后即可消失。

（9）咀嚼肌和颞下颌关节不适：可通过加高或降低垂直距离和调来解决。

（10）戴义齿后的外观问题：戴义齿后唇部过突或凹陷，牙颜色或牙齿大小不满意等，可酌情修改，必要会重做。

6. 工艺制作要求

（1）铸造支架的制作：铸造支架须先按照设计制作支架熔模，再经包埋、去蜡、熔铸金属、打磨抛光等工艺流程最终完成。支架通常采用整体铸造法，亦可以采用先分段铸造，再用高熔合金焊接连成一整体。

（2）弯制卡环

1）按设计要求弯制不同的卡环，卡环的固位臂进入倒凹区，而卡环体坚硬部分应放在基牙的非倒凹区，并与模型贴合，以免影响就位，且不能损坏模型。

2）切勿反复弯折扭转钢丝的同一部分，以免造成卡环丝折断。

3）卡环臂尖端应圆钝，防止义齿摘戴时损伤口腔软组织；同时，卡环尖端不应顶靠前邻牙，避免就位时出现障碍。

4）间隙卡环的卡环体位于外展隙，与基牙上预备的隙卡沟密合，卡环体和卡环臂交界的部分位于颊外展隙，不致影响咬合。

（3）隐形义齿：采用弹性树脂卡环，利用软硬组织倒凹固位，位于天然牙龈缘，特点是强度高、有适宜的弹性、较好的柔韧性和半透明性，其色泽接近天然牙龈组织，具有良好的仿生效果和隐蔽性。

第八节　全口义齿

1. 适应证　全口牙齿或半口牙齿缺失的患者。

2. 设计原则

（1）上无牙颌

1）上唇系带：全口义齿的唇侧基托不能妨碍唇系带的活动，应在此区形成相应的切迹。

2）上颊系带：颊系带将口腔前庭分为两部分，唇颊系带之间的部分为唇侧前庭或称前弓区，颊系带的后方为颊侧前庭或称后弓区。

3）颧突：其表面覆盖黏膜较薄，义齿基托容易在此处造成压痛。

4）上颌结节：上颌总义齿的基托应覆盖整个上颌结节。上颌义齿的颊侧翼缘应伸展至上颌结节颊侧的前庭沟底。

5）切牙乳突：切牙乳突可作为排列义齿人工前牙的重要参考标志。义齿基托组织面在此区域应做适当的缓冲处理，以免压迫切牙乳突产生疼痛。

6）腭皱：腭皱有辅助发音的作用。

7）上颌硬区：为防止上颌义齿以此为支点而产生翘动和压痛，义齿基托组织面相应处须做缓冲处理。

8）腭小凹：上颌全口义齿的后缘应在腭小凹后 2mm 处。

9）颤动线："啊"线又称后颤动线，大致位于软腭腱膜与软腭肌的结合部位。硬腭与软腭腱膜结合的部位称为前颤动线。在前、后颤动线之间形成的一个弓形区域，为上颌总义齿基托的后缘封闭区，义齿基托组织面在此区域向黏膜突起成后堤。

10）翼上颌切迹：是颊侧前庭的后缘，也是上颌总义齿两侧后缘的界线。

11）翼下颌韧带：上颌义齿后缘在此处不宜过度伸展。

（2）下无牙颌

1）颊棚区：由于其表面骨皮质厚、致密，且与咬合力方向垂直，能够承受较大的咀嚼压力。

2）远中颊角区：义齿基托在此处不能过多伸展，以免影响咬肌的运动，造成压痛和义齿松动。

3）舌系带：下颌总义齿舌侧基托边缘在此部位应形成切迹，以免影响舌的活动。

4）舌下腺：义齿基托不宜在此处过度伸展。

5）下颌隆突：义齿基托组织面相应处应缓冲处理。

6）下颌舌骨嵴：义齿基托组织面在此处应适当缓冲，以免产生压痛。

7）下颌舌骨后窝：下颌义齿舌侧基托的典型形态为"S"形。进入下颌舌骨后窝的基托部分可抵抗义齿向前脱位，下颌舌骨嵴至下颌舌骨后窝底的深度越深，下颌总义齿的固位效果越好。

（3）功能分区：见表15-8-1。

表15-8-1　无牙颌的功能分区

分区	具体内容
主承托区	是承担义齿咀嚼压力的主要区域。下颌后部的颊棚区能承受较大的垂直向压力，可作为下颌义齿的主承托区
副承托区	不能承受较大的咀嚼压力，可抵抗义齿受到的水平向作用力，有利于义齿的稳定
边缘封闭区	不能承受咀嚼压力。可以与义齿边缘紧密贴合，防止空气进入基托与组织之间，产生良好的边缘封闭作用，从而形成负压和两者之间的吸附力，保证义齿固位
缓冲区	基托组织面在上述的相应部位应做缓冲处理，以免因压迫导致疼痛，或形成支点而影响义齿的稳定

（4）义齿间隙和义齿表面

1）义齿间隙：是在口腔内容纳义齿的潜在空间。义齿间隙是天然牙列所占据的空间。①天然牙缺失后，周围的软硬组织发生吸收和减少，故义齿间隙的大小在同一个体也会随缺牙时间的长短不同而变化。②要通过调整义齿基托厚度和范围使全口义齿充满在这个间隙内，以恢复患者的面容，又不妨碍唇颊舌侧肌肉的正常活动。

2）义齿表面：具体如下。①组织面：义齿在行使功能时承受的负荷通过组织面传递至支持组织，组织面也是义齿获得固位的主要部位。②𬌗面：义齿人工牙的咬合接触应广泛且平衡，以利于咬合压力在支持组织上均匀分布，利于义齿的稳定。③磨光面：磨光面的倾斜度、义齿周围边缘的宽度和人工牙颊舌位置正常时，舌和颊侧组织有帮助义齿固位和抵抗侧向压力的作用。

3. 修复要求

（1）全口义齿的固位

1）颌骨的解剖形态：颌弓宽大，牙槽嵴高而宽，系带附着位置距离牙槽嵴顶远，腭穹隆高拱，义齿基托面积大，全口义齿固位作用好。

2）义齿承托区黏膜的性质：厚度、弹性和韧性适宜的口腔黏膜，义齿固位好。

3）唾液的质量：会影响吸附力、界面作用力和义齿基托的边缘封闭。唾液应有一定的黏稠度和分泌量，才能使义齿产生足够的固位力。反之，则不易获得足够的固位力。

4）义齿基托的边缘伸展：在不妨碍周围组织功能活动的前提下，全口义齿基托的边缘应充分伸展，并有适宜的厚度和形态。这样既可以尽量扩大基托的面积，又可以与周围软组织保持紧密接触，形成良好的边缘封闭作用。

（2）全口义齿的稳定

1）颌骨的解剖形态：颌弓宽大，牙槽嵴高而宽，腭穹隆高拱者，义齿较容易稳定。而颌弓窄小，牙槽嵴低平，腭穹隆平坦者，义齿的稳定性差。

2）上、下颌弓的位置关系：上、下颌弓的位置关系异常者，包括上、下颌弓前部关系不协调（如上或下颌前突，上或下颌后缩），上、下颌弓后部宽度不协调，其义齿均不易达到稳定。

3）承托区黏膜的厚度：承托区黏膜过厚，松软，移动度大，会导致义齿不稳定。承托区黏膜厚度不均匀，骨性隆突部位黏膜薄，义齿基托组织面在相应部位应做缓冲处理，否则义齿基托会翘动。

4）人工牙的排列位置与咬合关系：①人工牙列的位置应处于唇、颊肌向内的作用力与舌肌向外的作用力大体相当的部位，即中性区。如果人工牙的排列位置偏离中性区，过于偏向唇颊或舌侧，会破坏义齿的稳定。②人工牙的排列位置还应尽量靠近牙槽嵴顶。水平向或垂直向偏离牙槽嵴顶过多，义齿在受到𬌗力时会产生翘动。人工牙的𬌗平面应平行于牙槽嵴，且应平分上、下颌间距离。③人工牙高度和倾斜方向应按照一定的规律排列，使牙尖形成适宜的补偿曲线和横𬌗曲线，牙尖交错𬌗时上、下牙具有适宜的覆𬌗、覆盖关系和均匀广泛的接触，前伸和侧方运动时达到平衡咬合，或者采用特殊𬌗面形态的人工牙，尽量避免咬合接触对义齿产生侧向作用力和导致义齿翘动。

5）颌位关系：无牙颌患者采用全口义齿修复时，首先应确定上、下无牙颌的位置关系，使义齿的咬合关系建立在稳定、可重复的正确位置上。如果颌位关系确定错误，义齿易发生不稳定。

6）义齿基托磨光面的形态：义齿基托的磨光面形态应形成一定的凹斜面，有利于义齿基托贴合在牙槽嵴上，保持稳定。如果磨光面为突面，则唇颊舌肌的作用会对义齿产生脱位力。

4. 口腔检查和修复前的准备

（1）采集病史、口腔检查：见第二篇第十六章第一节。

（2）修复前的外科处理：见表15-8-2。

表15-8-2　修复前的外科处理

项目	内容
牙槽骨整形术	牙槽嵴上有尖锐的骨尖、骨突、骨嵴或形成较大的倒凹，易导致压痛、义齿摘戴困难和义齿翘动，应手术去除
上颌结节修整术	两侧上颌结节均较突出时，可只选择结节较大的一侧作外科修整。上颌结节下垂时有时须将其高度减低
下颌隆突修整术	适用于下颌隆突过大，形成倒凹，不能用缓冲基托组织面的方法解决者
唇颊沟加深	唇颊沟过浅，可影响义齿基托边缘伸展
唇、颊、舌系带成形术	系带附着点接近牙槽嵴顶，基托边缘在此处不易获得良好边缘封闭
切除炎症性增生软组织	①缝龈瘤：轻微者，通过修改或停戴义齿可使增生组织消退。增生明显者则须手术切除。②松软牙槽嵴：轻度的松软牙槽嵴可直接进行义齿修复。较严重者，可手术切除过于肥厚、松软、活动部位的黏膜组织
牙槽嵴骨增量	适用于牙槽嵴重度吸收的患者

（3）非外科治疗

1）义齿支持组织的休整：旧义齿基托组织面用暂时性材料或组织调整材料进行重衬，适当扩大伸展范围，基托边缘过度伸展或组织面压迫的部位应磨改和缓冲。

2）停戴旧义齿：在取印模前的一段时间内，规律地按摩承托区黏膜；必要时让患者停戴旧义齿。

3）旧义齿咬合调整。

4）颌面部肌肉训练。

5. 全口义齿印模和模型

（1）印模

1）印模的要求：①精确的组织解剖形态。②适度的伸展范围，印模边缘应圆钝，其厚度为 2~3mm；上颌后缘的两侧要盖过上颌结节到翼上颌切迹，后缘的伸展与后颤动线一致。下颌后缘盖过磨牙后垫约 6mm，远中舌侧边缘向远中伸展到下颌舌骨后间隙，下缘跨过下颌舌骨嵴。③周围组织的功能形态，取印模的过程中，在印模材料可塑期内进行边缘整塑。④保持稳定的位置。

2）印模范围：具体如下。①上无牙颌：包括上颌牙槽嵴和上腭，唇颊侧边缘为唇、颊系带和前庭黏膜皱襞，后缘为翼上颌切迹和后颤动线（或腭小凹后 2mm）。②下无牙颌：包括下颌牙槽嵴，唇颊侧边缘为唇颊系带、前庭黏膜皱襞，后缘盖过磨牙后垫，舌侧边缘为舌系带、口底黏膜皱襞和下颌舌骨后窝。

3）印模方法（二次印模）：具体如下。①方法一：常用方法是用成品托盘加印模膏取得初印模，然后将初印模修改成个别托盘，再加流动性较好的藻酸盐印模材取得终印模。②方法二：步骤如下。a. 取初印模：调拌藻酸盐印模材置于所选择的成品托盘上取初印模，并进行适当边缘整塑。b. 用初印模灌注石膏模型。c. 制作个别托盘。d. 边缘整塑。e. 取终印模：调拌终印模材，将其均匀地涂布于托盘整个组织面，直至托盘边缘的外侧。将托盘旋转放入口内，轻压就位并保持稳定，在印模材硬固前，进行边缘整塑。待印模材硬固后，从口内取出。

（2）模型：工作模型最好采用硬石膏灌制。工作模型边缘最薄处不能少于 10mm，边缘宽度 3mm，包过印模边缘外侧 3mm 高，其灌注方法有围模灌注法和二次灌注法。

6. 全口义齿颌位关系的确定及模型上𬌗架

（1）垂直颌位关系：确定垂直颌位关系即确定垂直距离。垂直距离为天然牙列呈牙尖交错𬌗时，鼻底至颏底的距离，也就是面部下 1/3 的距离。

1）确定垂直距离的方法：见表 15-8-3。

表 15-8-3　确定垂直距离的方法

方法	内容
下颌姿势位法	利用息止颌位的垂直距离减去息止𬌗间隙（2~3mm）的方法
面部垂直距离等分法	①面部比例三等分法：面部中线上发迹、眉尖点、鼻底、颏底四点将面部分为高度相等的三部分。②面部比例二等分法：眼外眦（外眼角）至口裂的垂直距离与鼻底至颏底的距离相等（参考）
面部外形观察法	天然牙列存在并且咬在牙尖交错位时，上、下唇呈自然接触闭合，口裂约呈平直状，口角不下垂，鼻唇沟和颏唇沟的深度适宜，面部下 1/3 与面部的比例是协调的（参考）

2）垂直距离恢复不正确的影响：具体如下。①恢复得过高：a. 面部下 1/3 距离增大，上、下唇张开、勉强闭合上下唇时，颏唇沟变浅，颏部皮肤呈皱缩状，肌张力增加，易出现肌肉疲劳感。久之可加速牙槽嵴吸收。b. 说话和进食时可出现后牙相撞声，义齿易脱位。②恢复得过低：a. 面部下 1/3 的距离减小，唇红部显窄，口角下垂，鼻唇沟变深，颏部前突。b. 全口义齿戴入口中，看上去患者仿佛没戴义齿，息止𬌗间隙偏大，咀嚼时用力较大，咀嚼效能较低。

（2）水平颌位关系确定

1）哥特式弓描记法。

2）直接咬合法：是指利用𬌗堤及𬌗间记录材料，嘱患者下颌后退并直接咬合在一起的方法。无牙颌患者进行直接咬合法的办法有卷舌后舔法、吞咽咬合法、后牙咬合法、肌肉疲劳法。

3）肌监控仪法。

（3）确定垂直距离和正中关系位记录的操作步骤：无牙颌患者的颌位关系记录通常借助上下𬌗托来完成，𬌗托由基托和蜡𬌗堤组成，利用蜡𬌗堤恢复垂直距离，借助上下𬌗堤平面的定位锁结来记录正中关系。

1）𬌗托的制作：𬌗托的基托部分相当于义齿的基托，用于承载𬌗堤，并保证托在口内和模型上的固位和稳定。①暂基托的制作：a. 自凝树脂和光固化树脂暂基托。b. 基托蜡片暂基托，此法简单方便，但蜡片极易受热变形，影响𬌗托固位和颌位关系记录的准确性。②𬌗堤的制作：具体如下。a. 上颌𬌗堤：前部平均高度（基托边缘至蜡堤𬌗平面）为 20～22mm，向后逐渐降低，上颌结节部位高度为 16～18mm。b. 下颌𬌗堤：平行于下颌牙槽嵴的平均平面，高度至磨牙后垫中点。c. 上、下𬌗堤：前部宽度为 5mm，后部宽度为 10mm。d. 前部蜡堤唇面应位于切牙乳突中点前方 8～10mm。e. 调整𬌗托唇面丰满度。f. 确定的𬌗平面前部位于上唇下缘下方 1～2mm，并与瞳孔连线平行，𬌗平面后部与鼻翼耳屏线平行。

2）确定垂直距离和正中关系

3）颌位关系验证：具体如下。①垂直距离的验证：将上、下颌𬌗托戴入口内，检查是否存在前述的垂直距离异常的表现。②正中关系的验证：a. 髁突触诊法。b. 颞肌触诊法。c. 观察咬合时上、下颌𬌗托是否稳定，上、下𬌗堤接触是否均匀，𬌗托间有无滑动、翘动、扭转等现象。

4）模型上𬌗架：具体如下。①面弓转移上架：a. 调整𬌗架。b. 面弓固定与转移。c. 模型上𬌗架。②确定髁导斜度：采用可调节𬌗架时，应在𬌗架上确定患者的髁导斜度。

7. 全口义齿排牙和蜡型试戴

（1）人工牙的选择

1）人工牙的材料有树脂牙和瓷牙。

2）前牙：具体如下。①大小：两侧口角线之间的距离约为 6 个上前牙的总宽度。上前牙的高度可根据唇高线来确定，唇高线至𬌗平面的距离为中切牙切 2/3 的高度。唇低线至𬌗平面的距离为下中切牙切 1/2 的高度。②形态：可分为方圆形、卵圆形和尖圆形，选择应参考患者的面部形态。

3）后牙：具体如下。①大小：人工后牙的颊舌径通常小于天然牙，近远中总宽度应小于尖牙远中面至磨牙后垫前缘的距离。②人工后牙的𬌗面形态：分为解剖式牙（30°和 33°）、半解剖式牙（20°）、非解剖式牙（0°）。

4）颜色：应考虑患者的年龄、肤色和性别，并征求患者对牙色的选择意见。

（2）排牙原则

1）美观原则：牙齿排列要体现患者的个性，上前牙的排列要参考患者的意见。

2）组织保健原则：人工牙的排列要不妨碍舌、唇、颊肌的活动，应处于肌肉平衡位置。

3）咀嚼功能原则：有效的咀嚼和满意的咬合是人工后牙的主要功能，要有最广泛的牙尖接触，尖窝关系要稳定，扩大接触面积，提高咀嚼效能。

（3）排牙方法

1）前牙排列：见表 15-8-4。

表 15-8-4　前牙排列

名称		方法	与殆平面的关系
上颌	中切牙	位于中线两侧，接触点与中线一致，颈部微向舌侧和远中倾斜，唇面与殆堤平面平行	切缘平齐殆平面
	侧切牙	近中与中切牙接触，颈部向舌侧和远中倾斜程度大于中切牙，唇面稍向远中旋转，与殆平面平行	切缘高于殆平面 0.5 ~ 1.0mm
	尖牙	近中与侧切牙接触，颈部微突并稍向远中倾斜，近远中倾斜程度介于中切牙与侧切牙之间，唇面向远中旋转，与殆堤平面平行	牙尖与殆平面平齐
下颌	中切	近中接触点与中线一致，颈部微向舌侧倾斜，近远中向直立，与上中切牙覆盖 1 ~ 2mm	切缘高出殆平面约 1mm
	侧切牙	近中与下中切牙接触，唇舌向直立，颈部微向远中倾斜，与上中切牙和上侧切牙覆盖 1 ~ 2mm	切缘高出殆平面约 1mm
	尖牙	近中与下侧切牙接触，颈部向远中和唇侧倾斜，与上侧切牙和上尖牙覆盖 1 ~ 2mm	牙尖高出殆平面约 1mm

2）后牙排列：见表 15-8-5。

表 15-8-5　后牙排列

名称		方法
上颌	第一前磨牙	近中与上尖牙远中邻面接触，颊尖与殆平面接触，舌尖高于殆平面约 1mm，舌尖并对应牙槽嵴顶连线，颈部微向颊侧倾斜
	第二前磨牙	近中与第一前磨牙接触，牙长轴垂直，颊、舌尖均与殆平面接触，舌尖对应牙槽嵴顶连线
	第一磨牙	近中与第二前磨牙接触，舌尖对应牙槽嵴顶连线，颈部微向近中和腭侧倾斜，近中舌尖与殆平面接触，近中颊尖和远中舌尖高于殆平面约 1mm，远中颊尖高于殆平面约 1.5mm
	第二磨牙	近中与第一磨牙接触，舌尖对应牙槽嵴顶连线，颈部向近中和腭侧倾斜程度大于第一磨牙，近中舌尖高于殆平面 1mm，近中颊尖高于殆平面 2mm，远中颊尖高于殆平面 2.5mm
下颌		根据上颌后牙排列位置排列下颌后牙，使其形成具有正常覆殆、覆盖，上、下牙尖窝交错最广泛接触的中性殆关系。下颌后牙牙尖连线也应形成与上牙相对应的纵向的施佩曲线和横殆曲线

3）平衡殆：全口义齿的平衡殆是指在牙尖交错殆及下颌做前伸、侧方运动等非牙尖交错殆运动时，上、下颌相关的牙都能同时接触。

（4）全口义齿蜡型试戴

1）检查基托：义齿蜡型戴入口内后应先检查基托是否贴合，有无翘动、扭转。基托边缘伸展是否合适，是否过度伸展而影响肌肉和系带活动，或者基托过厚影响面部丰满度。

2）验证颌位关系：①验证垂直距离。②验证正中关系：a. 口内咬合关系检查。b. 髁突位置检查。c. 颞肌收缩力检查。

3）检查人工牙排列与美观效果。

4）发音检查。

8. 全口义齿的初戴

（1）义齿就位：用手指触摸再次确认义齿组织面有无小瘤子等锐利之处，如有，须先修整，再戴入。

（2）检查义齿基托

1）检查义齿是否密合，有无翘动。

2）检查基托边缘长短和磨光面形态。

（3）检查颌位关系：检查内容与蜡型试戴时相同，发现颌位关系异常者应重新义齿修复。

（4）咬合关系检查与选磨调𬌗：在确认颌位关系正确之后，还需要检查咬合关系，确定牙尖交错𬌗、侧方𬌗和前伸𬌗时是否为平衡𬌗。

（5）给患者的戴牙指导：①增强使用义齿的信心。②纠正不良的咬合习惯。③进食问题。④保护口腔组织健康。⑤义齿的保护。

第九节　常用修复材料的性能

1. 印模材、模型材

（1）印模材：其材料类型、优缺点及应用见表 15-9-1。

表 15-9-1　印模材的材料类型、优缺点及应用

材料类型		优点	缺点	应用
藻酸盐类		—	印模表面清晰度和尺寸稳定性较差，质量不佳	一般只用于对颌模型和研究模型印模的制取
琼脂类		表面清晰度好、亲水、价格低廉	尺寸稳定性差、易脱水变形、强度差	临床常采用琼脂和藻酸盐联合印模法
硅橡胶类	缩合型硅橡胶（C型硅橡胶）	表面清晰度良好，尺寸稳定性一般，凝固后较软，脱模较易；疏水	取印模时须严格吹干；易导致变形，须尽快灌制模型	是目前临床使用最广泛的一种橡胶类印模材
	加成型硅橡胶（A型硅橡胶）	表面清晰度及尺寸稳定性优异，疏水	聚合后硬度较高，灌注耗时长	—
聚醚橡胶类		表面清晰度和尺寸稳定性均优异，亲水	味苦；聚合后硬度高，脱模不易；易吸水变形	特别适用于种植义齿、套筒冠、精密附着体的转移印模制

（2）模型材（石膏模型材料）

1）凝固前具有良好的流动性和可塑性：良好的流动性保证灌注模型时材料能充满印模的每一个细微部分。良好的可塑性可使材料在印模中成型，复制出口腔组织的解剖形态。

2）凝固时间：一般以 10~40 分钟为宜，包括灌注及取出模型的时间。

3）良好的复制再现性：能复制再现印模上的精细形态结构。

4）尺寸稳定性高：凝固过程中模型体积变化小。

5）强度高：压缩强度大，表面硬度高，耐磨性高。

6）与印模材料相容：模型材料与任何印模材料不发生化学变化。

7）操作性能好：操作简便，取材方便，价格低廉。

2. 粘固剂　以树脂水门汀为例，介绍其性能如下。

（1）固化性能：目前大多数树脂水门汀为双重固化，其化学固化（自凝）速度较慢。

（2）粘接性能：树脂水门汀主要用于粘固修复体，粘接强度高于传统水门汀。

（3）强度：树脂水门汀具有良好的压缩强度、弯曲强度和粘接强度，以及恰当的弹性模量能抵御咀嚼产生的咬合力，可获得良好的粘接持久性。

（4）薄膜厚度：薄的薄膜厚度可减少修复体边缘的不密合性，从而减少菌斑堆积，水门汀的溶解和继发龋的形成。

（5）吸水性和溶解性：粘接性树脂水门汀的吸水值应不大于 $130\mu g/mm^3$，溶解值应不大于 $16\mu g/mm^3$。

（6）颜色及其稳定性：多种颜色，以便粘固透明性高的瓷修复体，因为水门汀的颜色会影响粘接后修复体的美观性。

（7）操作性能：酸蚀－冲洗类含填料的树脂水门汀应用过程复杂，步骤多，技术敏感性大。

（8）牙髓刺激性：自粘接类树脂水门汀含有酸性粘接性单体，凝固过程中可能对牙髓产生一定的刺激。

（9）释氟性。

3. 粘接剂

（1）牙釉质粘接剂

1）固化性能：化学固化（自凝）粘接剂的固化时间为 1.5~5.0 分钟。

2）粘接强度：粘接剂本身具有疏水性，耐水解，所以粘接的耐久性较好。

3）释氟性：可缓慢释放氟离子，具有一定的防龋效果。

4）抗菌性：目前其效果并没有得到临床验证。

（2）牙本质粘接剂

1）粘接强度：酸蚀－冲洗类粘接剂和两步法自酸蚀粘接剂对牙本质的粘接强度较高，两者强度相当，一步法自酸蚀粘接剂对牙本质的粘接强度较低。

2）粘接的耐久性：牙本质粘接的耐久性远低于牙釉质。

3）术后敏感：自酸蚀类粘接剂的术后敏感发生率显著少于酸蚀－冲洗类粘接剂。

4）技术敏感性：自酸蚀类粘接剂的操作步数少，时间短，技术敏感性低于酸蚀－冲洗类粘接剂。

5）与自凝复合树脂的相容性：三步法酸蚀 – 冲洗类粘接剂和两步法自酸蚀粘接剂因为有中性的粘接树脂覆盖，不会影响自凝复合树脂或自凝树脂水门汀的固化。

6）生物学性能：粘接牙本质时，牙本质厚度小于 0.5mm，酸蚀剂及粘接剂中残留的单体可能会刺激牙髓，造成暂时性炎性改变。

第十六章　口腔修复学通科技能

第一节　临床接诊

1. 准确采集病史

（1）主诉：是患者就诊的主要原因和迫切要求解决的问题。

（2）现病史：一般包括主诉疾病开始发病的时间、原因、发展进程和曾经接受过的检查和治疗。

（3）既往史：①全身病史，包括全身系统病史、全身用药情况及药物过敏史、传染性疾病史、心理卫生状况以及精神疾病史。②口腔专科病史，包括修复治疗史、牙体牙髓治疗情况、牙周病史、正畸治疗史、修复治疗史、口腔外科治疗情况、颞下颌关节紊乱病史和放射影像资料。

（4）家族史。

2. 规范检查

（1）颌面部检查：①面部皮肤颜色、营养状态。②颌面部外形的对称性。③颌面各部分之间比例关系是否协调对称，有无颌面部畸形，面下 1/3 的高度是否协调。④口唇的外形，笑线的高低，上下前牙位置与口唇的关系。⑤侧面轮廓是直面型、凸面型，还是凹面型；颅、面、颌、牙各部分的前后位置和大小比例是否正常；有无颌骨前突或后缩等异常情况。

（2）颞下颌关节检查：见第二篇第七章第一节。

（3）下颌运动检查

1）开口型检查：①下颌自闭口到大张口整个过程中，下颌运动的轨迹。②正常开口型正面看是直向下的。③主要检查开口时有无偏斜。

2）下颌侧方运动检查：①向两侧的运动范围基本相等。②一般最大侧方运动范围为12mm。③运动幅度变小或不对称，受限侧翼外肌可能存在功能障碍。

3）下颌前伸运动检查：①正常情况下，前伸运动时下颌呈直线向前运动并且下切牙能超过上切牙的前方。②如不能前伸或前伸受限，表示两侧翼外肌功能可能受抑制或消失。

（4）口腔内的检查

1）余留牙及咬合关系情况：牙体、牙髓及牙周情况（牙松动幅度和方向），余牙的位置及排列关系。

2）缺牙部位的情况：伤口愈合情况，缺牙部位、数目、类型，间隙大小，剩余牙槽嵴情况。

3）口腔黏膜及软组织的情况。

4）颌骨及颌弓关系情况。

5）对原有修复体的检查。

（5）X 线检查

1）常规 X 线根尖片：能确定牙根及牙周支持组织的健康状况，了解牙根的数目、形态及长度，有无根折、根管充填等情况。

2）曲面体层 X 线片：对确定牙槽骨内是否有残根存留，有无第三磨牙埋伏阻生很有帮助。颞下颌关节 X 线侧位片可了解关节凹、髁突的外形以及髁突与关节凹的位置关系。

3）CBCT 检查：具有高分辨率、空间定位准确、辐射剂量小、投照时间短等优点，在种植修复、颞下颌关节病、牙体牙髓病、颌面外科等领域得到很好的应用。

（6）模型检查：可弥补口腔内检查的不足，利于仔细观察牙齿的位置、形态、牙齿磨损或磨耗情况、咬合关系、殆曲线以及组织倒凹、隆突等，必要时可将上下颌模型上殆架进行咬合分析研究，或者进行模型观测分析，以便制订治疗计划和修复体设计。

第二节　桩核修复临床操作

1. 牙体预备

（1）残冠预备

1）去净残冠上所有的充填物及龋坏组织。

2）按照全冠的预备要求进行牙体预备。

3）去除薄弱无支持的牙体组织，尽可能使牙本质肩领高度 >1.5mm、厚度 >1mm。

（2）根管预备

1）预备前，根据 X 线牙片、残留牙冠方向、根管内充填材料的情况对根管预备的长度、直径大小、难易程度进行判断。

2）预备时，根据根管直径选用略小号的专用根管预备车针或圆钻，从根管口充填材料的正中沿牙根方向缓慢去除充填材料，采用徐进徐退的手法，随时校正钻入方向。当钻进遇到阻力时，可更换直径小一号的圆钻继续沿充填材料的正中徐徐前进，参考 X 线牙片，了解根管预备的深度，观察切割出的粉末性质确定车针前进方向。

3）在沿正确方向前进至预定深度后，再逐号更换扩大钻，去净预备长度内的根充物，形成预定形态，并避免在壁上形成倒凹。

2. 印模制取

（1）排龈：可减少龈沟内出血、龈沟液的分泌，保证印模的清晰、准确。通常使用机械排龈法。

（2）印模

1）印模材料的选择。

2）橡胶类印模材的印模制取方法：具体如下。①双重（二次）印模法：采用两种不同流动性的橡胶印模材料混合在一起。②单一（一次）印模法：聚醚橡胶和加成型硅橡胶印模材都有专用于单一印模法的中流动性印模材料（中体）。③印模材凝固过程中避免托盘移动，待印模材完全硬固后从口内轻柔脱模取出。检查印模准确性和完整性，经过水冲洗、消毒、再次水冲洗后即可灌注石膏模型。

（3）模型：要求尺寸稳定，精确度高，模型表面硬度高、清晰、无表面缺陷。制作牙体缺损修复体的模型应该用超硬石膏灌制。制作修复体之前，须将模型做成可卸代型，在石膏代型上除边缘外部分涂布间隙剂。

3. 修复体戴入及调𬌗

（1）检查修复体：检查是否完整，有无缺损、皱褶、砂眼或缩孔，粘固面如有金属瘤、石膏、抛光剂，应用砂轮或车针去除。经初步磨光的冠，以75%乙醇消毒后方可在患牙上试戴。

（2）就位：①冠的龈边缘到达设计的位置，有肩台预备的颈缘应与冠边缘密合无明显缝隙。②咬合应基本合适。③人造冠在患牙上就位后不出现翘动现象。

（3）外形和邻接的要求及问题处理。

（4）冠龈边缘要求与存在问题的处理。

（5）调𬌗：①原则上，调𬌗应在修复体上进行，如牙体预备不足、修复体厚度不够不可磨改或对颌牙有高牙尖，𬌗向伸长或有尖锐边缘嵴等，在牙体预备时没有同时进行磨改，可适当磨改对颌牙，调过𬌗的活髓牙必要时应做脱敏处理。②调𬌗应根据咬合检查结果和患者主诉，确定并磨除早接触区，使修复体在牙尖交错𬌗时有广泛接触，在侧向𬌗和前伸𬌗时无𬌗干扰。

（6）磨光：在修复体试合后，粘固之前进行。

（7）粘固。

第三节　全冠修复临床操作

1. 牙体预备

（1）铸造金属全冠

1）𬌗面预备：提供𬌗面间隙，一般为1.0mm，并为修复体建立正常𬌗关系提供条件。

2）颊舌面预备：轴壁正常聚合度一般为2°~5°。

3）邻面预备：磨切时应注意邻面方向与就位道一致，邻面聚合度以2°~5°为宜，避免邻面上形成肩台。

4）颈部肩台预备：铸造全冠颈部肩台常为0.5~0.8mm宽，呈浅凹形或圆角肩台形。边缘应连续一致，平整，无锐边。

5）精修完成：用小粒度金刚砂车针将线角磨圆钝，去除尖锐线角和局部粗糙面。磨光细砂片或橡皮轮等以低速将所有预备的牙面磨光滑。

（2）烤瓷熔附金属全冠

1）轴面与𬌗面（切缘）：除预备量外，其方法步骤及要求基本上与铸造全冠相同。①牙体各轴壁预备出金属厚度的间隙约0.5mm，及瓷的厚度0.85~1.20mm。②若舌侧、面不覆盖瓷，只需要预备出金属的间隙即可。③前牙切端和后牙𬌗面应至少预备出1.5~2.0mm的间隙，并保证在牙尖交错𬌗及非牙尖交错𬌗时均有足够的间隙。④各轴壁无倒凹，𬌗方聚合度2°~5°，光滑无锐边，轴面角处圆钝。⑤上前牙切斜面斜向腭侧，下前牙切斜面斜向唇侧。⑥保证切端瓷的厚度，以保证金-瓷衔接处瓷层不折断。⑦避免瓷层形成刃状，且瓷层应形成一定的厚。

2）颈缘：①舌侧或邻面颈部如以金属为冠边缘者，颈缘可预备成羽状、凹槽形或直角斜面形。②唇颊侧或全冠边缘为烤瓷者，应将牙体颈缘预备成直角或135°凹面，以保证颈缘瓷的强度和美观，采用龈下边缘者，肩台位于龈缘下 0.5mm。③唇颊侧肩台宽度一般为 1.0mm，舌侧金属边缘处肩台宽度 0.5mm。

2. 印模制取 见第二篇第十六章第二节。

3. 修复体戴入及调𬌗 见第二篇第十六章第二节。

第四节 固定桥临床操作

1. 牙体预备 固定桥的基牙预备原则和要求与全冠、部分冠、嵌体的牙体预备要求基本相同。需注意以下几点：①作为固定桥的固位体，各基牙预备体之间必须有共同就位道。②不同的固位体设计需要相应的基牙预备量，以及牙体龈边缘预备形式。③考虑到连接体的强度，在固位体预备时，必须根据连接方式的不同及材料使用的要求留出连接体的空间。

2. 印模制取 见第二篇第十六章第二节。

3. 修复体戴入及调𬌗 见第二篇第十六章第二节。

第五节 可摘局部义齿临床操作

1. 修复前准备

（1）余留牙的准备

1）乳牙、畸形牙、错位牙，对义齿修复不利者可以拔除，有利者可以保留。

2）牙冠严重破坏的余留牙、残根，对修复不利者应拔除。有利者须保留健康部分，采用人造冠修复。

3）有保留价值的松动牙经过牙周治疗，调𬌗，去除创伤，改变冠根比例或用夹板固定。

4）患者健康状况差，颌骨位置关系不正常，牙槽嵴吸收较多者，应尽量保留余留牙，先制作可摘局部义齿作为过渡，为将来更快地适应戴全口义齿创造条件。

5）余留牙应进行咬合调整以消除早接触和𬌗干扰。采用正畸方法关闭牙间隙，矫治移位牙。

6）基牙有牙体牙髓病、牙周病者应先治疗，再制作可摘局部义齿修复。

7）拆除口内不良修复体，相应地处理牙齿和软组织情况。

（2）颌骨的准备

1）牙槽嵴有骨尖、骨突形成组织倒凹、骨嵴、上颌结节较大、颊侧有骨突、倒凹明显及下垂、下颌隆突形成明显倒凹者，可做牙槽骨整形术。

2）如牙槽嵴呈刃状或吸收变平者，可做牙槽嵴增高术。

（3）软组织处理：炎症、溃疡等经过治疗后再做义齿修复。

2. 牙体预备

（1）基牙和余留牙的调磨

1）磨除过高牙尖陡斜面和锐利边缘嵴，以消除早接触和𬌗干扰。

2）调磨伸长或下垂的牙，边缘嵴上下交错的牙齿，以改造𬌗平面和𬌗曲线。

3）调整倒凹的深度和坡度，磨改牙齿轴面过大的倒凹。

4）缺隙两侧的牙齿倾斜或移位，缺隙形成倒凹的，须根据就位道方向消除或减少缺隙侧邻面倒凹，预备成导平面，避免义齿与基牙间形成过大的三角间隙。

（2）殆支托凹的预备

1）殆支托凹一般预备在缺隙两侧基牙殆面的近、远中殆边缘嵴处。

2）铸造殆支托的支托凹呈圆三角形或匙形，殆支托凹在基牙边缘嵴处最宽，为磨牙殆面颊舌径的1/3，前磨牙的1/2。由边缘嵴向殆面中部逐渐变窄。其近远中长度为磨牙殆面近远中径的1/4，前磨牙的1/3。殆支托凹底面与牙长轴的角度<90°，殆支托凹底面边缘嵴处深1mm，最深处位于边缘嵴内侧（圆三角形中心），其深度为1.5mm。

3）殆支托凹的位置尽量利用上下牙咬合状态的天然间隙，或者在不妨碍咬合接触处。

（3）舌隆突支托凹预备

1）舌隆突支托凹位于尖牙舌隆突上，在舌面颈1/3和中1/3交界处，呈"V"形。

2）可用粗的平头柱状或倒锥车针预备，支托凹底面圆钝，最后磨光。

（4）切支托凹预备：切支托凹位于下颌尖牙近中切嵴或下颌切牙的切端，宽约2.5mm，深1.0~1.5mm，呈浅凹形，由唇舌两个凹斜面构成。

（5）隙卡沟的预备

1）用相应直径的柱状金刚砂车针沿颊舌向在两牙相邻边缘嵴之间预备"U"形沟，隙卡沟底要圆钝，不要破坏两个相邻牙的接触点，以免形成楔力使基牙移动。

2）弯制钢丝间隙卡环隙卡沟的深度和宽度为0.9~1.0mm，铸造间隙卡环和联合卡环的隙卡沟深度和宽度为1.5mm。

3）隙卡沟在颊舌外展隙的转角处应磨圆，并扩展相邻两牙间的颊、舌外展隙。

3. 印模制取

（1）方法

1）解剖式印模：适用于牙支持式和黏膜支持式义齿。

2）功能性印模：存在游离端的Kennedy第一类、第二类和缺失牙较多的Kennedy第四类牙列缺损，可摘局部义齿为基牙和黏膜混合支持。

（2）体位

1）取下颌印模：患者的下颌与医师的上臂中份大致相平，张口时下颌牙弓的殆平面水平。

2）取上颌印模：患者的上颌与医师的肘部相平或者稍高，张口时上颌牙弓的殆平面水平，应注意避免印模材料向后流动刺激软腭导致恶心、呕吐。

（3）托盘的选择：托盘的大小和形状要根据牙弓的形态和大小来选择。

1）用于可摘局部义齿的托盘底为平面，边缘伸展较长而深。

2）托盘与牙弓内外侧应有3~4mm的间隙，以容纳印模材料，其翼缘应距黏膜皱襞约2mm，不妨碍唇、颊和舌的活动，并且在唇颊舌系带处有相应的切迹进行避让。

3）上颌托盘的远中边缘应盖过上颌结节和颤动线，下颌托盘后缘应盖过磨牙后垫区。

（4）制取解剖式印模法

1）在合适的托盘中，盛入调拌好的印模材料。

2）取上颌印模时，用左手示指或持口镜拉开患者左侧口角，右手示指取适量调拌好的印模材料涂抹填充在较深的组织间隙和倒凹区。

3）右手持托盘，以旋转方式从左侧口角斜行旋转放入口内。

4）托盘的后部先就位，前部后就位，使过多的印模材料由前部排出，托盘柄要对准面部中线。也可以将托盘由前向后轻轻加压，使印模材料由后部软腭处排出，为防止刺激软腭致恶心感，可用镊子将多余的印模材料夹取出口外。

5）在印模材料硬固前，在保持托盘固定不动的条件下完成肌功能修整。

6）制取下颌印模的做法相同，主动修整时，可让患者轻微抬舌并前伸和左右摆动。

（5）制取功能性印模法

1）先制取初印模并灌注模型，在此模型上画出托盘边缘线，在义齿基托等部分须充分伸展的部位，个别托盘边缘应短于黏膜反折处3mm左右。

2）用蜡填充余留牙倒凹和组织倒凹，余留牙及周围牙龈表面覆盖2mm厚基托蜡片，然后在三个余留牙粭面或切端挖开蜡片，形成3mm×3mm的开窗。

3）骨隆突、切牙乳突等部位加蜡缓冲，在承托区组织面铺一层0.5~1.0mm厚蜡片，用自凝塑料或者光固化树脂膜制作一个带手柄的个别托盘。

4）口内检查托盘的密合度和边缘长度，必要时修磨。个别托盘内侧有三点与余留牙接触（开窗处），可保证个别托盘准确就位和位置稳定。

5）将边缘整塑用印模膏烤软后添加在个别托盘边缘，在口内就位后进行肌功能整塑，确定适当的边缘伸展。

6）去除个别托盘组织面上的蜡片，添加终印模材制取终印模，托盘就位稳定，肌功能修整。

（6）印模取出：印模由口内取出时，应该先取脱后部，再沿牙长轴方向取下印模。动作轻缓，防止印模材和托盘分离（脱模）或印模材撕裂、变形。印模取出口外后，对照口内进行检查，要求印模准确、清晰、完整、边缘伸展适度。

（7）灌注石膏模型：注意对孤立牙的保护。

4. 确定颌位关系及模型上粭架

（1）确定颌位关系的方法

1）在模型上利用余留牙确定上、下颌模型的关系：适于缺牙不多，余留牙关系正常，上、下颌模型在牙尖交错对合准确、稳定者。

2）用蜡粭记录确定上、下颌关系：适用于口内缺牙少，但余留牙磨耗等导致垂直距离降低，须经义齿修复来恢复正常垂直距离者。

3）用蜡堤记录上、下颌关系：适用于缺牙多，余留牙不能维持垂直距离和牙尖交错粭者，或缺失牙多且余留牙磨耗等导致垂直距离降低者，或者牙列缺损的对颌为无牙颌者。

（2）模型上粭架：最简单的方法是将上、下颌模型与咬合关系记录固定在一起，用水浸泡模型。

5. 可摘局部义齿人工牙的选择与排列

（1）选牙：根据缺隙大小、宽窄、邻牙外形、颜色、面形、力大小和对颌牙情况选择。目前成品塑料牙选用最多。

（2）排列前牙

1）个别前牙缺失，可参照邻牙或对侧同名牙及对颌牙。

2）若前牙缺失较多，排牙时要注意中切牙之间的接触点应与面部中线一致，以免影响美观。

3）覆𬌗覆盖不宜过大。

4）若缺隙过窄，可将人工牙扭转、倾斜或与邻牙重叠，或将人工牙减径或减数排列。

5）若缺隙过宽，人工牙可稍大于对侧天然牙，或加大近远中向倾斜度，或保留原来的小间隙。

6）若前牙为反𬌗关系，可将上颌人工牙稍向唇侧排列，尽可能排成正常或对刃𬌗关系。

7）上前牙缺失，下颌牙后缩，个别牙缺失，排列上前牙应与邻牙和对侧牙协调。若为深覆𬌗关系，则应适当磨除下前牙切缘或做金属基托。上前牙多数或全部缺失，可将上前牙适当地向腭侧排，以减小覆盖。

（3）排列后牙

1）个别后牙缺失，𬌗龈距离较大者，宜排成品树脂牙。

2）后牙多数缺失，注意排好第二前磨牙和第一、第二磨牙，牙尖交错位时有最大面积的接触，以发挥良好的咀嚼功能。

3）单侧或双侧多数牙游离缺失，后牙应排在牙槽嵴上。

4）上下颌双侧后牙缺失，应按全口义齿排牙原则进行排牙，𬌗平面应平分颌间距离，要求有适当的纵、横𬌗曲线，并与前牙协调，而能达到前伸和侧方𬌗平衡。

5）后牙缺失，近远中及𬌗龈距离小者，一般雕塑蜡牙，再换成树脂牙。也可用铸造金属𬌗面牙或锤造金属𬌗面代替塑料牙。

6）如前后牙都有缺失，余留牙少，且𬌗关系不正常，在𬌗架上排好人工牙后口内试戴。

6. 可摘局部义齿的初戴

（1）可摘局部义齿支架试戴和排牙蜡型试戴

1）可摘局部义齿铸造支架试戴：支架就位困难和发生翘动的原因主要包括支架变形、设计不当。

2）可摘局部义齿排牙蜡型试戴：①验证颌位关系的准确性。②检查并纠正义齿人工牙的排列是否存在功能、美观和发音的问题。

（2）可摘局部义齿初戴的检查与处理（表16-5-1）

表16-5-1 可摘局部义齿初戴的检查与处理

检查	问题	处理
支托与支托凹	卡环在基牙上位置不合适	用技工钳调整
	支托有移位	可从塑料内取出、调整，用自凝塑料固定，支托略高时，可磨改早接触点
基托与黏膜组织	不密贴	寻找影响基托就位的障碍点，适当修改
连接杆与黏膜接触	间隙较大，食物嵌塞、唾液滞留，接触过紧，产生压痛	
咬合关系	有早接触点	调磨到人工牙和天然牙都有均匀接触
	个别牙无接触或咬合低	用自凝塑料恢复咬合

7. 修复体戴入及调𬌗 见第二篇第十六章第二节。

第三篇　口腔全科专业理论及技能

第十七章　口腔全科专业基本理论知识

第一节　龋病

考点直击

【病历摘要】

女，25 岁。主诉左上后牙冷、热刺激痛 1 周。近 1 周感觉右上后牙遇冷、热刺激后明显疼痛，无自发痛，要求治疗。否认有全身系统性疾病。

检查：$\overline{7}^{\mathrm{D}}$ 深洞，达牙本质深层，探诊敏感，去净腐质未见穿髓孔，冷测验同对照牙，入洞疼痛，去除刺激立即消失，叩诊（－），松动（－），X 线检查可见 $\overline{7}^{\mathrm{D}}$ 低密度透射影接近髓腔。余牙未见异常。

【病例分析】

1. 诊断　$\overline{7}^{\mathrm{D}}$ 深龋。

2. 诊断依据

（1）左上后牙冷、热刺激痛，龋损达牙本质深层，探诊敏感，冷测验无异常，入洞疼痛，去除刺激立即消失，叩诊（－），无穿髓点。

（2）X 线检查可见 $\overline{7}^{\mathrm{D}}$ 低密度透射影接近髓腔。

3. 鉴别诊断　①可复性牙髓炎。②慢性牙髓炎。③牙髓坏死。

4. 治疗原则　$\overline{7}^{\mathrm{D}}$ 间接盖髓，垫底充填。

---

1. 诊断要点

（1）浅龋：窝沟龋的龋损部位色泽变黑，用探针检查时有粗糙感或能勾住探针尖端。平滑面龋一般呈白垩色、黄褐色或褐色斑点。一般无自觉症状，对冷、热、酸、甜刺激亦无明显反应。X 线检查有利于发现隐蔽部位的龋损。

（2）中龋：龋坏到达牙本质浅层形成龋洞，洞内牙本质因脱矿而软化呈黄褐或深褐色。对酸甜饮食敏感，过冷、过热刺激产生酸痛感觉，冷刺激尤为显著，刺激去除后症状立即消失。

（3）深龋：龋坏到达牙本质深层，可见很深的龋洞。无自发性痛，若食物嵌塞入洞中，出现疼痛症状。遇冷、热和化学刺激时，产生较为剧烈的疼痛，去除刺激症状立即消失。

（4）继发龋：患牙做过牙体治疗或修复，修复体边缘相接触的牙体组织有深着色或墨浸状，或者修复体与洞壁间可探及缝隙，质软。X 线片可见修复体与洞壁、洞底之间存在透射影。

（5）猖獗龋：口腔内多个牙、多个牙面同时发生龋坏，尤其是一般不发生龋的下颌前牙、切缘也有龋。患牙的病变区呈急性龋表现，龋坏牙本质着色浅，质湿软。病变发展快，可早期波及牙髓。

（6）静止龋：病损区黄褐色、黑色龋斑，浅碟状或外敞形浅洞，表面光滑、质硬。常见于磨牙的𬌗面和失去相邻牙齿的患牙邻面。

2. 治疗原则

（1）在牙冠部，牙釉质平滑面浅龋，如仅有色泽改变，呈白垩状或黄褐色，探诊粗糙没有龋洞形成者，首先应考虑做再矿化治疗或药物治疗。

（2）窝沟浅龋应行充填术。

（3）在颈部，有时牙釉质和牙骨质不相连接，牙本质直接暴露在口腔内，初发龋坏虽然表浅，但属中龋，治疗应同中龋。

（4）根面浅龋应及时采取充填治疗。

（5）中龋时已形成明显的龋洞，除了不该保留的第三磨牙、错位牙、额外牙及正畸治疗须拔除的牙齿外，须采用充填治疗或修复治疗。

（6）深龋易和可复性牙髓炎及不可复性牙髓炎混淆，临床治疗的关键首先是鉴别牙髓状态。对诊断为深龋的患牙，可行复合树脂直接粘接修复或垫底后银汞充填。

第二节 牙髓病

考点直击

【病历摘要】

女，50 岁，司机。主诉左上后牙食物嵌入牙洞内引起疼痛 2 月余。左上后牙有洞半年多，近 2 个月食物嵌入洞内引起疼痛，伴有冷、热刺激痛，剔除食物残渣疼痛好转，但出血。无自发痛。既往口腔溃疡 20 余年，有胃溃疡病史。否认有传染病及药物过敏。

检查：27^{DO}深龋洞，有大量食物残渣，轻探（＋），深探诊（＋＋＋），有穿髓孔，有少量出血，冷测验（＋），叩诊（－），无松动。下唇黏膜可见一 2mm×3mm 椭圆形溃疡，周边有红晕，中央凹陷，表面有黄色假膜。

【病例分析】

1. 主诉疾病的诊断 27 慢性溃疡性牙髓炎。

2. 非主诉疾病的诊断 轻型阿弗他溃疡。

3. 主诉疾病的诊断依据

（1）长期食物嵌塞痛，由于堵塞了穿髓孔，压迫牙髓神经引起疼痛；有穿髓孔可引流并且缓解压力无自发痛。

（2）由于食物嵌入龋洞内导致疼痛，患者不用患牙咀嚼，不刷患牙，而使失用性牙石形成。

（3）龋洞已穿髓，所以深探疼痛明显且出血。

（4）冷测验有反应，无叩痛。

4. 非主诉疾病的诊断依据

（1）下唇黏膜可见 2mm×3mm 椭圆形溃疡。

（2）周边有红晕，中央凹陷，表面有黄色假膜。

（3）有 20 余年口腔溃疡病史。

5. 主诉疾病的鉴别诊断　①深龋。②可复发性牙髓炎。

6. 主诉疾病的治疗原则　27 行根管治疗术。

7. 全口其他疾病的治疗原则　局部消炎镇痛，全身抗感染，增强免疫力。

1. 可复性牙髓炎

（1）诊断要点

1）对温度刺激一过性敏感，但无自发痛的病史。

2）可找到能引起牙髓病变的牙体病损或牙周组织损害。

3）对冷测验的反应阈值降低，可出现一过性敏感。

（2）治疗原则

1）去除感染源，避免外界温度刺激患牙，给牙髓恢复正常提供条件，如对因龋或其他牙体疾病所致可复性牙髓炎，可行间接盖髓术或安抚治疗。

2）对𬌗创伤所致的可复性牙髓炎，可行调𬌗处理。

2. 急性牙髓炎

（1）诊断要点

1）自发性阵发性痛，在未受到任何外界刺激的情况下，突然发生剧烈的自发性尖锐性疼痛，即阵发性发作或阵发性加重。

2）夜间痛加剧。

3）冷、热刺激痛，如果牙髓已有化脓或部分坏死，患牙可表现为"热痛冷缓解"。

4）疼痛不能定位，疼痛呈放射性或牵涉性

（2）治疗原则

1）摘除牙髓，镇痛，缓解急性症状。

2）有条件者可行一疗次根管治疗。

3. 慢性牙髓炎

（1）诊断要点

1）可以定位患牙，有长期冷、热刺激痛病史和/或自发痛史。

2）可查到引起牙髓炎的牙体硬组织疾患或其他病因。

3）患牙对温度测验的异常表现。

4）叩诊反应可作为重要的参考指标，慢性闭锁性牙髓炎：多有轻度叩痛或叩诊不适，慢性溃疡性牙髓炎或慢性增生性牙髓炎，一般没有叩痛或叩诊不适。

（2）治疗原则

1）牙髓摘除后根管治疗。

2）有条件者可行一疗次根管治疗。

4. 残髓炎

（1）诊断要点

1）有牙髓治疗史。

2）有牙髓炎症状表现。

3）强温度刺激患牙有迟缓性痛以及叩诊疼痛。

4）探查根管有疼痛感觉，并在完善处理后症状消失。

（2）治疗原则：去除残髓或找到并处理遗漏根管，重做根管治疗。

5. 逆行性牙髓炎

（1）诊断要点

1）患者有长期牙周炎病史。

2）近期出现牙髓炎症状。

3）患牙未查及引起牙髓病变的牙体硬组织疾病。

4）患牙有严重的牙周炎表现。

（2）治疗原则：根据患牙牙周病变的程度和牙周治疗的预后来决定是否保留患牙。

1）患牙如能保留，先摘除全部牙髓，消除急性症状，再行根管治疗。同时进行牙周系统治疗。必要时考虑将患根截除，保留患牙。

2）如牙周病变严重，治疗预后差，则可直接拔除患牙镇痛。

第三节　根尖周病

1. 急性根尖周炎

（1）诊断要点

1）急性浆液性根尖周炎：①患牙有典型的咬合痛病史。②对叩诊和触诊的反应。③对牙髓活力测验的反应，患者的年龄，患牙所具有的牙髓病史、外伤史及不完善的牙髓治疗史均可作为参考。

2）急性化脓性根尖周炎：主要依据患牙所表现出来的典型的临床症状及体征，由疼痛及红肿的程度来分辨患牙所处的炎症阶段。

（2）治疗原则：见第二篇第六章第六节。

2. 慢性根尖周炎

（1）诊断要点

1）患牙 X 线片上根尖区骨质破坏的影像是确诊的关键依据。

2）患牙牙髓活力测验结果应结合患者年龄，应作为重要的参考。

3）病史及患牙牙冠情况也可作为辅助诊断指标。

（2）治疗原则：见第二篇第六章第六节。

第四节 非龋性疾病

1. 牙本质过敏

（1）诊断要点

1）首先进行临床检查，排除实体性疾病，如龋齿、楔状缺损、酸蚀（磨损），更要排除牙髓病变。

2）临床症状的特点是激发痛，以机械刺激最为显著；临床检查可用探针探划裸露的牙本质区域，探及敏感点或敏感区。

（2）治疗原则

1）症状较轻者、敏感区广泛或位于龈下者，可首选家中自用脱敏剂，如抗牙本质过敏牙膏或漱口液。

2）中重度患者，可由医生使用药物脱敏治疗或激光治疗。

3）长期不愈的重症患者，必要时采取有创性的治疗如根管治疗。

2. 酸蚀症

（1）诊断要点

1）有酸性物质的食用和接触的病史。

2）存在酸蚀症牙面，尤其是前牙唇、舌面特有的表现。

3）根据酸蚀指数诊断酸蚀症程度。

（2）治疗原则

1）对因治疗：调整喜酸性饮食习惯和频繁刷牙习惯；改进生产设备，防止空气酸雾或酸酐浓度过高。治疗有关的全身疾病。注意酸性药物的使用。

2）对症治疗：对牙齿敏感症、牙髓炎和根尖周病的治疗。牙体缺损用复合树脂修复、高嵌体或冠修复。

3）个人防护：吃酸食后漱口，定期用3%的小苏打溶液漱口，用有再矿化作用的牙膏刷牙等。

3. 牙隐裂

（1）诊断要点

1）寻找隐裂线，特别要注意可疑患牙发育沟是否延长，上颌磨牙的隐裂线常与𬌗面远中舌沟重叠；下颌磨牙和前磨牙的隐裂线常与颌面近，远中发育沟重叠，并越过到达邻面或与面颊舌沟重叠。

2）利用灯光和口镜多角度照射、深色液体（如碘酊、龙胆紫）的浸染等，有助于裂纹的发现。

3）棉卷咬诊、探针加力探诊时如出现明确的疼痛即可确诊。

（2）治疗原则

1）对因治疗：调除创伤性𬌗力，均衡全口𬌗力的负担，诊治其他部位的牙齿疾病。

2）对症治疗：治疗相应并发症。

3）**防止劈裂**：在做牙髓治疗的同时，应该大量调磨牙尖斜面，永久充填体选用复合树脂为宜。多数隐裂牙仅用调整咬合不能消除致劈裂的力量，故对症治疗之后，必须及时做全冠保护。如果隐裂为近远中贯通型，牙髓治疗的同时应做钢丝结扎或全冠保护。

4）因隐裂而劈裂的患牙：根据牙位和劈裂位置，可做截根术、半切除术或拔除。

4. 牙根纵裂

（1）诊断要点

1）中老年人无龋，磨牙有长期咬合痛，未经牙髓治疗的牙齿出现牙髓炎和根尖周炎的症状，应考虑原发性牙根纵裂的可能。

2）口腔检查：磨牙磨损重，𬌗面形态变化，叩诊痛且一侧呈浊音；探诊有深及根尖的细窄牙周袋。患牙多有𬌗力负担过重。

3）X线检查：特有的表现是诊断的主要依据。

4）术中探查：对可疑牙根纵裂但经X线片和CBCT难以确定者，如为未经牙髓治疗并已出现牙髓炎症状的患牙，可在开髓后利用根尖定位仪协助诊断。如患牙已行根管治疗并出现深牙周袋和窦道，则可根据临床情况选择翻瓣术进行探查。

（2）治疗原则

1）对症治疗：并发牙髓根尖周病和/或牙周炎时，进行相应的牙髓牙周联合治疗。

2）对因治疗：解除𬌗干扰，全口牙列的检查治疗。

3）如未发生根裂，牙根的牙周组织损害较少，可行患根的截根术或半截根术，除去纵裂患根，尽量保留部分患牙。

4）对于松动明显或牙周袋广泛的患牙，予以拔除。

5. 楔状缺损

（1）诊断要点

1）典型楔状缺损，由两个平面相交而成，少数的缺损则呈卵圆形。缺损边缘整齐，表面坚硬而光滑，一般均为牙组织本色。

2）好发于中年以上患者的前磨牙，其次是第一磨牙和尖牙，有时范围涉及第二磨牙以前的全部牙齿，往往有牙龈退缩。

3）缺损程度由浅到深，可出现不同的并发症。最早发生的是牙本质过敏。缺损过多可导致牙冠折断。

4）随年龄增长，楔状缺损有增加的趋势，年龄愈大，楔状缺损愈严重。

（2）治疗原则

1）对因治疗：应改正刷牙方法；改正喜吃酸食习惯，治疗胃病；调整咬合力负担等。

2）对症治疗：有牙本质过敏者，应用脱敏疗法。有牙髓或根尖周病时，可行相应治疗。

3）硬组织缺损的治疗：采用复合树脂直接粘接修复。若缺损已导致牙齿横折，可根据病情和条件，选择根管治疗后行桩核冠修复，或者覆盖义齿修复，无修复条件者应予以拔除。

第五节　牙龈病

1. 单纯性龈炎　见第二篇第八章第一节。

2. 药物性牙龈增生

（1）诊断要点

1）牙龈增生一般开始于服药后1~6个月内。

2）增生的牙龈可将牙齿挤压移位，这种情况多见于上前牙。

3）牙龈表面呈桑葚状或分叶状。

4）发生于全口牙龈，但在上、下前牙区较重。

5）牙龈一般呈淡粉红色，质地坚韧，略有弹性，一般不易出血。多无自觉症状，无疼痛，可合并牙龈炎症。

6）只发生于有牙区，拔牙后，增生的牙龈组织可自行消退。

（2）治疗原则

1）去除局部刺激因素。

2）局部药物治疗：对牙龈炎症明显的患者，可用3%过氧化氢液冲洗龈袋，并在袋内置入抗菌消炎的药物，待炎症减轻后再作进一步的治疗。

3）手术治疗：经上述治疗后增生的牙龈如仍不能完全消退者，可行牙龈切除术和牙龈成形术。手术应在全身病情稳定时进行。

4）指导患者严格控制菌斑。

5）必要时可与相关的专科医师协商，考虑更换药物，或与其他药物交替使用，以减轻副作用。

3. 妊娠期龈炎

（1）诊断要点

1）育龄妇女，处于妊娠期。

2）牙龈出现鲜红色、高度水肿、肥大，且有明显出血倾向者，或有龈瘤样表征者。

（2）治疗原则

1）去除局部刺激因素，操作时应特别仔细。

2）进行认真细致的口腔卫生教育。

3）对于较严重的患者，如牙龈炎症和肥大明显、龈袋溢脓时，可用1%过氧化氢液和生理盐水冲洗，也可使用刺激性小、不影响胎儿生长发育的含漱液含漱，但不宜长期使用。尽量避免使用全身药物治疗，以免影响胎儿发育。

4）手术治疗：对一些体积较大的妊娠期龈瘤，若已妨碍进食，则可考虑手术切除。手术时机应尽量选择在妊娠期的4~6个月内，以免引起流产或早产。术中应避免流血过多，术后应严格控制菌斑。

第六节　牙周病

1. 牙周-牙髓联合病变

（1）诊断

1）牙髓根尖周病对牙周组织的影响：①牙槽脓肿经牙周引流，引起牙周组织的一过性急性炎症。②牙槽脓肿反复发作且多次从牙周排脓，最终导致牙周病变形成。③牙髓治疗过程中或治疗后造成的牙周病变。④根管治疗后的牙齿，有的可发生牙根纵裂。根裂的患牙可反复发生牙周脓肿，出现窦道。

2）牙周病变对牙髓的影响：具体如下。①逆行性牙髓炎：临床较常见。可见患牙有深达根尖区的牙周袋或严重的牙龈退缩，牙齿一般松动达Ⅱ度以上。牙髓有明显的激发痛等，诊断并不困难。②长期存在的牙周病变引起牙髓的慢性炎症、变性、钙化甚至坏死。③根面刮治和平整时，将牙根表面的牙骨质刮去，常使牙本质暴露，造成根面敏感和牙髓的反应性改变。牙周袋内或根面的用药，可通过根管侧支或牙本质小管刺激牙髓，一般牙髓的反应较局限且为慢性。

3）牙周病变与牙髓病变并存：指发生于同一个牙齿上各自独立的牙髓和牙周病变。当病变发展到严重阶段时，两者互相融合和影响。

（2）治疗原则

1）应尽量找出原发病变，彻底消除其感染源，同时积极地治疗牙周、牙髓两方面的病变。

2）由牙髓根尖病变引起牙周病变的患牙，牙髓多已坏死或大部分坏死，应尽早进行根管治疗。

3）有的患牙在就诊时已有深牙周袋，而牙髓尚有较好的活力，则也可先行牙周治疗，消除袋内感染，必要时行牙周翻瓣手术，以待牙周病变愈合。

4）逆行性牙髓炎的患牙能否保留，主要取决于该牙牙周病变的程度和牙周治疗的效果。

2. 牙周脓肿

（1）诊断：牙周脓肿的诊断应结合病史和临床表现。

1）有较长牙周炎病史或有牙周治疗史。

2）急性：发病急，牙龈出现肿胀突起，色红、水肿，表面发亮。早期症状重，疼痛剧烈，可有搏动性疼痛。患牙有伸长感，叩痛，松动明显。后期症状减轻，脓液局限，有波动感或触痛，压之可见牙周袋内溢脓，患牙松动。

3）慢性：可由急性转化而来，一般无自觉症状，可见牙龈表面有窦道开口。

（2）治疗原则

1）急性牙周脓肿的治疗原则是消炎镇痛、防止感染扩散，以及使脓液引流。

2）脓肿初期脓液尚未形成前，可清除大块牙石，冲洗牙周袋，将防腐抗菌药引入袋内，必要时全身给以抗生素或支持疗法。

3）当脓液形成且局限、出现波动时，可根据脓肿的部位及表面黏膜的厚薄，选择从牙周袋内或牙龈表面引流。

4）切开后应彻底冲洗脓腔，或者在局部麻醉下彻底进行龈下清创术。

3. 根分叉病变

（1）诊断要点：主要根据探诊和X线片来判断病变的程度。Glickman分度（图17-6-1）有利于指导治疗和判断预后。

（2）治疗原则

1）清除根分叉病变区内牙根面上的牙石、菌斑，控制炎症。

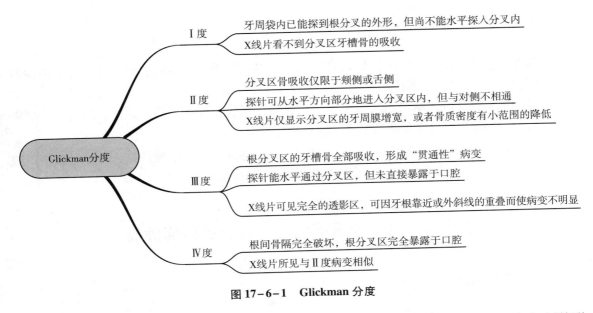

Ⅰ度
牙周袋内已能探到根分叉的外形，但尚不能水平探入分叉内
X线片看不到分叉区牙槽骨的吸收

Ⅱ度
分叉区骨吸收仅限于颊侧或舌侧
探针可从水平方向部分地进入分叉区内，但与对侧不相通
X线片仅显示分叉区的牙周膜增宽，或者骨质密度有小范围的降低

Ⅲ度
根分叉区的牙槽骨全部吸收，形成"贯通性"病变
探针能水平通过分叉区，但未直接暴露于口腔
X线片可见完全的透影区，可因牙根靠近或外斜线的重叠而使病变不明显

Ⅳ度
根间骨隔完全破坏，根分叉区完全暴露于口腔
X线片所见与Ⅱ度病变相似

Glickman分度

图 17-6-1　Glickman 分度

2）通过手术等方法，形成一个有利于患者自我控制菌斑并长期保持疗效的局部解剖外形，阻止病变加重。

3）对早期病变，争取有一定程度的牙周组织再生。

第七节　伴全身疾病的牙周炎

1. 伴糖尿病性牙周炎

（1）易发生牙龈的明显炎症、深牙周袋、牙槽骨快速破坏，多发性牙周脓肿。牙周脓肿往往是伴糖尿病性牙周炎患者就诊的常见原因。

（2）牙周急诊如牙周脓肿需立即处理，应先给予抗生素，再切开排脓，并请内科医生调整胰岛素用量。

（3）牙周感染会加重糖尿病病情，应予积极治疗。

（4）使用胰岛素的糖尿病患者口腔治疗最常见的并发症是症状性低血糖，很多种口服降糖药物也都可能引起低血糖。

（5）病情稳定，血糖控制良好的糖尿病患者，其牙周病变的治疗与慢性牙周炎一样。

2. 白血病性牙周炎

（1）表现主要有牙龈增生肥大，牙龈炎症、牙龈出血、急性牙龈坏死和假膜形成，少数患者也可有快速的牙槽骨破坏。

（2）白血病急性期，患者只能作牙周应急治疗。

（3）感染是最主要的问题，必须消除所有潜在的感染源，预防感染全身播散。

（4）对慢性白血病或复发患者，刮治和根面平整不会引起并发症，但应尽量避免作牙周手术。

3. 掌跖角化 – 牙周破坏综合征

（1）诊断要点

1）皮损及牙周病变：常在 4 岁前共同出现。皮损包括手掌、足底、膝部及时部局限性的过度角化及鳞屑、皲裂，有多汗和臭汗。

2）牙周病损：在乳牙萌出不久即可发生，有深牙周袋，炎症严重，溢脓、口臭，牙槽骨迅速吸收，在 5 ~ 6 岁时乳牙即相继脱落，创口愈合正常。

（2）治疗原则：本病对常规的牙周治疗效果不佳，患牙的病情继续加重，往往导致全口拔牙。患者的牙周病损控制或拔牙后，皮损仍不能痊愈，但可略减轻。

第八节 口腔颌面部创伤、口腔颌面部肿瘤

1. 口腔颌面部创伤

（1）创伤特点

1）口腔颌面部血运丰富在损伤时的利弊：①易形成血肿，影响上气道通畅，引起窒息。②组织抗感染能力与再生修复能力较强，创口易于愈合。

2）牙损伤时的利与弊：①牙碎块可邻近组织内飞溅，形成"二次弹片伤"；并将结石和细菌带入深部组织，引起创口感染。②牙列的移位或咬合关系错乱，是诊断颌骨骨折的重要体征，而恢复正常的咬合关系是治疗颌骨骨折的重要标准。③易并发颅脑损伤：主要临床特征是伤后有昏迷史。颅底骨折时有脑脊液由鼻孔或外耳道流出。④有时伴有颈部伤。⑤易发生窒息。⑥影响进食和口腔卫生。⑦易发生感染。⑧易伴其他解剖结构的损伤。⑨面部畸形。

（2）急救

1）窒息：见表 17 – 8 – 1。

表 17–8–1 窒息的急救

分类		处理
阻塞性窒息	异物阻塞咽喉部	及早清除口、鼻腔及咽喉部异物
	组织移位	①将后坠的舌牵出。②悬吊下坠的上颌骨骨块
	肿胀与血肿	插入通气导管保持呼吸道通畅：如情况紧急，又无适当导管，可用 1 ~ 2 根粗针头行环甲膜穿刺，随后行气管切开术；如呼吸已停止，可紧急行环甲膜切开术抢救，随后改行常规气管切开术
吸入性窒息		应立即行气管切开术，通过气管导管，充分吸出进入下呼吸道的异物，解除窒息

2）出血：出血的急救，应根据损伤的部位、出血的来源和程度（动脉、静脉或毛细血管）以及现场条件采用相应的止血方法。

3）休克：创伤性休克的处理原则为安静、镇痛、止血和补液，可用药物协助恢复和维持血压。对失血性休克则以补充有效血容量、彻底消除出血原因，制止血容量继续丢失为根本措施。

4）伴发颅脑损伤的急救：见表17-8-2。

表17-8-2　伴发颅脑损伤的急救

颅脑伤	处理
脑震荡	短期内通常会自行好转
颅内血肿	应及时拍摄颅脑 CT 或 MRI，以了解颅脑损伤的情况。必要时应会同神经外科医师共同诊治，待颅脑伤情平稳后再处理颌面伤
硬脑膜外血肿	
颅窝或颅中窝有骨折	①禁止做耳道与鼻腔填塞与冲洗，以减少引起颅内感染的可能。②对昏迷患者，应保持气道通畅，防止误吸和窒息的发生。③对烦躁不安的患者，可给予适量镇静药，但禁用吗啡
脑水肿、颅内压增高	应予脱水治疗，常用20%甘露醇快速静脉滴注，每次剂量250ml，每6～12小时1次，同时补钾，并适当补钠

5）防治感染：口腔颌面部损伤的创口常被细菌和尘土等污染，易导致感染而增加损伤处理的复杂性。

6）包扎运送：具体如下。①昏迷患者：可采用俯卧位，额部垫高，使口鼻悬空，有利于唾液外流和防止舌后坠。②一般患者：可采取侧卧位或头侧向一侧，避免血凝块及分泌物堆积在口咽部。③疑有颈椎损伤的患者：多人同时搬运，一人稳定头部并加以牵引，其他人以协调的力量将患者平直整体移动，抬到担架上，颈部应放置小枕，头部两侧加以固定，防止头的摆动。

2. 口腔颌面部肿瘤

（1）诊断

1）病史采集。

2）临床检查：应详细检查患者全身及口腔颌面部的情况。

3）影像学检查：见表17-8-3。

表17-8-3　口腔颌面部肿瘤的影像学检查

项目	内容
X线检查	了解骨组织肿瘤的性质及其侵犯范围，是原发还是继发灶，是良性或是恶性。对恶性肿瘤应常规做胸片检查，观察肺部有无转移
CT	图像清晰、层面连续，便于判断病损的部位、范围、破坏性质
磁共振成像（MRI）	对软组织的病变显示特别好；能充分显示病变的全貌及立体定位；不用造影剂增强即能显示肌、血管，以及肿瘤的浸润范围；以及无电离辐射，对人体基本无害
超声体层（UT）检查	对口腔颌面部囊性肿瘤和软组织肿瘤的诊断有帮助。能较准确地提示有无肿块存在及其大小
放射性核素检查	甲状腺癌及口腔内异位甲状腺可应用^{131}I 或^{125}I 诊断，^{125}I 分辨较好。诊断颌骨恶性肿瘤主要用^{99m}Tc

4）穿刺及细胞学检查：对触诊时有波动感或非实质性含有液体的肿瘤，可用注射针做穿刺检查。

5）活体组织检查：组织检查可简称"活检"，即从病变部取一小块组织制成切片，在显微镜下观察细胞的形态和结构，以确定病变性质，肿瘤的类型及分化程度等。

6）肿瘤标志物检查：恶性肿瘤的血液、尿或其他体液中运用现代医学监测技术可发现一些特殊的化学物质，这类物质通常以抗原、激素、受体、酶、蛋白及各种癌基因等的形式出现，由于这些产物多由肿瘤细胞产生、分泌和释放，故被称为"肿瘤标志物"。仅可用于了解患者全身状况，辅助疾病诊断，同时还可用于对疗效及预后的评估。

（2）治疗原则及方法

1）治疗原则：具体如下。①良性肿瘤：外科治疗为主。临界瘤应切除肿瘤周围部分正常组织，将切除组织做冷冻切片病理检查，有恶变时还应扩大切除范围。②恶性肿瘤：应根据肿瘤的组织来源、生长部位、分化程度、发展速度、临床分期、患者机体状况等全面研究后再选择适当的治疗方法。

2）方法：具体如下。①手术治疗：手术目前仍是治疗口腔颌面肿瘤主要和有效的方法，适用于良性肿瘤或用放射线及化疗不能治愈的恶性肿瘤。②放射治疗：放射线杀死肿瘤细胞的同时不可避免地会对正常组织器官造成一定的损伤。放射治疗前，应拔除口内病灶牙及肿瘤邻近的牙，拆除金属套冠及牙桥。③化学药物治疗：a. 单一化学药物治疗。b. 联合化学药物治疗。④生物治疗：生物治疗应包括免疫治疗、细胞因子治疗、基因治疗等。⑤低温治疗：肿瘤经过反复的、迅速深低温冻结和缓慢融化，可引起细胞和细胞膜的破裂死亡。⑥激光治疗：激光治疗的适应证主要为浅表病损。掺钕钇铝石榴石激光对静脉畸形的疗效较好，直径在4cm以下的病损治愈率较高。⑦高温治疗：亦称加热治疗，简称热疗。可分为全身加热和局部加热两类。临床上更多倾向用局部热疗。其中微波热疗是目前最常用的加热技术。⑧营养治疗：对于癌瘤患者给予合理的营养治疗甚为重要。⑨综合序列治疗：为了提高肿瘤的治疗效果，目前多倾向于综合治疗，特别是对恶性肿瘤和大面积的管型瘤等。

第九节　口腔颌面部感染

1. 诊断

（1）局部表现（表17-9-1）：在急性炎症局限成脓肿后，由于主要感染菌种的不同，其脓液性状（表17-9-2）也有差异。

表17-9-1　口腔颌面部感染的局部表现

分期	表现
急性期	局部表现为红、肿、热、痛、功能障碍、引流区淋巴结肿痛等典型症状。炎症累及咀嚼肌部位导致不同程度的张口受限
慢性期	局部形成较硬的炎性浸润块，并出现不同程度的功能障碍或形成长期排脓的窦（瘘）口

表 17-9-2　不同感染菌种的脓液性状

感染菌种	脓液性状
金黄色葡萄球	黄色黏稠脓液
链球菌	淡黄或淡红稀薄脓液，有时由于溶血而呈褐色
铜绿假单胞菌	翠绿色，稍黏稠，有酸臭味
混合细菌	灰白或灰褐色脓液，有明显的腐败坏死臭味

（2）全身表现

1）全身症状：畏寒、发热、头痛、全身不适、乏力、食欲减退、尿量减少、舌质红、苔黄、脉速等。

2）实验室检查：白细胞总数增高，中性粒细胞比例上升，核左移。

3）病情较重而时间长者：可导致水与电解质平衡失调、酸中毒，甚至伴肝、肾功能障碍。严重感染患者，伴有败血症或脓毒血症时，可以发生中毒性休克。

4）全身反应低下，多器官功能衰竭：脉搏微弱、血压下降、体温和白细胞计数不升高或反低于正常时，均提示病情重笃，最后昏迷死亡。

5）慢性炎症的患者：多表现为局部炎症久治不愈，长期排脓或反复发作，可伴有持续低热、营养不良、贫血等全身表现。

2. 治疗原则

（1）局部治疗

1）保持局部清洁，避免不良刺激，特别对面部疖、痈应严禁挤压，以防感染扩散。

2）急性期局部外敷中草药可起到散瘀、消肿、镇痛或促进炎症局限的作用。

3）已有局限倾向时可以促使炎症消散或加速形成脓肿及排脓。

（2）手术治疗：口腔颌面部感染的手术治疗应达到脓肿切开排脓及清除病灶的目的。

第十节　先天及后天性畸形、牙体缺损、牙列缺损、牙列缺失

1. 先天及后天性畸形　见第二篇第十一章第七节。

2. 牙体缺损、牙列缺损、牙列缺失　见第二篇第十五章第一节至第三节。

第十一节　桩核修复

1. 适应证　见第二篇第十五章第四节。

2. 修复体戴入及调𬌗　第二篇第十六章第二节。

3. 修复后常见问题的处理原则　见第二篇第十五章第四节。

第十二节 全冠修复

1. 适应证 见第二篇第十五章第五节。

2. 修复体戴入及调殆 第二篇第十六章第二节。

3. 修复后常见问题的处理原则 见第二篇第十五章第四节。

第十三节 固定桥修复

1. 适应证 见第二篇第十五章第六节。

2. 设计原则 见第二篇第十五章第六节

3. 修复体戴入及调殆 第二篇第十六章第二节。

4. 修复后常见问题的处理原则 见第二篇第十五章第四节。

第十四节 可摘局部义齿

1. 适应证 见第二篇第十五章第七节。

2. 设计原则

（1）义齿应能够保护口腔软硬组织的健康。

（2）固位和稳定是义齿恢复功能和保护剩余组织的基础，义齿应具有良好的固位和稳定作用。

（3）义齿应恢复因缺牙导致的咀嚼、发音和美观功能障碍。

（4）义齿应摘戴方便，戴义齿后感觉舒适。

（5）义齿应制作简便，结构简单，容易保持清洁，坚固耐用。

3. 修复体戴入及调殆

（1）支托与支托凹应密合，卡环与牙面密合，卡环臂尖在倒凹区，卡环体在非倒凹区，支托、卡环体不影响咬合。若卡环在基牙上位置不合适，可用技工钳调整；支托如有移位，可从塑料内取出、调整，用自凝塑料固定，支托略高时，可磨改早接触点。

（2）基托与黏膜组织密贴，边缘伸展适度，平稳无翘动、无压痛。如不密贴，要寻找影响基托就位的障碍点。边缘过长、组织面于下颌隆突区缓冲不够，咬合有早接触点均应找原因，适当修改。

（3）连接杆与黏膜接触的紧密程度：如间隙较大，可致食物嵌塞、唾液滞留；如接触过紧，则产生压痛。

（4）咬合关系：先检查正中后检查非正中。有早接触点，应调磨到人工牙和天然牙都有均匀接触；如个别牙无接触或咬合低，可用自凝塑料恢复咬合。

4. 修复后常见问题的处理原则 见第二篇第十五章第七节。

第十五节　全口义齿

考点直击

【病历摘要】

男，64 岁。主诉全口义齿修复后咀嚼无力 2 个月。全口义齿修复已 2 个月，镶牙后一直感觉吃东西费力，咀嚼效率低。10 年前发现牙齿开始松动，近 2 年松动明显，先后拔除十几颗牙。4 个月前余留牙齿松动加重，影响吃饭，全部拔除。从未戴过义齿。否认有全身系统性疾病、传染病及药物过敏史。

检查：牙槽嵴吸收严重，下颌总义齿固位力稍差，义齿𬌗面解剖标志清晰，颌位正确，面部口角下垂，轻度糜烂，鼻唇沟、颏唇沟明显，面颊肌肉松弛，面部丰满度差，面型苍老。上颌义齿基托接触的黏膜区充血、水肿，可见点状白膜，涂片可见菌丝和芽孢。

【病例分析】

1. 主诉疾病的诊断　全口牙列缺失。

2. 非主诉疾病的诊断　义齿性口炎。

3. 主诉疾病的诊断依据　牙槽嵴吸收严重，下颌总义齿固位力稍差，义齿𬌗面解剖标志清晰，颌位正确，面颊肌肉松弛，面部丰满度差。

4. 非主诉疾病的诊断依据　上颌义齿基托接触的黏膜区充血，可见点状白膜和涂片结果。

5. 主诉疾病的鉴别诊断　①牙体缺损。②牙列缺损。

6. 主诉疾病的治疗原则　①重新制作义齿以恢复正常的垂直距离。②选用半解剖式牙或无尖牙。

7. 全口其他疾病的治疗原则　①口腔健康宣教，义齿的维护。②局部抗真菌治疗。③4% 碳酸氢钠溶液浸泡义齿。

---

1. 适应证　同第二篇第十五章第八节。

2. 设计原则　同第二篇第十五章第八节。

3. 修复体戴入调𬌗

（1）方式：①义齿重新上𬌗架进行调𬌗。②在患者口内调整咬合。

（2）咬合检查：采用不同颜色的咬合纸，在牙尖交错𬌗、侧方𬌗和前伸𬌗分别进行。

（3）方法及步骤

1）牙尖交错𬌗早接触的选磨：①对于上牙颊尖和下牙或下牙舌尖与上牙的早接触，应调磨非支持尖，即调磨上后牙颊尖和下后牙舌尖。②对于支持尖早接触，即上牙舌尖或下牙颊尖分别与对颌牙中央窝和近远中边缘嵴之间的早接触，如果牙尖交错𬌗有早接触的支持尖在作为平衡侧时也存在𬌗干扰，则调磨支持尖。如果作为平衡侧时无𬌗干扰，则调磨与支持尖相对的对颌牙的中央窝或边缘嵴。

2）侧方𬌗干扰的选磨：①工作侧的𬌗干扰发生在上后牙颊尖舌斜面和下后牙颊尖颊斜面

之间，或者上后牙舌尖舌斜面与下后牙舌尖颊斜面之间，应调磨非支持尖。②平衡侧的𬌗干扰发生在上后牙舌尖的颊斜面和下后牙颊尖的舌斜面之间，应仅调磨相应斜面，如果上、下颌支持尖存在冲突，则优先调磨下颌支持尖。

3）前伸𬌗干扰的选磨：①前伸𬌗后牙𬌗干扰，应分别调磨上牙颊尖远中斜面和下牙舌尖近中斜面。②前伸𬌗前牙𬌗干扰，应选磨下前牙的唇斜面或上前牙的舌斜面，避免磨短上前牙。

4. 修复后常见问题的处理原则

（1）疼痛：其特点及处理原则见表 17-15-1。

表 17-15-1　疼痛特点及处理原则

疼痛特点	表现	处理
定点明确的咬合痛	疼痛部位在缓冲区，可见红肿、溃疡；可能触及骨尖、骨突和骨棱；疼痛部位压力指示剂手指压力检测阳性	缓冲处理
定位不明确的咬合痛	手指压力时压力指示剂检测阴性，牙尖交错𬌗检测阳性；牙尖交错𬌗或正中关系位闭合时见下颌义齿滑动、扭动；牙尖交错𬌗检查存在早接触点	选磨调𬌗
说话时疼痛	疼痛部位在移行皱襞、系带部位，基托边缘处黏膜红肿溃疡或组织切伤，可伴有义齿脱位	调磨基托长度和形态
吞咽时疼痛	齿脱位疼痛部位在后堤区、下颌义齿远中舌侧边缘，可见溃疡；可伴有义齿脱位；基托后缘处腭部组织无颤动，后堤区压痕	调磨基托后缘
摘戴义齿时疼痛	疼痛部位位于组织倒凹区𬌗方骨突起，义齿基托进入倒凹过多，倒凹区骨突黏膜损伤	调磨基托；修整骨突
咀嚼不良伴不明显的咬合痛	手指压力时压力指示剂检测阴性，牙尖交错𬌗检测阳性；牙尖交错𬌗仅见部分牙尖接触，微侧向或前后咬合时可达到泛的咬合接触	重新确定颌位关系
咀嚼时疼痛伴义齿脱位	疼痛部位在承托区、范围较大，牙尖交错𬌗和非牙尖交错𬌗压力指示剂检测均阴性，牙排列不在牙槽嵴，可伴舌或颊部运动时义齿脱位	重新排牙
牙槽嵴疼痛伴肌肉关节酸痛	有垂直距离恢复过高的表现	重新确定垂直距离

（2）固位不良：见表 17-15-2。

表 17-15-2　固位不良的检查及处理

义齿脱落		检查	处理
口腔处于休息状态时		基托组织面与黏膜不密合或基托边缘伸展不够，边缘封闭作用不好	重衬或加长边缘
张口、说话、打呵欠时		基托边缘过长、过厚；唇、颊、舌系带区基托边缘缓冲不够	磨改基托过长或过厚的边缘，缓冲系带部位的基托
		人工牙排列的位置不当，排列在牙槽嵴顶的唇颊或舌侧，影响周围肌肉的活动	适当磨去部分人工牙的颊舌面，减小牙齿的宽度
		义齿磨光面外形不好	恢复基托磨光面应有的外形
咀嚼食物时		𬌗不平衡，牙尖有干扰	选磨调𬌗
		下颌磨牙后垫部位基托伸展过长，上颌𬌗平面较低	基托边缘磨短或磨薄

（3）发音障碍

1）发音不清晰：①唇侧基托过厚，前牙过于唇侧倾斜或舌侧倾斜。处理：修改基托，重新排牙。②上前牙过长或过短。处理：磨短上前牙，加长上前牙，重新排牙调整上前牙长度。③上前牙过于偏唇侧，前牙覆盖太大。处理：重新排牙。④舌侧基托过厚，前牙唇舌向位置异常，人工牙排列过于偏舌侧，垂直距离过高或过低。处理：调改基托，磨改或重新排牙。

2）哨音：基托前部腭面过于光滑，下前牙舌侧倾斜，牙弓狭窄。处理：调磨上颌基托前部形成腭皱、切牙乳突形态，形成上前牙舌面隆突、舌面窝、舌外展隙形态。

（4）恶心

1）上颌义齿后缘伸展过长。处理：将基托后缘磨短。

2）义齿基托后缘与口腔黏膜不密合。处理：用室温固化塑料重衬，加强上颌义齿后缘封闭作用。

3）上、下前牙接触而后牙牙尖没有接触，义齿后端翘动。处理：调𬌗。

4）上、下颌义齿后缘基托过厚，下颌义齿远中舌侧基托过厚而挤压。处理：修改上下颌义齿基托的厚度。

（5）咬颊、咬舌

1）人工牙的覆盖过小。处理：应调磨人工牙加大覆盖。

2）人工后牙𬌗平面过低，位于舌侧缘下方。处理：应重新排牙。

3）颊脂垫肥厚。处理：加厚义齿颊侧基托或上后牙颊面加厚，将颊部组织推向外侧。

4）人工牙后方上下颌义齿基托间间隙过小。处理：应磨薄基托，加大上、下基托间间隙。

（6）咀嚼功能不好

1）上下颌牙齿有效接触面积小。处理：通过调𬌗增加𬌗面接触点形成尖窝解剖外形和食物排出道。

2）垂直距离低。处理：增加义齿的高度时，取牙尖交错𬌗记录，将上、下颌义齿按牙尖交错𬌗记录固定在𬌗架上重新排牙。

第十六节　常用修复材料的性能

1. 印模材　其类型，优缺点及应用见表 17-16-1。

表 17-16-1　印模材的类型、优缺点及应用

材料类型	优点	缺点	应用
藻酸盐类		印模表面清晰度和尺寸稳定性较差，质量不佳	一般只用于对颌模型和研究模型印模的制取
琼脂类	表面清晰度好、亲水、价格低廉	尺寸稳定性差、易脱水变形、强度差	临床常采用琼脂和藻酸盐联合印模法

续表

材料类型		优点	缺点	应用
硅橡胶类	缩合型硅橡胶（C型硅橡胶）	表面清晰度良好，尺寸稳定性一般，凝固后较软，脱模较易；疏水	取印模时须严格吹干；易导致变形，须尽快灌制模型	是目前临床使用最广泛的一种橡胶类印模材
	加成型硅橡胶（A型硅橡胶）	表面清晰度及尺寸稳定性优异，疏水	聚合后硬度较高，灌注耗时长	
聚醚橡胶类		表面清晰度和尺寸稳定性均优异，亲水	味苦；聚合后硬度高，脱模不易；易吸水变形	特别适用于种植义齿、套筒冠、精密附着体的转移印模制

2. 模型材（石膏模型材料）

（1）凝固前具有良好的流动性和可塑性：良好的流动性保证灌注模型时材料能充满印模的每一个细微部分。良好的可塑性可使材料在印模中成型，复制出口腔组织的解剖形态。

（2）凝固时间：一般以10~40分钟为宜，包括灌注到取出模型的时间。

（3）良好的复制再现性：能复制再现印模上的精细形态结构。

（4）尺寸稳定性高：凝固过程中模型体积变化小。

（5）强度高：压缩强度大，表面硬度高，耐磨性高。

（6）与印模材料相容：模型材料与任何印模材料不发生化学变化。

（7）操作性能好：操作简便，取材方便，价格低廉。

3. 粘固剂与粘接剂

（1）粘固剂：以树脂水门汀为例，介绍其性能如下。

1）固化性能：目前大多数树脂水门汀为双重固化，其化学固化（自凝）速度较慢。

2）粘接性能：树脂水门汀主要用于粘固修复体，粘接强度高于传统水门汀。

3）强度：树脂水门汀具有良好的压缩强度、弯曲强度和粘接强度以及恰当的弹性模量能抵御咀嚼产生的咬合力，可获得良好的粘接持久性。

4）薄膜厚度：薄的薄膜厚度可减少修复体边缘的不密合性，从而减少菌斑堆积，水门汀的溶解和继发龋的形成。

5）吸水性和溶解性：粘接性树脂水门汀的吸水值应不大于$130\mu g/mm^3$，溶解值不应大于$16\mu g/mm^3$。

6）颜色及其稳定性：多种颜色，以便粘固透明性高的瓷修复体，因为水门汀的颜色会影响粘接后修复体的美观性。

7）操作性能：酸蚀-冲洗类含填料的树脂水门汀应用过程复杂，步骤多，技术敏感性大。

8）牙髓刺激性：自粘接类树脂水门汀含有酸性粘接性单体，凝固过程中可能对牙髓产生一定的刺激。

9）释氟性。

（2）粘接剂

1）牙釉质粘接剂：具体如下。①固化性能：化学固化（自凝）粘接剂的固化时间为1.5~5.0分钟。②粘接强度：粘接剂本身具有疏水性，耐水解，所以粘接的耐久性较好。③释氟性：

可缓慢释放氟离子，具有一定的防龋效果。④抗菌性：目前其效果并没有得到临床验证。

2）牙本质粘接剂：具体如下。①粘接强度：酸蚀－冲洗类粘接剂和两步法自酸蚀粘接剂对牙本质的粘接强度较高，两者强度相当，一步法自酸蚀粘接剂对牙本质的粘接强度较低。②粘接的耐久性：牙本质粘接的耐久性远低于牙釉质。③术后敏感：自酸蚀类粘接剂的术后敏感发生率显著少于酸蚀－冲洗类粘接剂。④技术敏感性：自酸蚀类粘接剂的操作步数少，时间短，技术敏感性低于酸蚀－冲洗类粘接剂。⑤与自凝复合树脂的相容性：三步法酸蚀－冲洗类粘接剂和两步法自酸蚀粘接剂因为有中性的粘接树脂覆盖，不会影响自凝复合树脂或自凝树脂水门汀的固化。⑥生物学性能：粘接牙本质时，牙本质厚度小于0.5mm，酸蚀剂及粘接剂中残留的单体可能会刺激牙髓，造成暂时性炎性改变。

第十七节　错𬌗畸形

1. 病因

（1）遗传因素

1）种族演化：①颅面比例和形态因生存环境变迁而发生改变。②咀嚼器官因食物结构变化而出现退化。③咀嚼器官的退化呈现出不平衡现象。

2）个体发育：从个体发育角度来看，现代人类中牙齿排列整齐、上下颌骨及咬合关系正常的仅是少数，而多数人则存在不同程度的错𬌗畸形，这与双亲所具有的遗传特性有关。

（2）环境因素

1）先天因素：具体如下。①母体因素：妊娠期妇女的健康和营养状况直接关系到胎儿颌面部的生长发育。②胎儿因素：胎儿在子宫内的正常生长发育有赖于正常范围内的宫腔压力。③常见的先天性牙颌发育畸形：额外牙、先天性缺失牙、牙齿大小和形态异常、舌形态异常、唇系带异常。

2）后天因素：具体如下。①全身性因素：具有普遍性的、除引起全身危害外还很可能造成错𬌗畸形的疾患。②乳牙期及替牙期的局部障碍：乳牙早失、乳牙滞留、乳牙下沉、乳尖牙磨耗不足、恒牙早失、恒牙早萌、恒牙萌出顺序紊乱、恒牙异位萌出。

3）功能性因素：①吮吸功能异常。②咀嚼功能异常：咀嚼功能不足。③呼吸功能异常：正常的呼吸功能是通过鼻腔通道，以鼻呼吸的方式进行的。④异常吞咽：吞咽动作是口腔正常的生理性功能活动。⑤其他颌面肌功能异常：口周及颌面部肌功能对于牙颌结构的发育起着重要的作用。

（3）口腔不良习惯：①吮指习惯。②舔牙习惯、吐舌习惯或伸舌习惯。③咬唇习惯。④偏侧咀嚼习惯。⑤咬物习惯。

（4）外伤：颌面部的外伤可导致错𬌗畸形。

2. 分类（Angle 错𬌗畸形分类法）

（1）Ⅰ类错𬌗：上、下颌骨及牙弓的近、远中关系正常，磨牙关系为中性关系，即在正中关系位时，上颌第一磨牙的近中颊尖咬合于下颌第一磨牙的近中颊沟内。

（2）Ⅱ类错𬌗：上、下颌骨及牙弓的近、远中关系不调，下颌及下颌牙弓处于远中位置，磨牙为远中关系。

1）Ⅱ类，1分类：磨牙为远中错殆关系，上颌前牙唇向倾斜。

2）Ⅱ类，1分类，亚类：一侧磨牙为远中错殆关系，而另一侧为中性关系，且上颌前牙唇向倾斜。

3）Ⅱ类，2分类：磨牙为远中错殆关系，上颌前牙舌向倾斜。

4）Ⅱ类，2分类，亚类：一侧磨牙为远中错殆关系，而另一侧为中性关系，且上颌前牙舌向倾斜。

（3）Ⅲ类错殆：上、下颌骨及牙弓的近、远中关系不调，下颌及下颌牙弓处于近中位置，磨牙为近中关系。Ⅲ类，亚类：一侧磨牙为近中错殆关系，而另一侧为中性关系。

3. 诊断要点 根据患者的问题列表进一步总结提炼出科学、准确、全面的诊断。

（1）面型问题：面部比例和对称性、侧貌、唇部形态、切牙暴露量、颏部形态。

（2）牙齿排列问题：拥挤度、牙间隙、牙弓形态及对称性等、个别牙错位或阻生。

（3）横向问题：颌骨对称性、宽度问题（骨性/牙性）、中线不调、后牙反殆/锁殆等。

（4）矢状向问题：骨性矢状向问题、牙性矢状向问题、深覆盖、前牙反殆等。

（5）垂直向问题：垂直骨型（低、均、高角）、深覆殆、开殆、牙萌出过度和/或不足等。

4. 矫治目标

（1）形态方面，牙周及牙列的形态正常，牙齿排列整齐。

（2）上、下颌前牙、后牙覆殆和覆盖正常，磨牙、尖牙中性关系，后牙尖窝相对关系，上、下颌骨的位置及其与颅面位置关系基本正常。

（3）颞下颌关节及下颌运动正常，无早接触及殆干扰，下颌姿势位与牙尖交错位关系正常。

（4）吞咽、呼吸、发音等功能应正常。

第十八节　各类矫治器

1. 活动矫治器

（1）组成：活动矫治器由固位、加力和连接三部分组成。

（2）应用

1）殆垫式活动矫治器：常用于纠正前牙反殆及解除咬合锁结。

2）带翼扩弓活动矫治器：适用于伴有上、下颌牙弓狭窄，需要上、下颌扩弓。

3）螺旋器分裂基托矫治器：因所在的部位而有不同的作用。

4）平面导板矫治器：适用于矫治后牙高度不足的低角型深覆殆病例。

5）斜面导板矫治器：适用于上颌正常、下颌后缩的远中错殆。

2. 功能矫治器

（1）肌激动器：主要用于矫治青春发育高峰期 Angle Ⅱ类错殆。

（2）双殆垫矫治器：通过功能性前移下颌，刺激下颌骨生长。

（3）Herbst 矫治器。

3. 矫形力矫治器

（1）口内矫形力矫治器

1）由螺旋扩弓器及固位装置组成。

2）在使用矫形力扩弓前要注意选择好适应证和具体的扩弓方式（快速还是慢速），扩弓时还要做到过矫正，扩弓后的保持对于长期的稳定性也至关重要。

（2）口外矫形力矫治器

1）头帽与口外弓：具体如下。①口外部分：放置在头顶、枕部或颈部作为支抗，抵消反作用力，从而发挥作用于颌骨的口外力。②口内部分：承受矫形力作用的口内装置。③口外弓是连接矫治器口内部分与口外部分的连接部件。

2）J形钩：由头帽和J形钩组成。①口内部分可以是主弓丝，也可以是焊接在主弓丝上的牵引钩，施力部分是头帽上的牵引弹簧或橡皮圈。②J形钩可以在切牙内收、尖牙远中移动和磨牙远中移动中使用。

3）头帽颏兜矫治器：①不仅其支抗部分在口外，且其承受矫治力的部分也在口外。②应用：a. 轻度下颌发育过度的 AngleⅢ类错𬌗。b. 下颌可后退至前牙对刃或接近对刃的前牙反𬌗。c. 前下面高短的低角短面型。d. 下颌切牙位置正常或唇倾。③无明显颞下颌关节症状。

4）上颌前方牵引矫治器：上颌前方牵引矫治器，已不局限于替牙𬌗，在牙𬌗发育的各个阶段，根据其不同的作用特点都可应用。

4. 方丝弓矫治器

（1）组成：主要由带环、托槽、矫治弓丝、颊管及其他附件组成。

（2）应用：主要适用于恒牙列的矫治，对于乳牙列和混合牙列的病例则不甚适合。

5. 直丝弓矫治器

（1）直丝弓矫治器源于方丝弓矫治器，遵循方丝弓矫治技术的治疗原则。

（2）直丝弓矫治器用托槽定位牙齿，减少了弓丝弯制，不仅简化了临床操作、缩短了就诊时间，而且避免了因弓丝弯制误差造成的牙齿往返移动，使牙齿定位更精确、迅速，疗程也得以缩短。

6. 舌侧矫治器

（1）组成：主要由舌侧托槽、磨牙舌侧管、弓丝等组成。

（2）特点：该类型托槽底板大而薄、托槽体小，粘接牢固，患者感觉舒适，而且增加了托槽间距，该系统加工成本较昂贵。

7. 无托槽隐形矫治器

（1）根据患者的个体牙列生成数字化牙模，由口腔正畸医师利用专门的软件设计最终排牙目标及牙移动步骤，并由此制作出一系列个性化的透明矫治器，患者通过按时配戴、定期更换完成正畸治疗。

（2）应用：①数字化模拟治疗，牙移动精准，结果可视化，过程易监控。②透明矫治器美观、舒适、易于清洁，很少口腔黏膜刺激。③常规复诊医师椅旁操作时间更少，患者复诊间隔可更长。

第十九节 口腔医学影像学知识

1. 常见口内 X 线片、口外 X 线片的应用范围 见第二篇第五章第二节。

2. 口腔颌面部正常及病变的 X 线表现 见第二篇第五章第三节及第四节。

3. 放射诊断报告书的书写要求

（1）一般项目完整，登记时必须准确登记检查号、姓名、性别、年龄、检查部位、申请医生。

（2）平片、CT 报告正文上方必须标明检查部位、方位、检查名称。

（3）对病变的描写要客观准确，表达清楚，说明其部位、大小、形态、密度（信号）、内部结构、边缘，增强扫描者说明增强程度及特点。

（4）诊断结论要准确，与描写内容相符，应包括部位、病名、并发症。

（5）报告书的核对，负责医师需要对诊断报告书进行复审，依次检查报告书的各项内容，确认无任何差错后，准发报告，签字盖章后，送交登记室。

第二十节 儿童口腔健康管理

1. 胎儿期 胎儿期是儿童口腔器官快速发育和形成的时期，在这一时期，任何影响孕妇健康的局部和全身的因素，都有可能成为影响口腔器官正常发育和形成的因素，导致一些发育缺陷和不全。

2. 婴儿期（0～1 岁） 此阶段儿童开始一些基本的口腔保健措施是非常重要的。

3. 幼儿期（1～3 岁） 这个阶段提倡开始刷牙去除菌斑。当儿童能漱口时（约 3 岁），可以开始使用牙膏，有潜在的氟化物吞咽的风险，所以每次刷牙只用小豌豆大小的牙膏。单靠儿童自己刷牙是不能清除菌斑的。当儿童受到鼓励能进行简单的刷牙时，刷牙这一过程主要还是靠父母来完成。

4. 学龄前期（3～6 岁） 家长必须继续帮助儿童刷牙。大多数儿童都有足够的能力咳出、吐出牙膏，儿童每次刷牙用豌豆大小的牙膏，因为氟化物的吞咽是这个年龄组值得注意的问题。这一时期应提倡使用机械法清除菌斑，不主张使用化学菌斑控制剂。

5. 学龄期（6～11 岁） 该年龄段的儿童必须使用含氟牙膏，但氟凝胶和漱口水仅用于那些龋高危的孩子。父母需要定期仔细检查儿童的牙齿是否清洁干净，菌斑染色剂是很好的辅助手段。

6. 青少年期（12～18 岁） 当青少年期儿童具有足够的口腔保健能力时，是否自觉地进行其彻底的口腔保健措施成为这一年龄段的主要问题。在这个时期的儿童中，饮用碳酸饮料的问题变得越来越严重，经常一天多次饮用，因口腔卫生维持不到位，使牙齿经常处于脱矿的环境中，往往导致广泛的早期龋，甚至猖獗龋及酸蚀症，因此应科学地饮用碳酸饮料，改变饮用方式。

第二十一节　乳牙、年轻恒牙的龋病及牙髓病

1. 乳牙牙龋病

（1）诊断：乳牙龋的分类、发病特点及临床表现见表17－21－1。

表17-21-1　乳牙龋的分类、发病特点及临床表现

分类	发病特点	临床表现
静止龋	牙冠广泛崩解时，牙髓仍可正常，龋蚀可以停止进展	表面硬化，光洁、呈暗褐色
低龄儿童龋	<6岁的儿童	任何一颗乳牙出现龋齿（无论是否成洞），或因龋齿丧失，或充填
奶瓶龋	为不良喂养习惯引起的早期广泛性龋齿，是低龄儿童龋的一种	好发于上颌乳切牙的唇面，而在下颌乳切牙却无龋齿
猖獗龋	患儿喜食甜食而口腔卫生较差，突然发生、范围广、进展快速	同一个体的大多数甚至全部乳牙在短期内同时患龋，下颌乳前牙也发生龋蚀，牙冠很快被破坏
环状龋	于局部食物容易滞留及自洁作用较差亦有关，多发生于牙冠中1/3至颈1/3	乳前牙唇面、邻面龋快速发展可形成处围绕牙颈部，环绕牙冠的龋齿

（2）治疗方法

1）药物治疗：具体如下。①常用药物：2%氟化钠、8%氟化亚锡、1.23%酸性氟磷酸钠溶液、10%氨硝酸银（对软组织有腐蚀作用）、38%氟化氨银（对软组织有腐蚀作用并使牙齿变黑、影响美观）、氟保护漆和75%氟化钠甘油糊剂等。②操作步骤如下。a. 修整外形：去除无基釉或锐利边缘，形成自洁区。b. 清洁牙面、干燥防湿：涂药前去除牙面的软垢，如果应用含氟制剂，清洁牙面时不宜使用含碳酸钙的摩擦剂。牙面清洁后须吹干，用棉卷隔湿、辅以吸唾器。c. 涂药：要有足够的时间使药物浸润牙面。应反复涂擦2~3分钟，每周涂1~2次，3周为一个疗程。涂氟剂后30分钟内不漱口、不进食。

2）修复治疗：具体如下。①充填治疗：用器械去除龋蚀组织，制备一定的洞形，保护牙髓组织，避免意外穿髓，深龋近髓时应妥善间接盖髓，选用合适的充填材料充填，以修复缺损部分，恢复牙体外形和功能。制备洞形时应考虑乳牙牙体解剖组织结构特点、不同的充填材料（表17－21－2）而有不同要求。②嵌体修复：a. 乳牙嵌体修复有金属嵌体和树脂嵌体。b. 优点：能很好恢复患牙的解剖形态，恢复牙间接触修复体继发龋少。c. 缺点：磨除牙体组织过多。③金属预成冠修复：见表17－21－3。

表17-21-2　乳牙龋齿充填材料

充填材料	特点
玻璃离子水门汀	①对牙髓刺激性小，与牙体有一定粘接力。②含氟而有一定的防龋作用。③适用于乳前牙Ⅰ类、Ⅲ类和Ⅴ类洞形，乳磨牙颊、舌面Ⅰ类和Ⅴ类洞形

续表

充填材料	特点
银汞合金	耐磨性能强，可用于乳磨牙Ⅰ类、Ⅱ类和Ⅴ类洞形，也可应用于无台阶的复合Ⅱ类洞
复合树脂	近髓处的窝洞，在近髓处可用氢氧化钙护髓，必要时选择玻璃离子水门汀或聚羧酸锌水门汀垫底，以保护牙髓

表 17-21-3　金属预成冠修复

项目	内容
适应证	①乳磨牙牙体缺损广泛，难以获得抗力形和固位形者。②牙髓治疗后有冠折危险的乳牙和年轻恒牙的修复。③不能用复合树脂修复的釉质发育不全或冠折牙。④龋病活跃性强，易发生继发龋者。⑤在不良习惯矫治器和各类间隙保持器中作固位体等
步骤	①牙体预备：殆面去除 1.0~1.5mm，邻面预备时近、远中面相平行，牙颈部不能有肩台，颊舌面般不需要预备。②根据牙位选择大小合适的预成冠。③修整预成冠颈缘可以达龈下 0.5~1.0mm，恢复应有的突起，缩颈。④磨光预成冠，试戴。⑤玻璃离子水门汀或聚羧酸水门汀粘固。⑥定期复查，一般 3~6 个月复查

2. 年轻恒牙牙龋病

（1）年轻恒牙去龋和备洞时要小心操作，保护牙髓，避免不必要的露髓。制备洞形时宜减速切削，避免牙釉质发生裂纹。近髓时应做间接盖髓，应妥善垫底并选用对牙髓无刺激的材料。

（2）混合牙列时期的年轻恒牙在牙列中有活跃的垂直向和水平向的移动度，所以在修复牙体时以恢复牙冠的解剖外形为目的，不强调恢复牙齿间的接触点。

（3）龋病预防：恒牙的殆面点隙窝沟是龋病的好发部位，应及时进行窝沟封闭术预防龋病。

（4）年轻恒牙龋损局限：可采取预防性树脂充填方法，尽量保留健康牙体组织。

（5）年轻恒牙深龋的治疗：如果估计去净腐质可能露髓时，可采用间接牙髓治疗（二次去腐法）保留部分软化牙本质避免露髓，采取氢氧化钙间接盖髓，妥善垫底后充填。治疗后 3~6 个月再次治疗，去除软化牙本质确定未露髓，再做间接盖髓，垫底，充填。

3. 乳牙牙髓病

（1）诊断

1）急性牙髓炎：可根据疼痛的特征，如较尖锐或较剧烈的自发痛，影响患儿睡眠，冷、热刺激可引起或加重疼痛，牙齿有龋洞或有充填物等。

2）慢性牙髓炎：①慢性溃疡性牙髓炎：深龋，已穿髓，牙髓仍有活力。②慢性增生性牙髓炎：深龋，已穿髓，穿髓孔较大，龋洞内充满息肉，用探针轻拔息肉。③慢性闭锁性牙髓炎：无明显症状。

3）牙髓坏死：根据牙髓已无活力，有牙髓炎或牙外伤史，或者牙齿变色等。

4）牙髓钙化和牙髓吸收：根据 X 线表现诊断。

（2）治疗

1）间接牙髓治疗：具体如下。①适应证：a. 深龋近髓，乳牙和恒牙都可用。b. 乳牙提倡一步法，恒牙多采用两步法。②步骤如下。a. 去腐：尽可能去除髓壁腐质，可以保留洞底近髓软坏牙本质。b. 盖髓：氢氧化钙等制剂覆盖牙本质。c. 垫底，充填。d. 二次去腐：观察 3~6

个月后再次去腐，护髓、垫底和充填。e. 定期复查：一般 3～6 个月定期进行临床和 X 线检查。

2）直接盖髓术：具体如下。①适应证：a. 备洞时的意外穿髓，露髓孔直径 <1mm 的患牙。b. 冠折露髓的外伤患牙。②方法：应用药物直接覆盖在露髓处，保护牙髓

3）乳牙牙髓切断术：具体如下。①适应证：深龋露髓，部分冠髓牙髓炎，外伤露髓的牙齿。②方法：a. 局部麻醉，上橡皮障。b. 制备洞形。c. 切除冠髓。d. 止血。e. 盖髓：氢氧化钙糊剂盖于断面厚度约 1mm。f. 严密垫底，常规充填。首选预成冠修复。

4）乳牙根管治疗术。

4. 年轻恒牙牙髓病 恒牙萌出后 3～5 年，牙根才能发育完成。年轻恒牙牙髓一旦坏死，牙根则停止发育，呈现短而开放的牙根。因此，对根尖敞开，牙根未发育完成的牙髓病变应采用促使根尖继续形成的方法，即根尖诱导成形术。

第二十二节 乳牙、年轻恒牙的根尖病

1. 乳牙根尖病

（1）乳牙急性根尖周炎的应急处理

1）首先建立髓腔引流：开髓，引流，以缓解根尖部压力和疼痛。急性炎症消退后进行常规治疗。

2）切开排脓：已经形成黏膜下脓肿者应该在局部麻醉下进行肿胀部位的局部切开排脓。

3）给予抗菌药物的全身治疗。

（2）乳牙根管治疗术：见表 17-22-1。

表 17-22-1 乳牙根管治疗术

项目	内容
适应证	①牙髓炎症涉及根髓，不宜行牙髓切断术的患牙。②牙髓坏死及根尖周炎而具保留价值的乳牙
禁忌证	①牙冠破坏严重，无法修复的乳牙。②髓室底穿孔。③根尖及根分叉区骨质破坏广泛，炎症累及继承恒牙胚。④广泛根内吸收或外吸收超过根长 1/3。⑤下方有含牙囊肿或滤泡囊肿
步骤	①术前拍摄 X 线片。②在局部麻醉下或牙髓失活后，将全部牙髓摘除。③制备洞形。④根管预备：乳牙根管工作长度一般比 X 线片上根尖孔距离短 2mm。⑤根管消毒、根管充填

2. 年轻恒牙根尖病诊断与治疗

（1）诊断：结合病史、临床表现、X 线检查等诊断。

（2）治疗：采用根尖诱导成形术。

1）适应证：牙髓炎症已经波及根髓，而不能保留或不能全部保留根髓的年轻恒牙，牙髓坏死或并发根尖周炎症的年轻恒牙。

2）治疗阶段：①消除感染和根尖周病变，诱导牙根发育。②牙根根尖孔闭合后进行根管治疗严密充填根管。一般间隔 6 个月至 2 年。

3）步骤：具体如下。①常规备洞开髓，拔髓，应避免损伤牙乳头。如为活髓可在局部麻醉下进行。②根管预备：去除根管内感染坏死牙髓组织，3% 过氧化氢溶液或 1%～3% 次氯酸

钠溶液生理盐水彻底冲洗根管。临床有急性症状时，应先做应急处理，待消炎后继续治疗。③根管消毒：吸干根管，根管内暂封氢氧化钙糊剂，也可暂封刺激性小的药物，如樟脑酚、木榴油、碘仿糊剂。④药物诱导：常用氢氧化钙制剂。⑤暂时充填窝洞，随访观察：每 3～6 个月复查一次。定期换药，直至根尖形成或根端闭合。⑥常规根管充填：X 线片显示根尖延长或钙化组织沉积并将根端闭合后。

第二十三节　乳恒牙替换

1. 时间　乳牙从婴儿 6 个月左右开始萌出，到儿童 6 岁左右陆续发生生理性脱落，到 12 岁左右全部被恒牙替换。

2. 特点

（1）乳恒牙替换是一个复杂的生物学过程，伴随着恒牙胚的生长发育和乳牙根的生理性吸收，以及周围牙槽骨的改建。

（2）乳、恒牙胚在同一骨陷窝内生长，继承恒牙胚在乳牙胚舌（腭）侧形成，恒磨牙胚在乳磨牙胚远端发育。

（3）随着恒牙胚的移动，乳牙牙根开始生理性吸收，随之乳牙牙根牙骨质和周围牙槽骨吸收，牙周膜和牙髓组织也被吸收，乳牙松动、脱落；恒牙萌出，恒牙𬌗建立。

第二十四节　乳牙拔除

1. 适应证

（1）不能保留的患牙

1）牙冠破坏严重，且已无法修复的乳牙。

2）近生理性替换时的露髓牙，乳牙牙根吸收 1/3 以上，不能进行根管治疗者。

3）严重根尖周炎的乳牙，根尖及根分叉区骨质破坏范围广，尤其是骨质破坏、炎症已涉及继承恒牙牙胚。

4）乳牙牙根因感染而吸收，乳牙松动明显。

5）乳牙因外伤无法保留者。

6）有全身病灶感染迹象而不能彻底治愈的乳牙。

（2）因咬合诱导需要拔除的乳牙

1）替换期的继承恒牙即将萌出或已萌出，乳牙松动明显或已成滞留的乳牙。

2）影响恒牙正常萌出的乳牙。

3）因正畸需要拔除的牙。

（3）其他：额外牙及不能保留的新生牙或诞生牙。

2. 方法

（1）清洁、消毒口腔。

（2）检查患牙：在拔除前再次检查患牙，核对牙位，以免误拔。

（3）麻醉：常用的麻醉剂是 1% ~2% 利多卡因、4% 阿替卡因和 2% 甲哌卡因。

（4）拔牙

1）前牙：拔牙钳的钳喙紧扣牙颈，稍加转动，慢慢脱臼，把牙从牙槽窝内拉出。

2）磨牙：磨牙钳紧扣牙颈线的近根端，放置拔牙钳后，先向腭侧用力以扩展腭侧的牙槽窝，再逐渐向颊侧用力拔除牙齿。

（5）乳牙牙槽窝的处理：要注意避免伤及继承恒牙牙胚，但亦应去除残留的残片和肉芽组织。

（6）检查其牙根有无折断：区别牙根是生理性吸收还是折断。

第二十五节　儿童前牙外伤、儿童咬合诱导

1. 前牙外伤

（1）乳牙外伤

1）诊断要点：①乳牙外伤多发生在 1~2 岁儿童。外伤冠折和根折较少见。②乳牙外伤牙齿移位多见，主要表现为嵌入、脱出、唇舌移位及不完全脱出等。

2）治疗原则：具体如下。①乳牙挫入：影响恒牙胚时，立即拔除；不应拉出复位，如乳牙牙根与牙槽骨粘连不能自行萌出时应拔除乳牙。②乳牙脱出：全脱出一般不再植；部分脱出复位效果不好时，可拔除乳牙。③乳牙冠折、根折露髓：可进行牙髓切断术或根管治疗。④牙齿震荡、移位牙齿复位后：定期复查，一旦感染及时行根管治疗术。⑤幼小患儿不合作，无法完成治疗：可以拔除外伤牙。

（2）年轻恒牙外伤

1）诊断要点：①年轻恒牙外伤多发生于 7~9 岁儿童。男孩发生率高于女孩。②和体育活动有关。恒牙外伤多发生在室外。

2）治疗原则：具体如下。①消除咬合创伤：存在明显的咬合创伤时可采取全牙列𬌗垫固定或少量调𬌗。②减少和避免不良刺激：外伤后 1~2 周不要用患牙咬硬物，不要进食过冷、过热食物。③预防感染，注意口腔卫生。④定期复查：观察牙齿颜色变化，牙髓活力。年轻恒牙可以进行温度测验，牙根发育完成的牙齿可以进行电活力测验，观察牙髓活力。拍摄 X 线片观察根尖周情况，如果出现牙髓病变、坏死，可以进行根管治疗。

（3）应急处理方法：牙齿脱出后应该妥善保存牙齿，将牙齿放在生理盐水中保存。无条件的话可以放在牛奶和唾液中，尽快到医院治疗。储存条件和储存时间的长短对于成功的愈合是非常重要的。

2. 咬合诱导　狭义的咬合诱导指通过间隙保持、破除口腔不良习惯和对错𬌗畸形进行早期干预等治疗手段，防止发生错𬌗畸形或对已发生的错𬌗畸形进行早期治疗等，诱导恒牙建立正常咬合关系的措施。

（1）间隙保持

1）意义：儿童牙齿早失后，防止邻牙向缺隙部位倾斜和对颌牙伸长，应设计间隙保持器

来保持早失牙齿的近远中和垂直间隙。保证继承恒牙的正常萌出

2）间隙保持器的种类：具体如下。①固定式：带环丝圈式、全冠丝圈式、舌弓式、Nance弓间隙保持器、远中导板。②活动式：可摘式间隙保持器。

（2）破除口腔不良习惯：如果不良习惯未能及时克服，会使牙弓内外肌力失衡，牙齿排列紊乱，牙弓形态异常及颌骨形态位置异常，甚至会严重影响颅颌面的生长发育。

（3）错𬌗畸形进行早期干预

1）前牙反𬌗：早期矫治主要是避免因前牙反𬌗造成对上颌骨及前部牙槽骨发育的阻滞，早期治疗疗程短，方法简单且费用低，乳前牙反𬌗最佳的治疗时间为 3～5 岁，疗程一般为 3～6 个月。

2）乳后牙反𬌗：①螺旋扩大器式活动矫治器。②双分裂簧式活动矫治器。③W 腭弓矫治器。

3）混合牙列期反𬌗：①𬌗垫式舌簧矫治器。②上颌前方牵引矫治器。

4）额外牙造成的前牙拥挤：额外牙外科拔除，但其造成的牙列紊乱多数不会因额外牙的拔除而自行消失，必须进行咬合诱导，才能使正在萌出的牙齿恢复到正常位置。

5）牙弓长度不足造成牙列拥挤：增大牙弓长度或减少牙的数量。

第二十六节　复发性口腔溃疡

1. 病因

（1）免疫因素：复发性口腔溃疡（ROU）又称复发性阿弗他溃疡（RAU），其免疫学病因的研究以细胞免疫为主。

（2）遗传因素：ROU 的发病有遗传倾向。

（3）系统性疾病因素：ROU 与胃溃疡、十二指肠溃疡等引起的各种消化道疾病或功能紊乱密切相关。

（4）感染因素。

（5）环境因素。

2. 临床表现

（1）一般表现：为反复发作的圆形或椭圆形溃疡，具有"黄、红、凹、痛"的临床特征，即溃疡表面覆盖黄色假膜、周围有红晕带、中央凹陷、疼痛明显。

（2）溃疡的发作周期长短不一，可分为发作期（前驱期-溃疡期）、愈合期、间歇期，且具有不治自愈的自限性。

1）轻型阿弗他溃疡：局灶性黏膜充血水肿，浅表溃疡，椭圆形，直径＜10mm，10～14 天溃疡愈合。不留瘢痕。

2）重型阿弗他溃疡：溃疡大而深，周围组织红肿微隆起，基底微硬，直径可大于 1cm，表面有灰黄色假膜或灰白色坏死组织，可持续 1～2 个月或更长。愈合后可留瘢痕。

3）疱疹样复发性阿弗他溃疡：与轻型相似，但溃疡直径较小，约 2mm。

3. 诊断与鉴别诊断

（1）诊断：主要以病史特点（复发性、周期性、自限性）及临床特征（黄、红、凹、痛）为依据，一般不需要做特别的辅助检查及活检。

（2）鉴别诊断

1）疱疹性龈口炎：多发生于6岁以下儿童，呈急性发作，临床表现为口腔黏膜上成簇小水疱，不久溃破形成小的表浅溃疡，可相互融合成片状溃疡。全身可伴有发热、头痛、咽痛、身痛，相应淋巴结肿大。本病应与疱疹样复发性阿弗他溃疡相鉴别。

2）白塞综合征：是一种慢性血管炎症性疾病，表现为反复发作的自限性口腔溃疡、眼部炎症、生殖器病损、皮肤损害、全身症状等。

3）重型复发性阿弗他溃疡的鉴别诊断：见表17-26-1。

表 17-26-1 重型复发性阿弗他溃疡的鉴别诊断

溃疡	病因	溃疡特点	溃疡形态
重型复发性阿弗他溃疡	不明	复发性、自限性、周期性	红、黄、凹、痛
创伤性溃疡	创伤	慢性、深大、对应性	溃疡的形态常与慢性机械损伤因子基本契合
癌性溃疡	不明	溃疡深大，病变进展迅速	似菜花状；边缘隆起，触诊基底有硬结
结核性溃疡	结核分枝杆菌感染	慢性持久性溃疡	边缘微隆，呈鼠啮状，底部见桑葚样肉芽肿

4. 治疗原则

（1）积极寻找相关诱因并加以控制。

（2）优先选择局部治疗，局部应用糖皮质激素已成为一线药物。对于症状较重及复发频繁的患者，采用局部和全身联合用药。

（3）全身疗法仅在病情严重或者复杂的情况下采用，免疫抑制药则应用于难治性口腔溃疡或者白塞病累及口腔所致严重溃疡。

（4）加强心理疏导，缓解紧张情绪。

5. 处理方法

（1）局部治疗：主要是消炎、镇痛、防止继发感染、促进溃疡愈合，见表17-26-2。

表 17-26-2 复发性阿弗他溃疡的局部治疗

方法		内容
药物治疗	抗炎类	①外用：0.1%依沙吖啶液、0.02%呋喃西林液、3%复方硼砂溶液、氯己定溶液等。②含服：西地碘片、溶菌酶片
	镇痛类	利多卡因凝胶、喷剂，苯佐卡因凝胶，苦达明喷雾剂、含漱液等
	促进愈合类	重组人表皮生长因子凝胶、外用溶液，重组牛碱性成纤维细胞生长因子凝胶、外用溶液；康复新液
	糖皮质激素类	曲安奈德口腔软膏、地塞米松软膏、泼尼松龙软膏、倍他米松含漱液、氢化可的松黏附片、氟轻松乳膏、丙酸倍氯米松喷雾剂、乳膏等

续表

方法	内容
局部封闭	经久不愈或疼痛明显的重型复发性阿弗他溃疡，作溃疡黏膜下封闭注射，每个封闭点局部浸润注射0.5ml；常用曲安奈德混悬液＋等量2%利多卡因液，每1～2周局部封闭1次；或醋酸泼尼松龙混悬液＋等量2%利多卡因液，每周局部封闭1～2次
其他局部制剂	氨来呫诺糊剂或口腔贴片，甘珀酸钠含漱液，环孢素含漱液等
激光治疗	CO_2激光、Nd：YAG激光以及二极管激光

（2）全身治疗：目的是对因治疗、减少复发、争取缓解。

1）糖皮质激素：泼尼松、泼尼松龙和地塞米松。

2）免疫抑制药：硫唑嘌呤、环磷酰胺、甲氨蝶呤等。

3）免疫增强药：转移因子、胸腺素等。

4）其他药物：沙利度胺、秋水仙碱、己酮可可碱、氨苯砜等。

（3）中医病机与中医中药：可用昆明山海棠片、冰硼散等中成药。

（4）物理治疗：可用激光疗法、紫外线疗法、冷冻疗法等。

（5）心理治疗。

第二十七节 口腔扁平苔藓

1. 病因

（1）免疫因素：口腔扁平苔藓（OLP）上皮固有层内有大量T淋巴细胞呈密集带状浸润是其典型病理表现之一，表明OLP与T淋巴细胞介导的免疫反应有关。

（2）心理因素：OLP的发生、发展与身心因素有密切关系。

（3）内分泌因素：流行病学调查发现，中年女性OLP发病率较高。

（4）感染因素：病毒感染可能是致病因素之一。

（5）微循环障碍因素：微循环障碍、高黏血症与OLP有关。

（6）遗传因素。

（7）其他因素：OLP与糖尿病、肝炎、高血压、消化功能紊乱及某些微量元素水平异常有关。

2. 临床表现

（1）女性多于男性，尤其是中年女性多见。

（2）主要症状为粗糙感、有刺激痛，尤其进食刺激性食物时明显；出现糜烂时疼痛加重。

（3）病损可单发于黏膜，也可与皮肤同时并发。口腔黏膜的任何部位均可发病，多见于颊黏膜及前庭沟，病损具有对称性。多见的损害为白色条纹，组成网状、树枝状、环状等多种形状；也可表现为斑块状。

（4）分型：可根据病损是否有糜烂面分型，见表17－27－1。

表 17-27-1 口腔扁平苔藓的分型

分型	特点
非糜烂型	①白色线纹间及病损周围黏膜正常，可有充血，但无糜烂。②白色病损的表现可以有多种多样表现，可分为丘疹型、网状型、斑块型、萎缩型、疱型
糜烂型	①除白色病损外，线纹间及病损周围黏膜发生充血、糜烂、溃疡。②患者有刺激痛，自发痛。③常发生于颊、唇、前庭沟、磨牙后区、舌腹等部位

（5）典型皮损为紫红色、多角形扁平小丘疹。损害表面有网状细白条纹，即威克姆（Wickham）纹。皮损以四肢屈侧前臂和腕部多见，对称发生。

（6）如病损发生在危险区，斑块型、萎缩型和反复糜烂的病损建议做组织病理学检查。

3. 诊断与鉴别诊断

（1）诊断：根据临床表现和/或结合组织病理学检查明确诊断。

（2）鉴别诊断

1）口腔红斑：间杂型口腔红斑（红白间杂，即在红斑的基础上有散在白色斑点）有时与OLP很易混淆，常须依靠组织病理检查确诊。

2）盘状红斑狼疮：女性多见，损害常发生在唇部、颊黏膜、舌背、口底舌腹等部位，皮肤损害多见于头面部。损害发生部位可作为鉴别参考。

3）口腔白斑：舌背部扁平苔藓病损灰白而透蓝色，舌乳头萎缩或部分舌乳头呈灰白色小斑块状突起，局部柔软，弹性张力基本正常。组织学检查有助于鉴别。

4）迷脂症：为异位皮脂腺，常见于颊部及唇部，是皮脂腺在黏膜上的异位。常表现为针头至粟粒大小的淡黄色斑丘疹。

4. 治疗原则

（1）消除局部刺激因素。

（2）损害局限且无症状者，可以不用药，仅观察随访；损害局限但有症状者，以局部用药为主；损害较严重者采用局部和全身联合用药，全身用药以免疫调节治疗为主。

（3）注意控制继发感染，特别是真菌感染。

（4）加强心理疏导，缓解精神压力。

（5）定期随访观察。病情缓解后，一般每 3~6 个月复查一次。

5. 处理方法

（1）心理治疗：加强与患者的沟通，帮助其调整心理状态。

（2）局部治疗：去除局部刺激因素，消除感染性疾病。①维 A 酸类药物可用于病损角化程度高的患者。②局限性糜烂病损：可在糜烂基底处注射激素。a. 醋酸泼尼松或曲安西龙、曲安奈德 1~2ml + 2% 利多卡因，对病损区做黏膜下注射，7~10 日 1 次。b. 倍他米松 1~2ml + 2% 利多卡因组成混悬液，对病损区做黏膜下注射，每月 1 次。

（3）全身治疗：广泛性糜烂可用全身治疗。

1）糖皮质激素：对急性大面积或多灶糜烂型 OLP，可慎重考虑采用小剂量、短疗程方案。成人可选用口服泼尼松。

2）免疫抑制药：羟氯喹、硫唑嘌呤或环磷酰胺。

3）免疫增强药：临床常用的有胸腺肽肠溶片和转移因子等。

4）抗氧化剂：口服 β 胡萝卜素、维生素 E、番茄。

5）中成药：雷公藤。

6）其他：白芍总苷。

（4）中医辨证论治或中药治疗。

第二十八节　单纯疱疹

1. 病因

（1）单纯疱疹病毒（HSV）是最早发现的人类疱疹病毒。病毒颗粒呈球形，病毒基因组 DNA 长约 152kb，具有嗜神经组织特性。

（2）HSV 分型：见图 17-28-1。

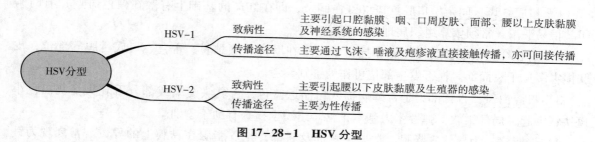

图 17-28-1　HSV 分型

2. 临床表现

（1）原发性疱疹性龈口炎

1）多见于 2～4 岁的儿童，亦可见于青少年。

2）发病前可有接触史，潜伏期约 1 周，发病前 2～3 日全身不适，发热，体温 38～39℃，淋巴结肿大，流涎。

3）出现单个或成簇的疱疹，直径约 2mm，圆形，可发生在口腔黏膜任何部位。

4）牙龈表现为急性炎症，龈缘和附着龈充血水肿，触之易出血。

5）疱疹可发生于口周皮肤，鼻翼等处。破溃后形成黄褐色痂皮。

（2）复发性疱疹性口炎

1）复发的前驱阶段，有轻微疲乏与不适，病损区有刺激痛、灼痛、痒、张力增加等。

2）约在 10 小时出现水疱，周围发红。疱一般可持续 24 小时，随后破溃、糜烂、结痂。

3）病程约 10 日。愈合后不留瘢痕，可有色素沉着。

3. 诊断与鉴别诊断

（1）诊断：大多数根据临床表现可诊断。实验室诊断只是用于最终确诊。常用方法包括病毒的分离培养鉴定、直接检测病毒和血清学检查。

（2）鉴别诊断

1）疱疹性咽峡炎：病损的分布只限于口腔后部，如软腭、腭垂（悬雍垂）、扁桃体处，为成簇聚集的小水疱，很快溃破成溃疡，损害很少发生于口腔前部，牙龈不受损害，病程大约

7 日。

2）手足口病：①前驱症状有发热、困倦与局部淋巴结肿大。②口腔黏膜、手掌、足底出现散在水疱、丘疹与斑疹，数量不等。③斑疹周围有红晕，无明显压痛，其中央为小水疱，皮肤的水疱数日后干燥结痂。④初起时多为小水疱，迅速成为溃疡，经 5～10 日后愈合。

3）疱疹样复发性阿弗他溃疡：急性疱疹性龈口炎与疱疹样复发性阿弗他溃疡的鉴别见表 17－28－1。

表 17－28－1　急性疱疹性龈口炎与疱疹样复发性阿弗他溃疡的鉴别

鉴别点	原发性疱疹性龈口炎	疱疹样复发性阿弗他溃疡
好发年龄	幼儿、儿童	成人
发作情况	急性发作、全身反应较重	反复发作、全身反应较轻或无
好发部位	口腔黏膜任何部位包括牙龈、硬腭、舌、颊、唇黏膜等	口腔角化较差的黏膜
病损特点	成簇聚集的小水泡，疱破后成为形状不规则糜烂面，黏膜充血明显；牙龈红肿	没有发疱史，散在的单个圆形或椭圆形溃疡，周围黏膜充血，表面有黄白色假膜；牙龈无红肿
皮肤损害	可伴有口周皮肤的损害	无

4. 治疗原则

（1）缩短病程，防止继发感染和并发症，减少复发。

（2）注意休息、多饮水和给予足够的营养。

（3）局部采用消炎、镇痛、促进愈合的措施。

（4）全身抗病毒治疗：如阿昔洛韦或利巴韦林；对症状严重者，还可以采用支持疗法。

（5）继发严重细菌感染者，酌情选用抗生素。

5. 处理方法

（1）全身抗病毒治疗：目前以核苷类药物最有效，主要有阿昔洛韦、伐昔洛韦、泛昔洛韦。

（2）局部治疗

1）口腔黏膜局部用药：0.1%～0.2%葡萄糖酸氯己定溶液、复方硼酸溶液、0.1%依沙吖啶溶液等。

2）物理疗法：激光治疗。

（3）支持疗法：病情严重者应卧床休息，保证饮水量，维持体液平衡。

（4）中医中药治疗：疱疹性口炎可局部应用中成药，如锡类散、冰硼散、西瓜霜。

第二十九节　念珠菌感染

1. 病因　白念珠菌和热带念珠菌致病力最强，引起人类念珠菌病的主要是白念珠菌、热带念珠菌和光滑念珠菌，占 60%～80%。念珠菌引起的感染又称机会性感染或条件感染。

2. 临床表现　见表17-29-1。

表17-29-1　念珠菌感染所致疾病的临床表现

疾病		临床表现
口腔念珠菌病	急性假膜型	①口干、烧灼感及轻微疼痛。②口腔黏膜充血，表面可见白色乳凝状或淡黄色的假膜，用力可将假膜擦去，下方为充血的基底。③好发于唇、舌、颊、腭黏膜处
	急性红斑型	①短期内服用大量抗生素和激素史。②口腔黏膜充血，形成广泛的红色斑块，边缘不整齐；好发于舌、颊及腭黏膜。③病变双侧的丝状乳头增生与病变区形成明显的界线。④疼痛明显，并有烧灼感
	慢性红斑型	①好发于配戴义齿者，慢性病程，持续数月至数年，可复发。②可有轻度口干和烧灼感。③病损多出现在义齿承托区黏膜，见点片状充血发红区，严重者病损区可出现颗粒增生。④舌背丝状乳头萎缩、舌背发红，常伴有口角炎
	慢性增殖性	①常发生于吸烟或口腔卫生差者。②损好发于口角联合区。局部黏膜充血，形成不规则的斑块，有时形成小的溃疡，红斑之间有白色角化斑块交错存在，有疼痛感
念珠菌性唇炎		多发于高龄（50岁以上）患者，可同时有念珠菌口炎或口角炎
念珠菌性口角炎		常为两侧罹患，口角区的皮肤与黏膜发生皲裂，邻近的皮肤与黏膜充血，皲裂处常有糜烂和渗出物，或者结有薄痂，张口时疼痛或溢血

3. 诊断与鉴别诊断

（1）诊断：主要依靠病史、临床特点及实验室检查（包括念珠菌培养）明确诊断。

（2）鉴别诊断：本病须与球菌性口炎鉴别。球菌性口炎特点：①由金黄色葡萄球菌、草绿色链球菌等多种球菌感染，引起口腔黏膜的急性损害。②黏膜充血水肿明显，病损表面覆盖有灰黄色假膜，表面光滑，易擦去，留有糜烂面。③患者疼痛明显，有炎性口臭，局部淋巴结肿大，可伴有全身不适、体温升高等。

4. 治疗原则

（1）尽可能去除诱发因素。

（2）婴幼儿患者采用局部治疗为主，成人患者可全身和局部应用抗真菌治疗。

（3）用药要连续2周，但连续3次真菌检查阴性方可认为治愈。

5. 处理方法

（1）局部药物治疗：2%～4%碳酸氢钠溶液、氯己定、西地碘、制霉菌素、咪康唑。

（2）全身抗真菌药物治疗：如氟康唑、伊曲康唑。

（3）支持治疗：加强营养，增强机体免疫力。

（4）手术治疗：对于念珠菌性白斑中伴上皮异常增生者，应定期观察、复查，若治疗效果不明显或为中度以上上皮异常增生者，应考虑手术切除。

第三十节　口腔白斑

考点直击

【病历摘要】

男，46 岁，商人。主诉发现下唇白色斑块 3 个月。3 个月前患者下唇偏左出现白色斑块，无疼痛感，未见明显隆起，不能擦掉。病损处未见明显溃疡。否认全身系统疾病及药物过敏史。嗜好吸烟，30 年，20 支/天。

检查：双下唇偏左可见一直径约 2mm 的灰白色斑块，不隆起，无触痛，擦不掉，基底较软，周围不红。口内未见其他明显异常。

【病例分析】

1. 诊断　斑块型白斑（下唇）。

2. 诊断依据

（1）3 个月前患者下唇偏左出现白色斑块，无疼痛感，未见明显隆起，不能擦掉。病损处未见明显溃疡。

（2）有大量吸烟史。

（3）双下唇偏左可见一直径约 2mm 的灰白色斑块，不隆起，无触痛，擦不掉，基底较软，周围不红。口内未见其他明显异常。

3. 鉴别诊断　①口腔白色角化症。②白色水肿。③异位皮脂腺。④白色海绵状斑痣。⑤口腔扁平苔藓。

4. 治疗原则

（1）去除可能致病因素，如戒烟和去除不良修复体。

（2）局部药物治疗：可局部应用 0.1%～0.3% 维 A 酸软膏、50% 蜂胶生物制品复合药膜、鱼肝油或 10% 维生素 C。

（3）口服药物治疗：可口服鱼肝油、维生素 A、中药等。

（4）定期复查。

1. 病因

（1）理化刺激因素

1）吸烟是口腔白斑发病的重要因素。

2）乙醇是口腔白斑发病的独立危险因素。

3）食用过烫或酸辣食物、嚼槟榔等局部理化刺激。

4）口腔局部刺激因素，如咬颊习惯、牙齿不均匀磨损后形成的锐尖利缘等刺激。

（2）念珠菌感染。

（3）人乳头状瘤病毒感染。

（4）全身因素：包括微量元素、微循环改变、遗传易感性、脂溶性维生素缺乏等。

2. 临床表现

（1）可发生于口腔任何部位，好发于颊、舌、唇、腭、口底、牙龈黏膜。

（2）分型：可根据临床表现分型，见表17－30－1。

表 17－30－1　口腔白斑分型

分型		临床表现
均质型	斑块型	浅白色或不均匀白色，平伏或高于黏膜表面，不粗糙或略粗糙，柔软，无症状或稍有不适的白色斑块
	皱纹纸型	呈灰白色或白垩色，边界清楚，表面粗糙，但触之柔软，周围黏膜正常，除粗糙不适感外，可有刺激痛等症状
非均质型	颗粒型	颊黏膜口角区多见，红白相间，白色颗粒散布在发红的黏膜上
	疣状型	乳白色，厚而高起，表面有刺状或绒毛状突起的白色斑块。粗糙，质稍硬，可有不适感
	溃疡型	在增厚的白色斑块上出现糜烂或溃疡，有刺激痛感。

3. 诊断与鉴别诊断

（1）诊断：口腔白斑的诊断须根据临床表现和病理表现做出综合性判断。

（2）鉴别诊断

1）白色水肿：一般无自觉症状，发生于双颊咬合线附近，呈半透明或乳白色薄膜，牵拉时变浅，触之柔软。

2）口腔白色角化症：长期的机械性或者化学性刺激造成的口腔黏膜局部白色角化斑块或斑片，不高于或略学高于黏膜表面，表面平滑，基底柔软。去除刺激因素后，病损可逐渐消退。

3）白色海绵状斑痣：是一种原因不明的遗传性疾病，表现为灰白色水波样皱褶，有特殊珠光色，形状似海绵，触之柔软，具有正常黏膜的弹性，无发硬粗糙。

4. 治疗原则

（1）应去除可能的致病因素。

（2）对于小面积的病损可采用手术切除等方法；保守治疗可采用一些药物治疗，主要是应用维生素 A 及其衍生物、中药治疗等。

（3）对伴白念珠菌感染的病损可配合抗真菌治疗。

（4）至少6个月复查一次，并进行长期追踪观察。

5. 处理方法

（1）去除刺激因素：提倡健康的生活方式，如戒烟酒，停止咀嚼槟榔，少食酸、辣、烫、麻、涩等食物。

（2）药物治疗：维生素 A、维 A 酸类、β 胡萝卜素等。

（3）手术治疗：对于危险区的均质型口腔白斑，以及疣状型、颗粒型和溃疡型口腔白斑，在除去可能的刺激因素及保守治疗 3～6 周后仍未见明显好转者，可考虑手术治疗。

（4）物理治疗：包括光动力治疗、激光治疗、冷冻治疗等。

（5）中医中药治疗。

（6）定期随访：患者均应定期随访。不伴异常增生者，建议每 1~3 个月复查一次。

第三十一节　慢性唇炎

1. 病因　病因不明，可能与温度、化学、机械性因素的长期持续性刺激有关，如干燥，风吹，身处高原或寒冷地区，舔唇、咬唇、撕皮等不良习惯，日晒，烟酒，烫食，化妆品刺激；也可能与郁闷、愤怒、多虑等精神因素有关。

2. 临床表现

（1）慢性脱屑性唇炎：①常累及上、下唇红部，以下唇为重。②唇红部干燥、皲裂，有黄白色或褐色脱屑、脱皮或细鳞屑。③轻者有单层散在性脱屑，重者鳞屑重叠、密集成片，可无痛地轻易撕下屑皮，露出鲜红的无皮样组织。④常不累及邻近的皮肤及颊黏膜。⑤有继发感染时呈轻度水肿充血，局部干胀、发痒、刺痛或灼痛。⑥病情反复，可持续数月甚至数年不愈。

（2）慢性糜烂性唇炎：上、下唇红部反复糜烂，渗出明显，结痂剥脱。

3. 诊断与鉴别诊断

（1）诊断：根据病程反复，时轻时重，寒冷干燥季节好发，唇红反复干燥、脱屑、痛胀痒、渗出结痂等临床特点，并排除各种特异性唇炎后，可作出诊断。

（1）鉴别诊断：见表 17-31-1。

表 17-31-1　慢性脱屑性唇炎的鉴别诊断

鉴别疾病	临床表现
慢性脱屑性唇炎	唇红部干燥、皲裂，有黄白色或褐色脱屑、脱皮或细鳞屑
干燥综合征	有口干、眼干、合并结缔组织病等其他典型症状
光化性唇炎	好发于日照强烈季节，病情与曝晒程度有关
念珠菌感染性唇炎	有时为唇部干燥脱屑，无假膜红斑糜烂等特征性表现，实验室检查可发现白念珠菌

4. 治疗原则

（1）避免刺激因素是首要的治疗措施。

（2）慢性脱屑性唇炎以唇部保湿为主，合并感染时可用抗生素软膏或激素类软膏局部涂布。

（3）慢性糜烂性唇炎以唇部湿敷为主要治疗手段。

5. 处理方法

（1）用 0.1% 依沙吖啶溶液、3% 硼酸溶液、生理盐水等棉片浸湿后湿敷于患处，每日 1~2 次，每次 15~20 分钟，直至痂壳消除，渗出停止，皲裂愈合，然后涂布软膏类药物。

（2）局部注射曲安奈德有助于促进愈合、减少渗出。

第三十二节　地图舌、沟纹舌

1. 地图舌

（1）临床表现

1）好发于舌背、舌尖、舌缘部，病损多在舌前2/3，一般不越过人字沟。

2）病损中央区：丝状乳头萎缩呈剥脱样，黏膜表面光滑、充血发红且微凹。周边：丝状乳头增厚、呈黄白色条带状或弧线状分布。

3）初起为小点状，逐渐扩大为地图样，持续1周或数周内消退，同时又有新病损出现，病变位置及形态不断变化，似在舌背"游走"。

4）地图舌往往有自限性，发作一段时间后可有间歇缓解期，此时黏膜恢复如常，间歇期后会再次复发

（2）诊断：根据舌背、舌尖、舌缘等部位的典型地图样改变及其不断变化的游走特征进行诊断。一般不需要进行病理学检查。

（3）鉴别诊断

1）舌部扁平苔藓：以白色斑块或条纹损害为主，呈珠光白色，位置较固定，无昼夜间游走变化的特征。

2）红斑型念珠菌病：急性红斑型念珠菌病在舌背可有斑片状乳头萎缩，周边舌苔较厚。慢性红斑型念珠菌病，常发生于老年无牙患者全口义齿覆盖的黏膜区。病损区涂片可见念珠菌菌丝。

2. 沟纹舌

（1）临床表现

1）舌背不同形态、不同排列、不同深浅长短、不同数目的沟纹或裂纹为特征，形状似脑回、叶脉或树枝样，也可发生在舌侧缘。

2）前牙轻咬舌体，可清晰见到张开的沟裂样损害。但沟底黏膜连续完整，无渗血。

3）沟纹舌的部分沟纹可随年龄增长而加重，但进展缓慢。沟纹舌多伴地图舌。

（2）诊断：根据舌背沟纹特征可作出诊断。

（3）鉴别诊断：深沟纹舌应与舌开裂性创伤鉴别。后者常有创伤史、疼痛明显，舌黏膜连续性中断，有出血。

第三十三节　大疱性疾病

本节主要介绍天疱疮。

1. 诊断　根据临床损害特征（表17-33-1）、组织病理和免疫病理特征、血清特异性抗体检测结果进行诊断。

（1）组织病理学可见棘层松解、上皮内疱（或裂隙）。

（2）直接免疫荧光可见上皮/表皮棘细胞间有 IgG（或伴有 C3）的网状沉积，间接免疫荧光可见患者血清的 IgG 抗体在底物的上皮/表皮细胞间出现网状沉积；ELISA 检测可见抗 Dsg3 和/或抗 Dsg1 抗体阳性。

表 17-33-1 天疱疮分型及临床特征

分型	临床特征
寻常型天疱疮	①疱壁薄而透明，易破溃，新鲜的糜烂面形状不规则，边界清晰，表面干净假膜少，周围黏膜无炎症反应，糜烂面难以愈合。尼科利斯基征（棘细胞松解征）阳性。揭皮试验阳性。②皮肤：水疱常出现于前胸、头皮、颈、腋窝、腹股沟等易受摩擦处。疱壁薄而松弛，疱液清澈或微浊。疱破后露出红湿的糜烂面，可结痂、愈合并遗留色素沉着，继发感染则伴有臭味。③鼻腔、眼、外生殖器、肛门等处黏膜可有损害，多不易愈合
增生型天疱疮	①口腔黏膜：基本同寻常型，但糜烂面有明显乳头状增生，表面隆起如沟裂状。在唇红缘的损害处常有显著增殖。②皮肤：好发于腋窝、乳房下、腹股沟、外阴、肛门周围、鼻唇沟及四肢等。尼科利斯基征阳性，疱破后糜烂面上有肉芽组织增殖呈乳头状并伴角化性表现。③鼻腔、阴唇、龟头等处黏膜可发生损害
落叶型天疱疮	水疱常发生于红斑基础上，尼氏征阳性，破溃后在表浅糜烂面上覆有黄褐色、油腻性痂和鳞屑，如落叶状
红斑型天疱疮	以红斑基础上的鳞屑性损害伴角化过度多见。面部皮损多呈蝶形分布，表现为两颊与跨越鼻梁的"蝶形"损害

2. 治疗

（1）一般治疗

1）应给予高营养易消化的饮食，必要时由静脉补充。

2）全身衰竭者须少量多次输血，注意水、电解质与酸碱平衡。

3）尽量保证睡眠充足，防止感冒和继发感染。

（2）局部治疗：口内糜烂而影响进食者，进食前可用 2% 利多卡因液涂搽或稀释后含漱。

（3）全身治疗

1）糖皮质激素：为首选药物。使用原则为"早期应用、足量控制、合理减量、适量维持"。起始控制阶段"量大从速"，减量维持阶段"递减忌躁"。

2）免疫抑制药：对糖皮质激素疗效不佳者，或是同时患有糖尿病、高血压、骨质疏松等疾病者，可联合应用免疫抑制药。常用一线免疫抑制药有硫唑嘌呤和吗替麦考酚酯。

3）生物制剂：不推荐常规使用，一般用于顽固且严重的天疱疮患者。

4）其他药物：如氨苯砜、四环素、羟基氯喹、沙利度胺。

（4）中医中药治疗：有助于减少激素的不良反应，巩固疗效。

（5）其他治疗方法：多用于常规治疗无效的顽固性天疱疮，或者出现糖皮质激素或免疫抑制药禁忌证的患者。静脉免疫球蛋白疗法、血浆置换疗法也可用于天疱疮的治疗。

第三十四节 梅毒

1. 诊断 梅毒的诊断应根据病史和临床表现，还要有可靠的实验室检查。

（1）临床表现

1）梅毒分先天梅毒和后天梅毒。后者分为 3 期即一期梅毒、二期梅毒及三期梅毒。病史在 2 年的第一与第二期合称早期梅毒，超过 2 年时称晚期梅毒。

2）后天梅毒：其分期及临床表现见表 17－34－1。

表 17－34－1　后天梅毒的分期及临床表现

分期	临床表现
一期梅毒	主要表现为硬下疳和淋巴结肿大，一般无全身症状
二期梅毒	皮肤损害为二期梅毒的主要表现，黏膜损害较一期梅毒多见，常见于口腔、咽、喉或生殖器黏膜，可发生圆形或卵圆形灰白色黏膜斑
三期梅毒	口腔黏膜损害主要是树胶肿、舌炎和舌白斑，硬腭树胶肿可造成腭穿孔

3）晚期先天梅毒：哈钦森牙与桑葚牙是晚期先天梅毒的特征之一。

（2）实验室检查

1）螺旋体检查：适用于早期梅毒皮肤黏膜损害，包括暗视野显微镜检查、镀银染色显微镜检查法。

2）梅毒血清试验：为诊断梅毒必需的检查方法，对潜伏梅毒血清学诊断尤为重要。

2. 治疗

（1）治疗原则

1）及早发现，及时正规治疗。愈早治疗，效果愈好。

2）剂量足够，疗程规则。

3）治疗后要经过足够时间的追踪观察。

4）对所有性伴同时进行检查和治疗。

（2）早期梅毒治疗：普鲁卡因青霉素 G 80 万 U/d，肌内注射，连续 15 日；或者青霉素 240 万 U，分为双侧臀部肌内注射，每周 1 次，共 2 次。

（3）晚期梅毒治疗

1）普鲁卡因青霉素 G80 万 U/d，肌内注射，连续 20 日为 1 个疗程，也可考虑给第 2 个疗程，疗程间停药 2 周；或者青霉素 240 万 U，分为双侧臀部肌内注射，每周 1 次，共 3 次。

2）对青霉素过敏者的用药方案：多西环素 100mg，每日 2 次，连服 30 日；或者四环素 500mg，每日 4 次，连服 30 日（肝、肾功能不全者禁用）。

第三十五节　艾滋病

1. 诊断　大多数人类免疫缺陷病毒（HIV）感染患者均有口腔表现。艾滋病（AIDS）最常见的口腔表现是口腔念珠菌感染、毛状白斑和卡波西（Kaposi）肉瘤等。HIV/AIDS 的诊断须结合流行病学史、临床表现、实验室检查等进行综合分析，慎重作出诊断。成人及 18 个月龄以上儿童，符合以下一项者即可诊断：①HIV 抗体筛查试验阳性和补充试验阳性。②分离出 HIV。

（1）HIV 检测：HIV 抗体检测是 HIV 感染诊断的金标准。

（2）免疫功能检查：包括外周血淋巴细胞计数（淋巴细胞绝对值减少）、CD4$^+$T 细胞计数和 CD4$^+$/CD8$^+$T 细胞比值（＜1）。

（3）机会致病菌的病原微生物检查。

2. 治疗

（1）治疗原则

1）无症状的 HIV 感染，一般情况下，只需要注意休息，加强营养，避免传染他人。

2）对有症状患者，针对病原体和各种合并症的治疗，也包括支持、免疫调节和心理治疗。

（2）措施

1）抗反转录病毒联合治疗。

2）免疫调节治疗。

3）合并症的治疗：具体如下。①口腔念珠菌病：局部和全身使用抗真菌药物。②毛状白斑：若无症状，可无须治疗。严重者用阿昔洛韦。③Kaposi 肉瘤：轻度或中度卡波西肉瘤，采用高效抗反转录病毒治疗；严重的卡波西肉瘤可进行抗反转录病毒治疗和化疗的联合应用。局部治疗包括放疗、激光、手术切除、烧灼刮除和冷冻治疗。

第三十六节　龋齿预防、口腔公共卫生服务、常用医学统计方法等

1. 龋齿预防

（1）窝沟封闭术

1）适应证：①深的窝沟，特别是可以插入或卡住探针的牙（可疑龋）。②对侧同名牙患龋或有患龋倾向的牙。牙萌出后达咬合平面，一般在牙萌出后 4 年之内适宜做窝沟封闭。乳磨牙在 3 ~ 4 岁、第一恒磨牙在 6 ~ 7 岁、第二恒磨牙在 11 ~ 13 岁适宜做窝沟封闭。

2）方法：具体如下。①清洁牙面：不含氟牙膏清洁，不使用含有油质的清洁剂或过细磨料。②酸蚀：酸蚀面积一般为牙尖斜面 2/3。恒牙酸蚀的时间一般为 20 ~ 30 秒，乳牙酸蚀 60 秒。③冲洗和干燥：加压冲洗牙面 10 ~ 15 秒。④涂布封闭剂：自凝封闭剂固化时间一般为 1 ~ 2 分钟，通常调拌 10 ~ 15 秒。⑤固化：自凝封闭剂涂布后 1 ~ 2 分钟即可自行固化。光固化封闭剂涂布后，立即用可见光源照射，距离牙尖约 1mm，时间一般为 20 ~ 40 秒。⑥检查：用探针进行全面检查。封闭后还应定期（3 个月、6 个月或 1 年）复查。

（2）非创伤性治疗

1）适应证：①恒牙和乳牙的中小龋洞，能允许最小的挖器进入。②无牙髓暴露，无可疑牙髓炎。

2）方法：具体如下。①洞形制备：手用器械去除点龋坏组织，必要时扩大洞口。②清洁洞形：棉球蘸处理剂涂在洞内壁和沟裂处，10 ~ 15 秒后清水清洁窝洞，棉球擦干。③玻璃离子调拌。④隔湿：棉卷、吸唾器隔湿，保证干燥。⑤充填窝洞、封闭沟裂：用调和刀将材料充填到预备好的洞形中。用力按压窝洞和窝沟内的材料，即"指压法"，约 30 秒后移开手指，去除多余材料。⑥术后涂布凡士林，检查咬合。

（3）预防性树脂充填

1）适应证：①在一个完整的殆面，窝沟和点隙能卡住探针尖。②深的点隙窝沟有患龋倾向，可能发生龋坏。③沟裂有早期龋迹象，釉质混浊呈白垩色。

2）方法：①用手机去除点隙窝沟龋坏组织，圆钻大小依龋坏范围而定，不做预防性扩展。②清洁牙面，彻底冲洗干燥、隔湿。③C 型酸蚀前将暴露的牙本质用氢氧化钙垫底。④酸蚀殆面及窝洞。⑤充填。⑥术后检查充填及固化情况，有无漏涂、咬合是否过高等。

（4）氟化物使用

1）全身：①饮水氟化。②食盐氟化。③牛奶氟化。④氟片、氟滴剂。

2）局部：①含氟牙膏。②含氟漱口液。③含氟涂料。④含氟凝胶与含氟泡沫。

2. 口腔公共卫生服务

（1）口腔卫生服务需要：包括口腔医疗服务需要和口腔预防腔检查、儿童窝沟封闭防龋、局部使用氟防龋等服务需要。

（2）口腔卫生服务需求：居民主观上愿意且从经济上有能力接受的口腔卫生服务的量。

（3）口腔卫生服务利用：居民实际上接受的口腔卫生服务量，即口腔卫生机构实际上为群众提供的口腔卫生服务量和工作效率。

3. 常用医学统计方法

（1）统计设计：包括实验分组或抽样方法、样本含量估计、数据处理与质量控制、拟使用的统计分析方法等。

（2）数据整理：是指对数据质量进行的检查，考虑数据分布及变量转换，检查异常值和数据是否符合特定的统计分析方法要求等。

（3）统计描述：用来描述及总结一组数据的重要特征，其目的是使实验或观察得到的数据表达清楚并便于分析。

（4）统计推断：指由样本数据的特征推断总体特征的方法，包括参数估计和假设实验。

4. 牙周病的防治　见表 17－36－1。

表 17－36－1　牙周病的防治

分级	概念	防治措施
一级预防	在牙周组织受到致病因素的侵袭之前，或者致病因素已侵袭到牙周组织，但尚未引起牙周组织病损时，立即将其去除	①对大众进行口腔健康教育和指导。②帮助人们建立良好的口腔卫生习惯，掌握正确的刷牙方法，提高宿主的抗病能力，定期进行口腔保健，维护口腔健康
二级预防	早发现、早诊断、早治疗，减轻已发生的牙周病的严重程度，控制其发展	①对局限于牙龈的病变，及时洁治，去除菌斑和牙石。②采用 X 线检查法定期追踪观察牙槽骨情况
三级预防	在牙周病发展到严重和晚期阶段所采取的治疗措施	①修复失牙，重建功能。②通过随访、口腔健康的维护，维持其疗效，预防复发。③治疗相关的全身性疾病，增强牙周组织的抵抗力

5. 口腔卫生保健的调研方法

（1）横断面研究：又称现况调查，调查目标人群中某种疾病或现象在某一特定时点（较短的时间内）的情况。

（2）纵向研究：又称疾病监测，即研究疾病或某种情况在一个人群中随着时间推移的自然动态变化，也就是对一组人群定期随访，两次或若干次横断面调查结果的分析。

（3）常规资料分析：又称历史资料分析，即对已有的资料或者疾病监测记录做分析或总结。

（4）病例对照研究：主要用于探讨病因或相关因素对疾病发生的影响。

（5）群组研究：又称队列研究，将特定人群按其是否暴露于某因素分为暴露组与非暴露组，追踪观察一定时间，比较两组的发病率，以检验该因素与某疾病病因的假设。

第十八章 口腔全科专业基本技能

第一节 前后牙充填

1. 步骤

（1）预备窝洞

1）开阔洞口，去净龋损。①确定入口。②用锋利的裂钻或球钻在龋损范围内开阔洞口，使视野清楚，便于操作。③查清病变的范围和程度。④去净龋坏组织。

2）设计洞形，预备窝洞。①根据龋损的部位按照 G. V. Black 分类设计窝洞外形。②建立固位形和抗力形。

（2）窝洞清洗（消毒）

1）清理窝洞内所有碎屑。

2）若进行窝洞消毒，药物可选用 25%麝香草酚乙醇溶液、樟脑酚或 75%乙醇。

（3）衬洞及垫底

1）根据余留牙本质的厚度和充填材料的种类选用不同的洞衬剂和/或垫底材料。

2）衬洞时在窝洞底衬一薄层洞衬剂，其厚度一般小于 0.5mm。

3）垫底部位只限于龈面髓壁和邻面轴壁，要求底平壁净，留出 1.5～2.0mm 深度进行后继充填。

（4）窝洞充填

1）放置成形片，并在成形片颈部外侧的牙间隙中安放楔子。

2）充填。

2. 方法

（1）银汞合金充填术：见第二篇第七章第二节。

（2）复合树脂直接修复术

1）粘接（一步自酸蚀技术）：用小毛刷蘸自酸蚀粘接剂直接涂布在窝洞壁上，作用 20 秒，气枪轻吹，光固化 10 秒。

2）深度小于 2mm 的窝洞可一次性整块充填树脂，然后光照固化 20 秒或 40 秒。

3）较深的窝洞可逐层充填后逐层光照固化，首层充填 1mm，以后每层不超过 2mm，光照时间为 20 秒或 40 秒。

4）调整咬合：一次少量磨除，反复调整直至咬合正常，用橡胶抛光尖或抛光碟抛光。

5）邻面修形和抛光：邻面用抛光条沿牙体和修复体的曲线向唇面方向单向摩擦进行抛光。

第二节 前后牙根管治疗

1. 原理 通过机械清创和化学消毒的方法预备根管，将牙髓腔内的病原刺激物全部清除，经过对根管的清理、成形，必要的药物消毒及严密充填，达到消除感染原、堵塞和封闭根管空腔、消灭细菌的生存空间、防止再感染的目的。

2. 适应证 根管治疗术适用于有足够牙周支持组织，且须保存患牙的下述情况：

（1）不可复性牙髓炎。

（2）牙髓坏死。

（3）牙内吸收。

（4）根尖周炎。

（5）某些移植牙或再植牙。

（6）因其他口腔治疗需要摘除牙髓的患牙。

3. 步骤及方法 见第二篇第七章第五节。

4. 器械的规格和使用

（1）根管切削器械

1）手用不锈钢器械：具体如下。①主要是 K 型和 H 型器械及其改良产品。②器械编号：每一器械的号码以器械尖端直径（D1）乘以 100 计算。③刃部：每一器械列部的长度，即刃部尖端到刃部末端的距离，为 16mm；刃部尖端的角度为 75°。④器械的长度：有 21mm、25mm、28mm 和 31mm4 种，但所有刃部均为 16mm。⑤锥度：所有器械刃部的锥度为 0.02，即长度每增加 1mm 直径增加 0.02mm。⑥柄部颜色：从 15 号开始按三暖色（白、黄、红）及三冷色（蓝、绿、黑）顺序做颜色标志。

2）机用不锈钢器械：具体如下。①G 钻：G 钻编码为 1~6 号，刃部直径对应为 0.5~1.5mm，主要用于根管口的敞开及根管直线部分的预备。②长颈球钻：用于寻找变异和度钙化的根管口。③P 钻：用于取出根管充填材料和桩腔预备。

3）镍钛合金器械：具体如下。①ProTaper 器械：包括 3 支成形锉 SX、S1、S2 和 3 支完成锉 F1、F2、F3。②K3 器械：有 6 种不同的锥度，从 0.02 到 0.12，且每一锥度又有不同的长度。柄上同时有两个色环和两个数字，分别表明锉的锥度和尖端直径。③Mtwo 器械：有 4 种不同的锥度，从 0.04 到 0.07，其柄上环的数目代表锥度的大小。④TF 器械：有 5 种不同的锥度，从 0.04 到 0.12，其尖端直径均为 0.25mm 即 25 号，现有大号补充装。

（2）根管长度测定器械

1）根尖定位仪：目前临床上常用的是基于计算多种交流信号在根管内电阻比值的第四代产品，以及升级产品。

2）根管长度测量尺：由塑料或金属制作。

（3）根管冲洗器械

1）冲洗用注射器及针头：27 号冲洗针头。

2）超声治疗仪：超声冲洗的工作尖，其刃部柔软、无切削作用，也可为镍钛合金制作。

5. 治疗材料的性能

（1）牙胶尖：可以通过化学溶剂软化牙胶尖以适应不规则根管形态的要求。牙胶毒性较小，很少有致敏作用，超出根尖孔时有较好的组织耐受性。

（2）根管封闭剂

1）氧化锌丁香油类：①具有一定的稠度，能充填牙胶尖与根管壁之间的空隙。②较好的封闭性能，无明显收缩性。③材料硬固后对根尖周组织的刺激性较小。④具有抗菌性。

2）树脂类：代表性的封闭剂是 AH26，其是环氧树脂根管封闭剂，含有氧化铋等X 线阻射剂，有良好的黏性，硬固时体积略有收缩。

3）氢氧化钙类：具有较好的抗菌效果，诱导硬组织形成，促进根尖周组织愈合。

4）硅酮类：该类封闭剂在聚合时有轻度的体积膨胀，具有良好的生物相容性和封闭性。

6. 疗效评价标准和方法

（1）根管治疗术的疗效：是指牙髓病、根尖周病通过根管治疗术后，在一定的时间内成功与失败，或者其最后转归的评估。

（2）疗效标准

1）成功：无症状和体征、咬合功能正常、有完整的咬合关系，X 线片显示根充严密合适、尖周透射区消失、牙周膜间隙正常、硬板完整；或者无症状和体征，咬合功能良好，X 线片显示根尖周透射区缩小、密度增加。

2）失败：无症状和体征、咬合有轻度不适，X 线片显示根尖周透射区变化不大；或者有较明显的症状和体征，不能行使正常咀嚼功能，X 线片显示根尖周透射区变大或原来根尖周无异常者出现透射区。

第三节　复合树脂贴面修复

治疗步骤和方法如下。

1. 牙体预备

（1）去净腐质及着色深的牙本质，尽可能保留健康牙体组织。

（2）磨除唇面牙釉质厚 0.2~0.5mm，龈缘处可齐龈缘磨制肩台，切端应磨短 1mm，邻面不破坏近远中接触点。

2. 保护牙髓　缺损达牙本质中层，用玻璃离子水门汀垫底近髓处用氢氧化钙制剂盖髓，再用玻璃离子水门汀垫底以保护牙髓组织。

3. 比色和选材料　要求选出阻射的材料做盖色用，而且还要求选出适合颈部、体部和切端的三种透明材料备用。

4. 粘接面的处理

（1）方法一

1）酸蚀：隔湿并干燥窝洞，将酸蚀剂均匀涂于洞壁及洞斜面上，酸蚀15秒，用高压喷水冲洗15~20秒，吹干。酸蚀过的牙釉质表面呈白垩色。若是氟牙症，酸蚀牙釉质时间应延长。

2）涂布黏合剂：用小毛刷或小海绵将牙釉质黏合剂轻轻涂在酸蚀过的牙面上，用气枪轻吹呈均匀一薄层，光固化 20 秒。

（2）方法二：下面以两步法自酸蚀粘接剂为例，说明其使用方法。

1）涂布处理剂：用小毛刷或小海绵将处理剂涂布于整个粘接界面，静置 20 秒，用中等强度的气枪吹干，勿用水冲洗。

2）涂布黏合剂：将黏合剂轻轻涂在处理过的粘接界面上，用气枪轻吹后光固化 10 秒。

5. 充填并固化复合树脂 先用选好的不透明材料修复缺损的舌侧部分，光固化后再用所选的透明材料修复唇侧部分。颈部龈缘处可放置成形片成形，颈、体和切端三部分分别成形，并光固化。

6. 修整和抛光 恢复牙面解剖形态，修复具体患牙的某些特点。

第四节 根尖外科手术

1. 适应证

（1）根管治疗失败且不适合根管再治疗。

（2）非手术治疗无法修补的根管壁侧穿。

（3）无法重建根管通道到达根尖止点的台阶。

（4）严重的根管解剖变异。

（5）需要通过手术探查明确诊断。

2. 步骤和方法

（1）局部麻醉：用 2% 利多卡因或阿替卡因在手术患牙唇侧近根尖处进行局部浸润麻醉。

（2）切口：根据患牙的部位、数量可分别选做弧形、角形和梯形切口。

（3）翻瓣：用骨膜分离器循切口进入，从切口一侧开始翻瓣；瓣翻开后，用龈瓣牵引器牵开黏骨膜瓣。

（4）去骨：在骨板较厚的地方，先用去骨钻或高速球钻去除近根尖处牙根根面上的骨质，直至根面暴露，然后沿牙根走向去骨直到根尖暴露。

（5）根尖搔刮：刮匙贴骨壁刮出根尖周病变组织。

（6）根尖切除：用裂钻或金刚砂钻将根尖大约 3mm 切除。

（7）根管倒预备：在牙根尖端断面上的根管口处进行窝洞预备，预备的深度一般为 3mm。

（8）根管倒充填：用玻璃离子水门汀充填预备好的窝洞。

（9）瓣的复位缝合：生理盐水冲洗术区，使鲜血充满骨腔，将瓣复位，然后缝合伤口。

第五节 菌斑控制

1. 刷牙

（1）指导原则：使用设计合理的牙刷和科学的刷牙方法能有效地清除菌斑，通常建议每天早晚刷牙，也可午餐后增加一次。但与刷牙次数相比，更应强调刷牙的效果。

（2）步骤方法：见表18-5-1。

表18-5-1　刷牙方法

项目	水平颤动拂刷法（改良 Bass 刷牙法）	圆弧刷牙法（Fones 刷牙法）
适应证	适合于成年人使用	适用于儿童
刷牙要领	①将刷头放置于牙颈部，刷毛指向牙根方向，与牙长轴大约成45°角，轻微加压，使刷毛部分进入牙龈沟内，部分置于牙龈上。②从后颊侧以2~3颗牙为一组开始刷牙，用短距离水平颤动的动作在同一个部位数次往返，然后向牙冠方向转动，拂刷颊面。移至下一组注意与前一部位保持有重叠的区域。③用同样的方法刷后牙舌（腭）侧。④刷上前牙舌面时，将刷头竖放在牙面上，使前部刷毛接触龈缘，自上而下拂刷。刷下前牙舌面时，自下而上拂刷。⑤刷殆面时，刷毛指向殆面，稍用力做前后短距离来回刷	①上下牙列闭合时，将牙刷刷头置入一侧颊间隙，刷毛轻度接触上颌最后磨牙的牙龈区，用较快、较宽的圆弧动作从上颌牙龈拖拉至下颌牙龈，再从下颌牙龈到上颌牙龈，依次前行至前牙区，此时上、下前牙切端相对。②刷上颌后牙腭侧，将牙刷刷头水平放置于一侧上颌最后磨牙腭面，用轻微压力往返颤动，依次前行至尖牙。对侧上颌腭面重复同样动作。③刷上颌前牙腭侧，将牙刷刷头竖起放置于一侧尖牙腭面，轻微压力自龈缘向殆方往返颤动至对侧上颌尖牙处。④刷殆面，将刷毛指向殆面，稍用力做前后短距离来回刷

2. 牙线

（1）指导原则：使用牙线之前，应首先去除牙石，有深牙周袋的需要平整根面，有邻面充填体需要磨光悬突使之与牙齿的解剖外形一致，以免钩住牙线使牙线磨损而易拉断。

（2）步骤方法

1）牙线：①取一段长20~25cm 的牙线，将线的两端合拢打结形成一个线圈；或取一段长30~40cm 的牙线，将其两端各绕在左右手的中指上。②清洁右上后牙时，用右手拇指及左手示指掌面绷紧牙线，然后将牙线通过接触点，拇指在牙的颊侧协助将面颊牵开。③清洁左上后牙时转为左手拇指及右手示指执线，方法同上。④清洁所有下牙时可由两手示指执线，将牙线轻轻通过接触点。⑤两指间牙线长度为1.0~1.5cm。⑥牙线通过接触点时，手指轻轻加力，使牙线到达接触点以下的牙面并进入龈沟底以清洁龈沟区。应注意不要用力过大以免损伤牙周组织。⑦将牙线贴紧牙颈部牙面并包绕牙面使牙线与牙面接触面积较大，然后上下牵动，刮除邻面菌斑及软垢。每个牙面要上下剔刮4~6次，直至牙面清洁为止。⑧以上述同样方法进行另一牙面的清洁。⑨将牙线从殆面方向取出，再次依前述方法进入相邻牙间隙逐个将全口牙邻面菌斑彻底刮除。

2）使用持线柄：如果手指执线不便，可用持线柄固定牙线，方便牙线通过邻面接触点，清洁邻面。

3. 牙签

（1）指导原则：在龈乳头退缩或牙周治疗后牙间隙增大时，可用牙签清洁邻面和根分叉区。

（2）步骤方法：将牙签以接近水平方向进入牙间隙，牙签尖端指向殆面，侧面紧贴邻面牙颈部，做颊舌向里外拉动，清除邻面菌斑和嵌塞的食物，然后漱口。使用牙签时动作要轻，勿将牙签强行压入健康的龈乳头区，以免损伤牙龈。

4. 牙间隙刷

（1）指导原则：牙间隙刷适用于牙龈退缩者，也可用于根分叉贯通病变的患牙。

（2）步骤方法：清除邻面菌斑与食物残渣、矫治器、固定修复体、种植牙、牙周夹板、间隙保持器及其他常规牙刷难以达到的部位，如前磨牙邻面凹陷处，牙线和牙刷都无法清洁，可选用形态适当的牙间隙刷清除根分叉、凹的根面、最后磨牙远中面等部位的菌斑。

5. 化学制剂控制菌斑

（1）指导原则：应用有效的化学药物抑制菌斑的形成或杀灭菌斑中的细菌是控制菌斑的另一条途径。

（2）步骤方法

1）氯己定：主要用于局部含漱、涂擦和冲洗。常用剂型为 0.12% 或 0.2% 的含漱液。使用方法是每天早晚 2 次，每次 10ml，在刷牙和使用牙线之后含漱 1 分钟，可减少 45% ~ 61% 的菌斑，减少 27% ~ 67% 龈炎的发生。

2）酚类化合物：又称香精油，常用作含漱液。每天 2 次使用含香精油的含漱液与不使用者相比，6 个月后可减少 28% 的菌斑，减少 16% 的龈炎的发生。

3）季铵化合物：常用剂型为 0.05% 的含漱液，可抑制菌斑的形成和龈炎的发生。

4）三氯羟苯醚：主要用于牙膏、含漱液等。

第六节　牙周病诊治设计

见第二篇第九章。

第七节　全口龈上洁治、全口龈下刮治

1. 全口龈上洁治

（1）适应证

1）龈炎、牙周炎。

2）预防性治疗。

3）口腔内其他治疗前的准备：如修复和口腔内的小手术。

（2）治疗步骤和方法

1）术前漱口：用 3% 的过氧化氢或 0.12% 的氯己定溶液鼓漱 1 分钟，然后用清水漱口。

2）选择适宜的洁治方法洁治：超声洁治术和手用器械洁治术。

3）清理、止血：3% 过氧化氢溶液冲洗或擦拭创面，清除已与牙面分离但残留在牙龈或龈沟内的牙石残屑及血凝块，并在一定程度上起到止血的作用。

4）仔细检查有无残留牙石、牙龈损伤和渗血，如有则进行相应处理。

5）抛光。

2. 全口龈下刮治

（1）龈下刮治术是用比较精细的龈下刮治器刮除位于牙周袋内根面上的牙石和菌斑。

（2）治疗步骤和方法

1）检查牙周袋及根面情况。

2）正确地选择刮治器械：根据欲治疗的牙齿和部位正确地选择应使用的器械。

3）改良握笔法握持器械。

4）建立稳固的支点：通常用口内支点（最稳固），以中指与环指紧贴在一起作支点。

5）角度：刮治器工作端进入牙周袋时工作面与根面平行，即成 0°进入袋底。刮治时，刮治器的工作面与牙面的角度以 70°~80°为最佳。

6）用力的方向：以垂直向冠方为主。

7）刮除范围：刮治应有一定次序，每一动作的刮除范围要与前次有部分重叠，连续不间断，不遗漏。

8）检查：刮治完成后应仔细探查有否刮净，根面是否光滑。

9）刮治后应冲洗袋，检查有无碎片遗留、肉芽组织等，完毕后可轻压袋壁使之贴附牙根面。

第八节 根面平整术、牙龈切除术、牙周翻瓣术、牙冠延长术

1. 根面平整术 见第二篇第九章第二节。

2. 牙龈切除术

（1）适应证

1）牙龈肥大增生性病损，经牙周基础治疗后牙龈仍肥大、增生、形态不佳或存在假性牙周袋，全身健康无手术禁忌证者。

2）后牙区中等深度的骨上袋，袋底不超过膜龈联合，附着龈宽度足够者。

3）牙龈瘤和妨碍进食的妊娠瘤，在全身状况允许的情况下可手术。

4）冠周龈组织覆盖在阻生牙面上，而该阻生牙的位置基本正常，切除多余的龈组织有利于牙的萌出。

（2）治疗步骤和方法

1）麻醉并消毒，并标定手术切口的位置。

2）切口：刀刃斜向冠方，与牙长轴成 45°切入牙龈，直达袋底下方的根面。一般做连续切口。

3）清理：用龈上洁治器刮除切下的边缘龈组织和邻面牙间龈组织，并彻底刮净牙面残留的牙石、病理肉芽组织及病变的牙骨质。

4）修整牙龈。

5）创面处理：生理盐水冲洗，纱布压迫止血，检查创面，外敷牙周塞治剂。

6）术后处理：24 小时内手术区不刷牙，可进软食。用 0.12%氯己定含漱剂，每日 2 次，每次 10~15ml，含漱 1 分钟。5~7 日复诊，除去牙周塞治剂。创面较大，未愈合，必要时可再敷牙周塞治剂 1 周。

3. 牙周翻瓣术

（1）适应证

1）深牙周袋或复杂性牙周袋，经基础治疗后牙周袋仍在 5mm 以上，且探诊后出血者。

2）牙周袋底超过膜龈联合界，不宜做牙周袋切除者。

3）有骨下袋形成，须做骨修整或进行植骨者。

4）根分叉病变伴深牙周袋或牙周－牙髓联合病变患者，须直视下平整根面，并暴露根分叉，或者须截除某一患根者。

（2）治疗步骤和方法

1）切口设计：①水平切口是指沿龈缘附近所做的近远中方向的切口，一般应包括术区患牙，并向近中和远中延伸 1~2 个健康牙齿。②纵行切口也称垂直切口，是在水平切口的近中端或近、远中两端做的纵行切口，目的是减小组织张力、更好地暴露术区。切口从龈缘开始，经过附着龈，直至牙槽黏膜或颊侧移行沟。③保留龈乳头切口。

2）龈瓣的种类：手术切口之后，进行牙龈瓣翻开。龈瓣的种类包括全厚瓣和半厚瓣两种。

3）刮治和根面平整：用刮治器刮除暴露于根面和病变处的肉芽组织。在直视下刮净牙根表面的牙石及含有内毒素的表层牙骨质。

4）龈瓣的复位：①在龈瓣复位前，用弯剪刀清除和修剪龈瓣内面残留的肉芽组织和上皮，并适当修剪龈瓣外形。②用生理盐水冲洗创口，并仔细检查，在确定无残留牙石及肉芽组织后，将龈瓣复位。③用湿纱布在表面轻压 2~3 分钟，由根方压向冠方，挤压出多余的血液及空气，使瓣与骨面、牙面紧贴。④根据手术的不同目的，可将龈瓣复位于不同的水平：a. 复位于牙颈部。b. 复位于牙槽嵴顶处。c. 根向复位。

5）缝合：具体如下。①牙间间断缝合：适用于唇、舌两侧龈瓣的张力相等、高低一致时。可采用直接环行间断缝合，也可采用 8 字形间断缝合。间断缝合也可用于缝合龈瓣的纵行切口。②悬吊缝合：利用术区的牙齿来悬吊固定龈瓣，而不是将颊舌侧龈瓣简单地拉拢缝合，尤其适用于颊、舌两侧龈瓣高度不一致时，使每侧龈瓣分别在所复位的水平紧密地贴合于牙与骨面，不易发生松脱或过大张力。③褥式缝合：适用于两牙之间有较大缝隙或龈乳头较宽时，为使龈瓣能更好地贴合骨面，可在该乳头处做一水平褥式缝合。④锚式缝合：适用于最后一个磨牙远中楔形瓣的缝合，或者与缺牙间隙相邻处的龈瓣闭合。

6）牙周塞治：牙周塞治剂覆盖在术区表面，可以保护创面，还可起到压迫止血、镇痛和固定龈瓣的作用

7）术后护理。

4. 牙冠延长术

（1）适应证

1）牙折裂达龈下，影响牙体预备、取印模及修复。

2）龋坏达龈下，影响治疗或修复。根管侧穿或牙根外吸收在颈 1/3 处，而该牙尚有保留价值者。

3）破坏了生物学宽度的修复体，须暴露健康的牙齿结构，重新修复者。

4）前牙临床牙冠短，笑时露龈，须改善美观者。

（2）方法

1）术前应消除牙龈炎症，并能较好地控制菌斑。

2）探明牙断端的位置及范围，估计术后龈缘应在的位置，设计切口。

3）根据术后龈缘的新位置而确定内斜切口的位置。若附着龈宽度不足做根向复位瓣术。

4）翻瓣，并除去被切除的牙龈，暴露根面或牙根断面。

5）进行骨修整，切除部分支持骨，骨嵴顶须降至牙断缘根方至少3mm处。

6）彻底进行根面平整，防止术后形成再附着。

7）修剪龈瓣的外形和适宜的厚度。一般采用牙间间断缝合，根向复位瓣术则采用悬吊缝合。

8）在冲洗、压迫、止血后，观察龈缘的位置及牙齿暴露情况，放置牙周塞治剂。

9）术后护理等。

第九节　各种牙齿的拔除术

1. 适应证

（1）牙体病损：牙体组织龋坏或破坏严重、用现有的修复手段已无法恢复和利用者可拔除。

（2）根尖周病：不能用根管治疗、根尖切除等方法治愈者可拔除。

（3）牙周病：牙周骨组织支持大部丧失，采用常规和手术治疗已无法取得牙的稳固和功能者。

（4）牙折：根中1/3折断一般为拔牙适应证。根尖1/3折断可经治疗后观察。

（5）错位牙：影响功能、美观、造成邻近组织病变或邻牙龋坏，不能用正畸等方法恢复正常位置。

（6）额外牙：常会引起正常牙的萌出障碍或错位，造成错𬌗畸形。

（7）埋伏牙、阻生牙：引起邻牙牙根吸收、冠周炎、牙列不齐、邻牙龋坏均应拔除。

（8）滞留乳牙：影响恒牙萌出者应当拔除。

（9）治疗需要：因正畸治疗需要进行减数的牙，因义齿修复需要拔除的牙，囊肿或良性肿瘤累及的牙。

（10）病灶牙：引起颌骨骨髓炎、牙源性上颌窦炎等局部病变的病灶牙。

（11）颌骨骨折：颌骨骨折线上的牙或牙槽突骨折所累及的牙，尽可能保留。

2. 禁忌证

（1）心脏病

1）拔牙禁忌证：①6个月内发生过心肌梗死。②不稳定的或最近开始的心绞痛。③充血性心力衰竭。④未控制的心律不齐。

2）心功能Ⅲ级者，应视为拔牙禁忌证。

（2）高血压：单纯性高血压，无其他并发症，一般可以拔牙。血压如高于180/100mmHg，应先进行治疗。

（3）急性感染期。

（4）恶性肿瘤：患者放射治疗前至少7天应完成患牙拔除或治疗。放疗后3～5年不应拔牙。

（5）糖尿病：①未得到控制的糖尿病是拔牙禁忌证，血糖应在8.88mmol/L以内，且无酸中毒症状时才可进行拔牙。②糖尿病患者接受胰岛素治疗者，拔牙术最好在早餐后 1 ~ 2 小时进行。

（6）血液病：在有出血倾向和抗感染能力低时，应视为拔牙禁忌证。

（7）甲状腺功能亢进：①必须拔牙时，基础代谢率控制在 + 20% 以下，静息脉搏不超过 100 次/分时进行。②手术前后应采取抗感染措施，局部麻醉药中不应加肾上腺素。

（8）肾脏疾病：各类急性肾病均应暂缓拔牙。

（9）肝炎：急性肝炎期间不应拔牙。

（10）妊娠：在妊娠的第 4 ~ 6 个月进行较为安全。

（11）月经期：应暂缓拔牙。

（12）长期抗凝药物治疗：拔牙前通常可以不停药，如须停药，应在术前 3 ~ 5 天开始。

（13）长期肾上腺皮质激素治疗：患者在拔牙前应与专科医师合作，术前迅速加大皮质激素用量。

（14）神经精神疾患。

3. 步骤及方法

（1）分离牙龈：分离应达牙槽嵴顶（器械可与骨接触），并应将牙龈轻轻掀离根面。

（2）挺松患牙：对于牢固的牙、死髓牙、牙冠有大的充填体的牙、冠部破坏大的牙，可先用牙挺将牙挺松至一定程度后，再用牙钳拔除。

（3）安放拔牙钳：步骤如下。

1）必须正确选用拔牙钳。

2）握钳时，手掌勿太接近关节部，应握钳柄接近末端处。

3）钳喙的长轴必须与牙长轴平行。安放时，钳喙应紧贴牙面滑入牙颈部。

4）钳喙的位置必须在牙根部，并尽可能插向根方，而不是置于牙冠牙釉质上。

5）夹紧患牙，保证用力时钳喙不会在牙骨质上滑动，否则易断根。

6）肯定钳喙未侵犯邻牙，预防邻牙损伤。

7）再次核对牙位，以免发生错误。

（4）患牙脱位：拔除时力的应用主要有三个方面，即摇动、扭转（上前牙）和牵引（即拔除）。

（5）牙拔除后的检查及拔牙创的处理：拔除的牙应检查牙根是否完整、牙龈有无撕裂，用刮匙探查拔牙创内有无残留物，牙槽窝应作压迫复位，修整过高的牙槽中隔、骨嵴或牙槽骨壁，棉卷压迫止血。

（6）拔牙术后注意事项。

第十节　脓肿切开引流、活体组织检查、止血、包扎

1. 脓肿切开引流

（1）适应证

1）局部疼痛加重，并呈搏动性跳痛；触诊时有明显压痛点、波动感，呈凹陷性水肿；或

者深部脓肿经穿刺有脓液抽出者。

2）经抗菌药物控制感染无效，同时出现明显的全身中毒症状者。

3）颌周蜂窝织炎，如炎症已累及多间隙，出现呼吸困难或吞咽困难，可以早期切开减压，以迅速缓解呼吸困难及防止炎症继续扩散。

4）结核性淋巴结炎，经局部及全身抗结核治疗无效，皮肤发红已近自溃的脓肿，必要时可行切开引流。

（2）操作步骤与方法

1）根据脓肿位置、深浅、脓腔大小，选用不同的引流方法。

2）口内用碘仿纱条或橡皮片引流。

3）口外脓肿可用盐水纱条或橡皮片、乳胶管。

4）固定引流材料，每天更换敷料1~2次。

5）脓腔大、范围广、脓液黏稠时，在更换敷料时，应选用1%~3%过氧化氢溶液、生理盐水或抗菌药物液冲洗。

2. 活体组织检查　见第二篇第四章第二节。

3. 止血　见图18-10-1。

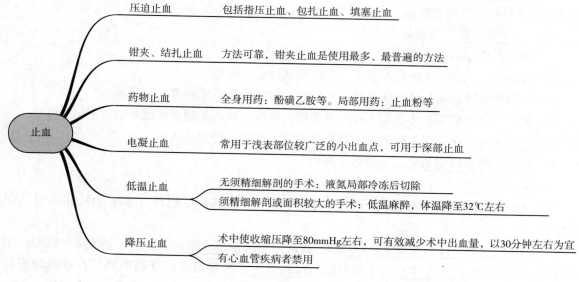

图18-10-1　止血

4. 包扎

（1）包扎绷带应力求严密，稳定、美观、清洁。

（2）压力均匀，并富有弹性。

（3）松紧适度，利于引流。

（4）注意消灭死腔，防止出血。

（5）经常检查，发现绷带松动、脱落时，应及时予以加固或更换。如有脓血外溢或渗出，应酌情加厚或更换。

第十一节　口腔外科门诊常见病的诊治

口腔外科门诊常见病主要包括口腔颌面部的感染、创伤、肿瘤和神经性疾病等，具体内容见前文相应章节。

第十二节　口腔外科门诊复杂疑难病诊治

诊断疾病的步骤：①搜集临床资料。②分析、综合、评价资料。③提出初步诊断。④验证或修正诊断。诊断思维中应注意的问题包括现象与本质、主要与次要、局部与整体、典型与不典型。造成临床表现不典型的可能因素有年老体弱患者、疾病晚期患者、治疗的干扰、多种疾病的干扰影响、婴幼儿和医生的认识水平等。临床上常常需要严密观察病情，随时发现问题、提出问题、查阅文献资料解决问题或开展讨论等，这在一些疑难病例的诊断和修正诊断过程中发挥重要作用。

第十三节　嵌体修复、贴面修复、冠桥修复、桩核修复

1. 嵌体修复

（1）适应证：牙体缺损，经牙体预备后，剩余牙体组织仍可耐受𬌗力而不致折裂，并能为嵌体提供足够固位时，则为嵌体修复的适应证。

（2）操作步骤和方法

1）牙体预备：具体如下。①去尽腐质：与牙体牙髓病学治疗要求一致。彻底去除感染坏死的牙体组织；脱矿层抗力不足原则上也应去除，但如为避免露髓，可适量保留。②去除倒凹：嵌体洞形无论多复杂，都只能有一个就位道，即轴壁之间应彼此平行，不能有倒凹，否则嵌体将无法就位。一般要求外展度不超过6°，以保持良好的固位力。③洞缘斜面：金属嵌体须制备45°洞缘斜面。非金属嵌体不要求制备洞缘斜面，因为树脂或陶瓷为脆性材料，抗折强度较差，边缘需要有一定厚度。④辅助固位形：龈向就位的嵌体，需要在功能状态下有抵抗水平向脱位的辅助固位形，如邻面片切面、𬌗面鸠尾及鸠尾峡、针形、沟形等辅助固位形。

2）暂时嵌体：过渡修复体，起保护活髓、维持间隙、恢复功能与美观等作用。

3）嵌体制取：印模前应常规排龈，采用精细印模技术（硅橡胶或聚醚橡胶印模）或数字化印模技术（CAD/CAM 数据采集）获取印模。

（3）嵌体的试戴与粘固

1）去除暂时嵌体或洞形内的暂封物，清洗窝洞。

2）被动就位，不能用力按压或强行取下，否则会引起牙体折裂；可用牙线从邻面带下，或用粘蜡、粘棒从𬌗面粘下。

3）观察有无翘动、固位如何、边缘是否密合等，检查咬合关系和邻接关系。

4）调𬌗。

5）粘固：金属嵌体用75%乙醇清洁，瓷嵌体用4%氢氟酸酸蚀，涂树脂粘接剂。洞形清洁消毒。金属嵌体采用玻璃离子或聚羧酸水门汀粘固，树脂和陶瓷嵌体采用树脂粘接剂及树脂水门汀粘固。

2. 贴面修复

（1）适应证

1）牙体缺损：包括牙面小缺损、前牙切角缺损、大面积浅表缺损、颈部楔状缺损牙。

2）变色牙：包括四环素牙、氟牙症、釉质发育不全。

3）牙体形态异常牙：如畸形牙、过小牙。

4）牙体排列异常：如轻度的舌侧错位牙、扭转牙。

5）牙间隙增大、轻度的中线偏移等。

（2）操作步骤和方法

1）修复前准备：①检查，诊断。②颜色的选择。

2）基牙制备：具体如下。①牙的磨切量：应尽可能止于牙釉质内，尽量少磨牙；考虑到贴面的适合性、美观性和色调等因素，基牙的磨切量要能保证贴面一定的厚度。②边缘位置设定：一般放置在平齐龈缘或在龈缘以上较为理想，但在基牙严重变色的情况下，为了更好地恢复牙颈部的美观，可将边缘放在龈缘的稍下方。邻接面的边缘通常放在邻接点的稍前方，保存牙原有的邻接关系，要保证贴面与牙的交界线从外面观察不到。③边缘的形态：边缘应形成光滑的浅凹形。④切端形态：开窗型、对接型、包绕型。

3）贴面修复的基牙形成过程：具体如下。①引导沟的形成：用直径0.3mm或0.5mm的贴面专用深度指示沟车针，在牙釉质切端、中央、颈部分别磨出三条引导沟或称定深沟。②肩台的形成：用车针圆形末端进行，邻面和颈部肩台形成光滑的浅凹形外形。③唇面的磨切：以引导沟为基准，从颈部到切端按照引导沟深度预备。④完成：用粒度细的金刚砂车针修整牙磨切面，研磨的同时去除一些薄、锐的部分，修整凹凸不平的部分。

4）取模及记录咬合关系：取模之前，龈缘做排龈处理。

5）暂时修复：贴面牙体制备通常仅限于牙釉质范围内，一般也可不做暂时性保护。

3. 冠桥修复和桩核修复　见第二篇第十五章及第十六章。

第十四节　可摘局部义齿、全口义齿修复

见第二篇第十五章及第十六章。